FRED SELLIN
Notaufnahme

Buch

Es gibt keinen anderen Ort, an dem Schmerz und Trauer, Angst und Verzweiflung, aber auch Liebe, Hoffnung, Freude und Erleichterung so häufig aufeinanderprallen wie in der Notaufnahme eines Krankenhauses.

Was passiert mit den Patienten, wenn sie hinter den Türen der Notaufnahme verschwinden? Wie gehen sie mit Angst, Schmerz und Hilflosigkeit um? Welche Auswirkungen hat ein System, in dem Rettungskräfte, Ärzte und Pflegepersonal bis zur Erschöpfung arbeiten, im Dauertakt Notfälle versorgen? Und was sind das für Menschen, die sich dem Kampf um Leben und Tod verschrieben haben, für ihren Beruf Familie und Privatleben vernachlässigen, obwohl sie sich chronisch unterbezahlt fühlen?

Fred Sellin hat Ärzte, Krankenschwestern und Pfleger der Hamburger Klinik Nord monatelang bei ihrer Arbeit begleitet. Er war dabei, wenn sie mit Erfolg um ein Unfallopfer kämpften und wenn sie sich dem Tod geschlagen geben mussten. Er hat intensive Interviews geführt, selbst Schichten mitgearbeitet, tagsüber und nachts. Er sprach mit Patienten über ihr Leid und ihre Ängste und hörte Angehörigen zu, die ihre Liebsten gerade durch eine Krankheit oder einen Unfall verloren hatten. Entstanden ist ein spannender Inside-Report, der unter die Haut geht – ein menschlicher Blick auf die Realität in einer Notaufnahme.

Autor

Fred Sellin, Jahrgang 1964, studierte nach dem Abitur Journalistik. Anschließend war er als Redakteur und Reporter bei verschiedenen Tages- und Wochenzeitungen in Leipzig, Köln und Hamburg beschäftigt. Heute lebt er als freier Autor in Hamburg. Erfolgreiche Veröffentlichungen u.a. »Ich brech' die Herzen ...« (über Heinz Rühmann, 2001), »Ich bin ein Spieler« (über Boris Becker, 2002) sowie »Das schmutzige Spiel« (über Fußball, 2006).

Fred Sellin

Notaufnahme

Alltag
zwischen Leben und Tod

GOLDMANN

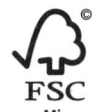

FSC

Mix
Produktgruppe aus vorbildlich
bewirtschafteten Wäldern und
anderen kontrollierten Herkünften

Zert.-Nr.SGS-COC-1940
www.fsc.org
© 1996 Forest Stewardship Council

Verlagsgruppe Random House FSC-DEU-0100
Das für dieses Buch verwendete FSC-zertifizierte Papier
München Super liefert Mochenwangen Papier.

1. Auflage
Taschenbuchausgabe Februar 2009
Wilhelm Goldmann Verlag, München,
in der Verlagsgruppe Random House GmbH
Copyright © der Originalausgabe 2007
by C. Bertelsmann Verlag, München,
in der Verlagsgruppe Random House GmbH
Umschlaggestaltung: Design Team München
Umschlagfoto: Getty Images/Goldsmith (993795-001)
KF · Herstellung: Str.
Druck und Bindung: GGP Media GmbH, Pößneck
Printed in Germany
ISBN: 978-3-442-15541-5

www.goldmann-verlag.de

Für Axel, meinen Kindheitsfreund,
der einen Schlaganfall erlitten hat und
sich ins Leben zurückkämpfen muss.
Ich bete, dass ihm das gelingt.

Inhalt

Vorbemerkung

Der Inhalt dieses Buches beruht auf Recherchen des Autors. Dadurch werden die Geschehnisse, die sich objektiv zugetragen haben, in einer subjektiven Sichtweise wiedergegeben.

Aus juristischen Gründen, auf Wunsch oder zum Schutz wurden die Namen von Patienten, Angehörigen und anderen Beteiligten geändert. Um auch darüber hinaus die Anonymität der Betreffenden zu garantieren, die zum Teil in sehr intimen Situationen geschildert werden oder Intimes aus ihrer Privatsphäre preisgeben, wurden in Einzelfällen Alters- und Ortsangaben, Berufsbezeichnungen, andere Tätigkeiten und besondere Charaktereigenschaften ausgespart oder verfremdet. Dennoch entsprechen die Fallschilderungen ausnahmslos den Tatsachen, wie der Autor sie erlebt hat. Die Namen der Ärzte, Krankenschwestern und Pfleger entsprechen denen der geschilderten Personen, mit zwei Ausnahmen, die durch ein Sternchen gekennzeichnet sind.

Als Berichterstatter soll man Distanz wahren, sich nicht gemein machen mit dem Gegenstand seiner Betrachtung, nicht Partei ergreifen für eine Sache oder eine Person. So lautet eine alte Journalistenregel, an der ich mich orientiere, seit ich diesen Beruf ergriffen habe. Jedoch ist mir das selten so schwer gefallen wie während der fünf Monate, die ich in der Zentralen Notaufnahme zugebracht habe. Sie waren emotional derart intensiv, dass ich lügen müsste, würde ich behaupten, ich sei nur ein neutraler Beobachter geblieben, und alles sei spurlos an mir vorübergegangen. Diese Zeit hat mich verändert.

Ich habe viel Leid gesehen und miterlebt, wie von einem Moment auf den nächsten ein Leben aus den Fugen geraten oder gar zu Ende sein kann. Ich habe aber auch Menschen kennengelernt, die ihre Erfüllung darin gefunden haben, anderen zu helfen, selbstlos, ohne ständig nach dem nächsten Karriereschritt zu schielen oder sich Vorteile verschaffen zu wollen. Menschen, die ihren Arbeitstag nicht mit endlosen Besprechungen vertrödeln und auch nicht mit Überlegungen zubringen, wie sie den Gewinn ihrer Firma weiter optimieren oder einem Konkurrenten am besten eins auswischen können. Menschen, die nicht aus Berechnung zu anderen freundlich sind oder vor ihrem Chef katzbuckeln, damit der ihnen die nächste Gehaltserhöhung, einen größeren Dienstwagen oder einen besseren Posten verspricht. Diese Menschen haben mich beeindruckt und darüber nachdenken lassen, was im Leben wirklich zählt.

Und, ja, ich gebe es zu: Sie haben mich, ohne dass ihnen das bewusst gewesen wäre, auf ihre Seite gezogen, die professionelle Objektivität manches Mal vergessen lassen. Aber dazu stehe ich.

Aufbruch in eine fremde Welt

Ich habe Menschen sterben sehen. Doch das war nicht das Schlimmste.

Nie hätte ich es für möglich gehalten, dass ich diesen Satz eines Tages so aufschreiben würde. Und sogar jetzt, während ich am Schreibtisch sitze, den Computer vor mir, einen Stapel kleiner Notizblöcke daneben und im Kopf die widersprüchlichsten Eindrücke, sträubt sich etwas in mir. Ich reihe die Wörter aneinander, ungefähr ein Dutzend Mal, um sie anschließend jedes Mal doch wieder mit einem langen Druck auf die Löschtaste zu tilgen. Am Ende bleibt der Bildschirm erst einmal leer. Ich vertage die Entscheidung. Später stöbere ich in verschiedenen Büchern und stoße schließlich auf einen Ausspruch des englischen Philosophen Francis Bacon, der mir treffend erscheint für meine Empfindungen: »Die Menschen fürchten den Tod, wie Kinder sich fürchten, im Dunkeln zu gehen.« Am Abend diskutiere ich mit einer Freundin darüber und stelle fest, dass ich ihr meine Sichtweise nur schwer vermitteln kann. Doch ist das nicht logisch? Ihre Perspektive muss zwangsläufig eine andere sein: Sie hat nicht erlebt, was ich erlebt habe. Dennoch hadere ich noch die halbe Nacht mit meinen Gefühlen, bevor ich im Morgengrauen endlich in einen kurzen Schlaf sinke.

Meine Unsicherheit resultiert daraus, dass ich mich frage, ob man einen solchen Satz überhaupt schreiben darf. Gelte ich dann nicht als herzlos? Bin ich womöglich sogar gefühlskalt geworden? Haben mich die Erlebnisse der letzten Monate so sehr verändert?

Ist nicht der Tod, jenes unausweichliche Ereignis am Ende des

Lebens, das, wovor wir uns alle am meisten fürchten? Und wenn das so ist: Wie kann dann das Sterben, dieser biologisch irreversible Vorgang, der ein Menschenleben früher oder später auslöscht, nicht das Schlimmste, das Bedrückendste gewesen sein, was mir in all der Zeit, die ich für dieses Buch recherchierte, begegnete?

Nichts hatte mich im Vorfeld der Arbeit an dem Projekt mehr belastet als die Vorstellung, eines Tages dem Tod begegnen zu müssen. Obwohl ich wusste, dass mir diese Konfrontation unausweichlich und wahrscheinlich sogar mehrmals bevorstehen würde, versuchte ich, die konkreten Gedanken daran zu verdrängen. Das gelang mir auch, zumindest bis zu jenem Tag im Juli 2006, als ich das erste Mal die Zentrale Notaufnahme der Asklepios Klinik Nord im Hamburger Stadtteil Langenhorn betrat.

Es war ein schwüler Sommermorgen. Das Thermometer zeigte bereits achtzehn Grad Celsius an, obwohl es erst kurz nach sieben war und die Sonne sich noch hinter einem milchig grauen Wolkenschleier verbarg. Ich wohnte damals in einem der am westlichen Rand gelegenen Elbvororte, der Krankenhauskomplex erstreckt sich hingegen an der nördlichen Stadtgrenze. Dazwischen liegen ungefähr sechsundzwanzig Autokilometer. Ich wählte die Route über die Autobahn und kam nach etwa zwei Dritteln, hinter dem Krohnstieg-Tunnel, am Flughafen Fuhlsbüttel vorbei. Um dorthin zu gelangen, hätte ich bloß nach rechts auf eine Zubringerstraße abbiegen müssen, wenig später erneut nach rechts, über eine Brücke zu den ausgeschilderten Terminals und Parkhäusern. Diesen Weg hätte ich mit geschlossenen Augen finden können, so oft war ich ihn in den vergangenen zehn Jahren gefahren. Doch nicht ein einziges Mal hatte ich einen Grund gehabt, die entgegengesetzte Richtung einzuschlagen, nach Norden, über die Tangstedter Landstraße, die anfangs in ein paar Bögen, später beinahe schnurgerade stadtauswärts führt, kurz vor dem Ende des Stadtgebiets direkt am weitläufigen Gelände der Asklepios Klinik Nord vorbei.

Der Eingang, ein hoher, aus wuchtigen Sandsteinblöcken gemauerter Torbogen, war nicht zu verfehlen. Er stammt, wie ein Großteil der dreigeschossigen Häuserblöcke dahinter, in denen die einzelnen Krankenstationen untergebracht sind, aus jener Epoche deutscher Geschichte, in der man Bauwerke in dem wahnwitzigen Glauben an ein tausendjähriges Reich errichtete. Der Komplex war zwischen 1937 und 1938 als Kaserne für das 1. Bataillon von Hitlers Waffen-SS-Standarte »Germania« entstanden und diente später auch der dänischen SS-Brigade »Danmark«, einem Trupp Freiwilliger, als Quartier. Wenige Monate nach Ende des Zweiten Weltkriegs wurden die Nazibauten in ein Krankenhaus umfunktioniert. Obwohl die Exerzierplätze längst in Grünanlagen umgewandelt, die alten Gebäude innen mehrfach modernisiert, außen weiß gestrichen und durch Anbauten erweitert worden sind – die Spuren der Vergangenheit sind bis heute nicht zu übersehen.

Unmittelbar hinter dem Torbogen, rechts, fast ein bisschen versteckt, befindet sich einer der Eingänge zur Zentralen Notaufnahme (ZNA). Es gibt insgesamt drei davon. Dieser hier wird von Patienten benutzt, die selbstständig zur Behandlung kommen und nicht auf einen Krankentransport angewiesen sind. Dahinter erstreckt sich, eingepasst zwischen zwei der alten Kasernenblöcke, auf tausenddreihundert Quadratmetern ein Flachbau, der vor wenigen Jahren eigens zu diesem Zweck errichtet wurde.

Zuvor hatte ich mit Peter Niebuhr telefoniert. Er war der pflegerische Leiter der ZNA und bildete im Gespann mit Thomas Möhle-Heinzl, dem leitenden Arzt, das Führungsduo der Notaufnahme. Während der Internist Thomas Möhle-Heinzl für die Ärzte verantwortlich war, stand Peter Niebuhr dem Pflegepersonal vor. Darüber hinaus erledigte er verwaltungstechnische und organisatorische Aufgaben und befasste sich mit Budget- und Personalfragen. Vermutlich deshalb fiel ihm die Aufgabe zu, mich den Krankenschwestern, Pflegern und Ärzten vorzustellen. Am Telefon hatte er mir geraten, morgens kurz nach acht zu kommen, da sei es für gewöhnlich etwas ruhiger.

Tatsächlich fand ich fast die komplette Besetzung der Frühschicht im Aufenthaltsraum vor: Zwei Internistinnen und ein Chirurg saßen, komplett in Weiß, einträchtig zwischen einer Überzahl von Schwestern und Pflegern, die grüne Operationskleidung trugen. Soweit ich das mitbekam, duzten alle einander, als sei hier die Hierarchie zwischen Ärzten und Pflegekräften aufgehoben. Nicht nur das irritierte mich. Es wirkte auch niemand von ihnen sonderlich gehetzt. Gab es denn keine Patienten, die dringend versorgt werden mussten? Wo blieben die Rettungswagen, die »Nachschub« brachten? Warum klingelte keines der Telefone und kündigte einen Neuzugang an, dessen Leben auf der Kippe stand? Im Arbeitszimmer eines Finanzbeamten hätte es beschaulicher kaum zugehen können. Hektik stellte ich mir anders vor. Aber was wusste ich an diesem Morgen schon?

Auf das Gespräch hatte ich mich gründlich vorbereitet wie auf eine Prüfung. Und so ähnlich lief es dann auch ab. Zuerst hielt ich einen kurzen Vortrag über mein Projekt, über das sie zuvor bereits in groben Zügen durch die Klinikleitung informiert worden waren. Der Ärztliche Direktor Heinzpeter Moecke hatte seine Zustimmung unter der Bedingung gegeben, dass die ZNA-Mitarbeiter sich von meinen Plänen selbst ein Bild machen und danach entscheiden sollten, ob sie sich von mir über die Schulter schauen lassen wollten. Ich sprach darüber, dass es jeden von uns treffen, dass man plötzlich schwer erkranken oder einen schlimmen Unfall erleiden könne und dann auf medizinische Hilfe angewiesen sei. Dass die meisten Patienten und ihre Angehörigen den Medizinern in solchen Situationen blind vertrauen müssten, ihnen in gewisser Weise ausgeliefert seien, oft hilflos und überfordert in ihrer Not. Dass kaum jemand wisse, was sich hinter der Eingangstür einer Notaufnahme tatsächlich abspiele, wie sich Ärzte und Pflegekräfte dabei aufrieben, Krankheiten zu erkennen, Verletzungen zu behandeln, Leben zu retten. Ich erläuterte ihnen, welches Ziel ich mit meinen Recherchen verfolgte: Dass mir vorschwebte, das Leben in der Zentralen Notaufnahme so authentisch wie möglich zu beschreiben, mit all den unterschiedlichen Sichtweisen, aus der Perspektive der Ärzte, der Pflegekräfte, aber auch der Patienten und ihrer Angehörigen. Dafür müsse ich sie kennenlernen, ihre Motivation ergründen, die sie einst dazu getrieben habe, sich diesem Beruf zu verschreiben, und erfahren, wie sie mit den täglichen Belastungen, den physischen wie psychischen, zurechtkamen, was sie taten, wenn ihnen eine Situation über den Kopf wuchs oder sie sich nach anstrengenden Diensten völlig ausgebrannt fühlten.

In diesem Moment wusste ich noch nicht, wie ich das am besten anstellen würde. Klar war mir nur, dass ich selbst mehrere Monate in das Geschehen eintauchen musste, um die Ärzte und Pflegekräfte bei ihrer Arbeit aus nächster Nähe erleben zu können. Das sagte ich ihnen auch, woraufhin sich ein kurzer Dialog zwischen einer Ärztin und mir entspann.

»Und Sie wollen unsere Schichten richtig mitmachen?«, fragte sie, etwas ungläubig, wie mir schien.

»Genau. Ich möchte das so erleben wie Sie«, sagte ich.

»Auch die Nachtschichten?«

»Ja, die gehören doch dazu.«

»Und die Wochenenddienste?«

»Auch die.«

Ihr skeptischer Gesichtsausdruck wich, sie sah mich überrascht an. Damit schien das Eis gebrochen, auch bei den anderen in der Runde.

An diesem Tag hatte ich tatsächlich nicht die geringste Vorstellung, worauf ich mich da einließ. Ich konnte bestenfalls erahnen, und das auch nur in sehr abstrakter Form, was mich in der ZNA erwarten würde. Denn ein paar Minuten später war er wieder da, der Gedanke an den Tod, den ich auch an diesem Morgen bisher verdrängt hatte. Peter Niebuhr, der von meinen Ängsten nichts wissen konnte, stieß mich förmlich mit der Nase darauf, indem er mich durch die einzelnen Bereiche der Notaufnahme führte und mir die unterschiedlichen Behandlungszimmer zeigte. Sechs waren für internistische Fälle vorgesehen, fünf für chirurgische, einer für Hals-Nasen-Ohren- und für Mund-Kiefer-Gesichtschirurgie-Patienten. Es gab ein Isolierzimmer für Patienten mit infektiösen Erkrankungen und zwei sogenannte Schockräume, von denen einer mit Röntgengeräten und Beatmungstechnik ausgestattet war. Darin wurden Schwerstverletzte erstversorgt. Und dann standen wir plötzlich vor dem »Raum der Stille«.

Im Gegensatz zu den anderen Zimmern, die ich gesehen hatte, war er nicht medizinisch funktional, sondern beinahe wohnlich eingerichtet. Mit ein bisschen Phantasie hätte man ihn für ein Hotelzimmer der einfacheren Kategorie halten können. Den Mittelpunkt bildete ein Bett, das sich erst bei genauerem Hinsehen als Krankenhausbett entpuppte. Technisch verfügte es über die gleichen Funktionen, die Liegefläche konnte verstellt und in der Höhe variiert werden. Doch im Unterschied zu den Krankenhausbetten, die ich kannte, waren Kopf- und Fußende und die seitlichen Begrenzungsleisten aus echtem Holz, wodurch es gemütlicher, weniger nach einem Krankenlager aussah. Links vom Bett standen ein quadratischer Tisch und zwei mit weinrotem Stoff bezogene Sessel. Auf dem Tisch stand eine Zimmerpflanze, zwei weitere waren hinter dem Bett platziert. Alle sahen etwas mickrig aus, da das Zimmer keine Fenster hatte, durch die Tageslicht fallen konnte. Neben dem Tisch lag eine Mappe, in der verschiedene Gebete nachzulesen waren. Ganz vorn stand das *Vaterunser* auf Deutsch, Englisch, Spanisch und Türkisch. Dahinter gab es andere Gebete, verschiedene Zitate aus der Bibel und »Worte von Dichtern und Denkern zum Nachdenken und zur Begleitung in der Trauer«. Eines stammte vom Philosophen Nicholas Wolterstorff: »Ich werde die Welt durch Tränen ansehen. Vielleicht werde ich Dinge gewahr werden, die ich mit trockenem Auge nicht sehen konnte.« Ein anderes von Martin Luther: »Gottes Stärke und Trost wird niemand gegeben, er erbitte es denn mit ganzem Herzen.« Auf dem Umschlag der Mappe stand: »Begleitung zur Trauer«. An der rechten und an der hinteren Wand hing jeweils ein Bild. Auf dem einen waren abstrakte Farbspiele zu sehen, auf dem anderen eine romantische, etwas düstere Flusslandschaft mit Boot. Rechts, zwischen

Bett und Wand, stand ein dimmbarer Deckenfluter, damit die grelle Neonbeleuchtung nicht benutzt werden musste.

Ich erfuhr, dass es ein Raum des Abschiednehmens war, gedacht für Patienten, denen mit medizinischen Mitteln nicht mehr geholfen werden konnte, deren Tod kurzfristig absehbar, nur noch eine Frage von wenigen Stunden war. Falls deren Angehörige es wünschten, konnten sie sich mit dem Sterbenden hierher zurückziehen, um ihm, ungestört vom Krankenhausalltag, auf seinem letzten Weg beizustehen. Für die Betroffenen seien das schwere und gleichzeitig sehr intime Momente, erklärte Peter Niebuhr. Deshalb hätten sie versucht, eine passende Atmosphäre zu schaffen, die möglichst wenig an ein steriles Krankenzimmer erinnere. Die meisten Angehörigen seien dankbar dafür.

Ich versuchte, mir eine solche Situation vorzustellen, und musste unweigerlich daran denken, wie ich als kleiner Junge mit vier oder fünf Jahren dem Sterben meiner Urgroßmutter beigewohnt hatte. In meiner Erinnerung tauchten auf einmal Bilder auf, die ich längst vergessen glaubte. Es war ja auch schrecklich lange her. Nicht einmal ihr Name fiel mir so schnell ein. Für meine Geschwister und mich war sie immer nur die »Ticktack-Omi« gewesen. Jetzt sah ich sie wieder vor mir, wie sie regungslos in ihrem Bett lag, den ausgemergelten Körper unter einer schweren Daunendecke verborgen. Ihr Kopf ruhte auf einem dicken Kissen. Eingesunken in die weichen Federn, wirkte er unnatürlich klein, als wäre er wie Dörrobst geschrumpft. Das Gesicht war eingefallen, fast zu einer Maske erstarrt. Nur die Nasenflügel bewegten sich, kaum sichtbar, im Takt ihres schwachen Atems. Die Haut schimmerte pergamentfarben und lag wie ein dünnes Tuch schlaff über ihren Wangenknochen. Ihre Augen wirkten eingesunken. Sie waren geöffnet, und obwohl ihr Blick jegliche Klarheit verloren hatte und in die Unendlichkeit zu starren schien, bildete ich mir ein, sie könne mich sehen. Ich glaube nicht, dass ich überhaupt etwas zu ihr gesagt habe. Die Situation faszinierte mich auf eine schaurige Weise, und Sprechen hätte mich nur davon abgelenkt, sie weiter hingebungsvoll anzuschauen und neugierig zu beobachten, ob sie sich regte. Irgendwann kam meine Mutter ins Zimmer. Sie nahm mich wortlos bei der Hand und führte mich hinaus.

Als ich mich am nächsten Tag heimlich in Urgroßmutters Schlafzimmer schlich, fand ich ihr Bett leer vor. Lange Zeit stand ich einfach davor und konnte mich nicht rühren. Die ganze Zeit blieb mein Blick an der nackten Matratze haften. Sogar das Bettzeug war über Nacht verschwunden. Als hätte sie es dorthin mitgenommen, wo sie jetzt war.

Einige Tage nach meiner ersten Begegnung mit den Ärzten und Pflegekräften der Zentralen Notaufnahme begann ich mit meiner Arbeit. Ich absolvierte zunächst mehrere Frühschichten, wechselte anschließend in die Spätschicht, bis ich an einem Wochenende zu meinen ersten Nachtschichten erschien. Mein Ziel war es, mich dem Rhythmus der Dienste anzupassen. Wobei das Wort »Rhythmus« in diesem Zusammenhang irreführend ist, da es Harmonie oder wenigstens eine gewisse Regelmäßigkeit suggeriert, die es so nicht gibt. Auf drei oder vier Frühschichten folgen nicht automatisch drei oder vier Spätschichten, und der letzten Spätschicht folgt nicht automatisch eine bestimmte Anzahl von Nachtschichten. Nach Spätschichten können ebenso gut Frühdienste anstehen oder umgekehrt. Zwar haben sich ein paar Regeln eingebürgert. Die eisernste ist noch die, dass niemand mehr als fünf Nachtschichten hintereinander schieben soll. Doch Regeln gelten hier so lange, bis durch Krankheit oder andere Ausfälle ein Personalengpass eintritt, der eine kurzfristige Umstellung des Dienstplans erforderlich macht.

Ich zog die gleiche grüne OP-Kleidung wie die Krankenschwestern und Pfleger an. Es war jedes Mal eine seltsame Metamorphose: Sobald ich die Kliniksachen überstreifte, nahm ich mich selbst als einen anderen wahr. Nicht als Pfleger, das hätte ich mir niemals angemaßt, aber doch als jemand, der da war, um anderen zu helfen. An den Füßen trug ich uralte Sneaker, die so ausgelatscht waren, dass ich sie kaum mehr spürte. Eine der Krankenschwestern hatte gemeint, ich solle unbedingt bequeme Schuhe anziehen, und bald begriff ich, wie fürsorglich ihr Ratschlag gewesen war. In manchen Schichten war ich wie die anderen acht Stunden fast ununterbrochen auf den Beinen. Wer das nicht in den Füßen spürt, muss gut trainiert sein. Und das war ich nicht.

Auch sonst gewöhnte sich mein Körper nur schwer an die neuen Lebensumstände. Bisher hatte ich einen relativ geregelten Tagesablauf gehabt, jedenfalls soweit es meine Schlafgewohnheiten betraf. Durch die Schichtdienste geriet mein Biorhythmus völlig durcheinander. Ich schlief deutlich weniger und auch schlechter und aß noch unregelmäßiger als schon zuvor. Die eine oder andere Mahlzeit ließ ich ganz ausfallen, weil ich zur üblichen Zeit nicht essen konnte oder gerade keinen Hunger verspürte. Dann wieder packte mich mitten in der Nacht Heißhunger, und ich stopfte mir den Magen so voll, dass ich anschließend nur schwer wieder einschlafen konnte. In wenigen Tagen nahm ich zwei, drei Kilogramm ab. Danach wog ich mich nicht mehr. Nie fühlte ich mich richtig ausgeschlafen. Die Bräune, die ich mir während des Sommerurlaubs zugelegt hatte, verblasste schneller als gewöhnlich. Und bald musste ich mir ausgerechnet von der hübschesten aller Krankenschwestern sagen lassen, ich hätte dunkle Augenringe und sähe erschöpft aus.

Wenn ich das Essen vernachlässigte – eines lernte ich schnell: Dass es ungeheuer wichtig war, während der Schichten ausreichend Flüssigkeit zu sich zu nehmen, da die Luft in den Räumen extrem trocken war. Sämtliche Behandlungszimmer lagen nach innen und hatten deshalb keine Fenster. Meist war das Raumklima noch dazu ziemlich stickig, besonders im Sommer, wenn es heiß war. Aber auch an kalten Wintertagen, da dann die Heizung auf Hochtouren laufen musste. Als ich während einer meiner ersten Schichten einmal nicht darauf achtete und zu wenig Wasser trank, bekam ich heftige Kopfschmerzen und wäre beinahe selbst zum Patienten geworden.

Vor den Schichten, im Umkleideraum, steckte ich mein Notizbuch in die linke Tasche des olivgrünen Kasacks, dazu einen Kugelschreiber, da ich mir vorgenommen hatte, alles, was mir wichtig erschien, augenblicklich tagebuchartig festzuhalten, wie ein Fotograf, der Schnappschüsse schießt, ohne sich vorher exakt um jede Einstellung an seiner Kamera zu kümmern, da er die Besonderheit eines Moments sonst nicht mehr einfangen könnte.

Jede neue Schicht beginnt für das Pflegepersonal mit einer Übergabe. Dafür setzen sie sich mit den Kollegen der vorangegangenen Schicht im Aufenthaltsraum zusammen und sprechen mit ihnen jeden Patienten durch: Krankheitsbild, Medikation, geplante Weiterbehandlung oder Verlegung, irgendwelche Besonderheiten. Alles im Telegrammstil. Bei den Ärzten läuft es ähnlich, wobei deren Schichten im Vergleich zu denen der Pflegekräfte meistens zeitlich versetzt beginnen und enden.

Zunächst hielt ich mich an die Krankenschwestern und Pfleger, die in der Regel den ersten Kontakt zu den Patienten haben. Ich beobachtete, wie sie nacheinander Blutdruck, Temperatur und die Sauerstoffsättigung des Blutes maßen, EKGs schrieben, Blut abnahmen und Braunülen legten, um Infusionen anzuhängen. Dann sah ich den Ärzten – Internisten, Neurologen und Chirurgen – bei ihren Untersuchungen zu und hörte, wie sie ihre Diagnosen stellten. Dabei hastete ich von einem Behandlungszimmer ins nächste, um so viele Eindrücke wie möglich aufzusaugen und nur ja nichts zu verpassen. Schnell merkte ich jedoch, dass es so nicht funktionieren konnte.

Zwar bekam ich viel zu sehen, begriff im Grunde aber nichts von dem, was sich vor meinen Augen abspielte. Und wenn es noch so banal schien: Warum kam ein Patient vor einem anderen an die Reihe, obwohl der schon länger wartete und nicht weniger krank aussah? Warum musste ein Unfallverletzter mit einer blutenden Wunde auf einer Trage im Flur versorgt werden, wenn doch noch eines der Behandlungszimmer für Chirurgiepatienten frei war? Warum wurde der Patient mit der Kopfverletzung in aller Seelenruhe geröntgt, während ein anderer schleunigst zur Computertomografie geschoben werden musste? Und welchen Grund konnte es geben, einen Patienten nicht selbstständig zur Toilette gehen zu lassen, wenn er sich doch dazu in der Lage fühlte, weder über Schmerzen in den Beinen noch in den Füßen klagte? Es war, als würde ich mir die ganze Zeit einen komplizierten Film ansehen, noch dazu in einer fremden Sprache, von der ich keine Silbe verstand. Szene um Szene reihte sich vor meinen Augen aneinander, nur konnte ich mir keinen Reim darauf machen, wie die eine mit der anderen zusammenhing, warum ausgerechnet die eine der anderen folgte, es nicht umgekehrt oder ganz anders ablief. Irgendwie griff alles ineinander, als sei es tausendmal geprobt. Jeder schien seinen Platz zu haben, seine Route zu kennen und auch nicht von ihr abzuweichen, als würde eine unsichtbare Linie wie ein Geländer auf einem schmalen Steg einen bestimmten – und nur diesen – Weg zulassen. Warum funktionierte das so? Wo lag das Geheimnis?

Es kam noch etwas hinzu, das mich an meiner Herangehensweise zweifeln ließ: Ich fühlte mich in meiner Rolle fehl am Platz, überflüssig, irgendwie störend, obwohl ich gewissenhaft darauf achtete, niemandem im Weg zu stehen. Es war auch nicht so, dass mir die Pfleger oder Ärzte das Gefühl vermittelten, ein Fremdkörper zu sein, im Gegenteil. Sie begegneten mir überaus freundlich und erklärten mir alles, was ich wissen wollte. Meine Anwesenheit und die Fragen, die ich ihnen stellte, schienen sie in keiner Weise zu stören. Das Problem lag bei mir. Und es verstärkte sich, je mehr Patienten kamen und je weniger Zeit den Schwestern, Pflegern und Ärzten zum Verschnaufen blieb. Sie halfen anderen Menschen. Menschen, die Ängste ausstanden, Schmerzen litten und sich Linderung erhofften. Ich dagegen hatte nur an meine Notizen zu denken. Und das kam mir in dieser Situation so unerheblich vor. Anstatt mit dem Stift Wörter aufs Papier zu kritzeln, wollte ich lieber mit anpacken. Sicherlich, es war vermessen anzunehmen, ich könnte eine Hilfe sein. Zumal ich keinerlei medizinische Ausbildung vorzuweisen hatte, abgesehen von einem Erste-Hilfe-Kurs, den ich absolviert hatte, um den Führerschein machen zu dürfen. Aber das lag eine Ewigkeit zurück, zählte nun wirklich nicht.

Trotzdem wartete ich nur auf eine Gelegenheit, mich nützlich zu machen. Es geschah ganz spontan. Ich wunderte mich selbst, als ich mich plötzlich sagen hörte: »Das kann ich doch machen.« Eine bettlägerige Patientin musste zum Röntgen geschoben werden. Wo sich die Röntgenabteilung befand, hatte ich mir gemerkt: einmal den Flur entlang, durch eine Glastür, die man automatisch öffnen konnte, indem man auf einen grauen Tastschalter drückte, der sich links an der Wand befand, dahinter ein paar Schritte nach links, schon stand man davor. Ich ließ mir von einem Pfleger zeigen, wie man die Gitter auf beiden Seiten der Trage hochklappte und verriegelte, damit die Frau nicht herausfallen konnte. Dann lief ich los, rückwärts, und verdrehte umständlich den Kopf, um nach vorn sehen zu können. Dabei zog ich die Trage hinter mir her und versuchte gleichzeitig, nirgends anzuecken, was vermutlich bodenlos ungeschickt aussah. Bereits nach wenigen Metern, als ich die erste Kurve zu nehmen hatte, geriet ich ins Schwitzen. Anscheinend machte ich etwas falsch. Wenn die anderen Tragen mit Patienten über die Flure schoben, sah es nicht so aus, als wäre das eine besonders kraftraubende Tätigkeit. Und ich brach mir dabei fast einen ab!

Es besserte sich mit jeder Fahrt. Ich wurde geschickter, fand heraus, dass die Tragen leichter zu lenken sind, wenn man sie nicht zieht, sondern vor sich herschiebt. Vorausgesetzt, die Räder sind entsprechend eingestellt. Dafür gibt es am vorderen und hinteren Ende des Gestells kleine Tretpedale, von denen ich anfangs angenommen hatte, sie würden lediglich als Feststellbremsen dienen. Dabei kann man damit auch die Beweglichkeit der Räder regulieren. Es gibt eine Stufe fürs Geradeausfahren und eine andere, die die Kurvengängigkeit erleichtert. Gleichzeitig lernte ich, darauf zu achten, dass die Hände der Patienten nicht über die seitlichen Gitter hingen, damit sie sich nicht verletzten, wenn ich durch eine Tür oder dicht an einer Wand entlang fuhr.

Nicht, dass das alles unglaublich kompliziert gewesen wäre.

Trotzdem musste ich ständig mit dem Kopf bei der Sache sein, mich konzentrieren, auf Kleinigkeiten achten, die ich gar nicht wahrgenommen hatte, solange ich lediglich Beobachter gewesen war. Ich transportierte eben nicht irgendwelche Gegenstände, die man jederzeit ersetzen konnte. Auf der Trage vor mir lag ein Mensch, ein Kranker, eine hilflose Person, für die ich Verantwortung übernahm, der nichts geschehen durfte. Dabei kann so leicht etwas passieren. Später, während einer Spätschicht, erlebte ich, wie eine Patientin in einem Behandlungszimmer von der Trage fiel. Die Frau war schwer betrunken und hatte die ganze Zeit dagelegen, als würde sie fest schlafen. Ein Arzt war allein mit ihr im Zimmer. Er hatte sich eine Wunde am Kopf angesehen und ihr dann für einen kurzen Moment den Rücken zugedreht. Plötzlich rutschte die Frau auf die Seite, als wollte sie aufstehen. Im nächsten Moment krachte sie auch schon auf den Fußboden. Zum Glück passierte ihr nichts. Die Patientin schien ihren Sturz selbst nicht einmal zu bemerken. Auf dem Boden liegend, drehte sie sich einfach auf die Seite, in die Embryonalstellung, und wollte weiterschlafen.

Ich habe nicht gezählt, wie viele Patienten ich in den folgenden Wochen über die Gänge schob, die wenigen Schritte zum Röntgen, ein paar Meter weiter zur Computertomografie, zur Kernspintomografie oder zu einer der Bettenstationen. An manchen Tagen hatte ich gut damit zu tun. Auf jeden Fall zeigte mir dieser erste kleine Hilfsdienst, dass ich anders herangehen musste, wenn ich die Vorgänge in der Notaufnahme nicht nur besichtigen, sondern auch begreifen wollte. Kugelschreiber und Kladde trug ich zwar weiterhin bei mir, schrieb allerdings nur noch selten etwas auf. Das erledigte ich nach der Schicht, sobald ich zu Hause war.

Es wurde eine Entdeckungsreise. Ich tastete mich buchstäblich vor, fand nach und nach andere Tätigkeiten, die ich übernehmen konnte: Kleinigkeiten, die nicht wirklich bedeutsam waren, aber dennoch erledigt werden mussten. Und indem ich das machte, blieben sie den anderen erspart. Ich holte Patienten

Wasser zum Trinken, wenn sie darum baten und es aus medizinischen Gründen nichts dagegen einzuwenden gab, schaffte einen Toilettenstuhl heran, wenn jemand seine Notdurft verrichten musste, brachte ihn anschließend wieder zurück in den Spülraum, säuberte ihn. Ich kümmerte mich darum, dass in jedem Behandlungszimmer Trinkbecher vorhanden waren und die Plastiktüten nicht ausgingen, in denen die Kleidungsstücke der Patienten verstaut wurden, ersetzte die Kartons mit den Latexhandschuhen durch neue, sobald einer leer war. Ich half, die Materialwagen, von denen in jedem Zimmer einer stand, aufzufüllen, und trug die Röhrchen mit den Blutproben zum Labor.

Manchmal setzte ich mich einfach nur zu einem der älteren Patienten, die aus einem Pflegeheim oder von zu Hause hergebracht worden waren, sich einsam fühlten und niemanden mehr zu haben schienen, der ihnen zuhörte. Es rührte mich, wie groß ihr Mitteilungsbedürfnis war. Einige erzählten mir ihre ganze Lebensgeschichte, andere nur Geschichten aus ihrem Leben. Sie schwappten förmlich aus ihnen heraus, ohne dass ich eine einzige Frage zu stellen brauchte. Oft fragte ich mich, wann ihnen das letzte Mal jemand zugehört hatte. Allein, dass sich ein anderer Mensch Zeit für sie nahm, ihnen Aufmerksamkeit schenkte, bei ihnen sitzen blieb, während die Ärzte und Pfleger zum nächsten Patienten eilten, schien ihnen gutzutun. Diese Form der Zuwendung gehört normalerweise nicht zum Behandlungsprogramm in der Notaufnahme. Sie ist purer Luxus. Nicht nur, weil sie nicht in Geld aufzuwiegen oder in irgendeiner Weise bei den Krankenkassen abrechenbar wäre. Die regulären Mitarbeiter der ZNA könnten das gar nicht leisten. Sie haben mit dem Notwendigsten genug zu tun.

Es dauerte nicht lange, bis mich die Krankenschwestern und Pfleger in ihre Arbeit mit einbezogen. Einige meinten, ich würde mich noch zu einer durchaus brauchbaren Hilfskraft entwickeln. Tatsächlich verpassten sie mir ganz nebenbei eine Art Schnellkurs, der mich befähigte, ihnen mit einigen Handgriffen auch bei der Versorgung der Patienten behilflich zu sein. Ich lernte zum

Beispiel, an welchen Punkten des Körpers man die Elektroden fürs EKG befestigt und in welcher Reihenfolge die dazugehörigen Kabel anzuschließen sind, wie man die Manschette zum Blutdruckmessen fachgerecht um den Oberarm legt oder bei welchem Blutsauerstoff-Sättigungswert ein Patient unbedingt zusätzlich Sauerstoff benötigt.

Anfangs bereitete es mir Schwierigkeiten, mit den Kranken und Verletzten umzugehen. Ich fühlte mich gehemmt. Die körperliche Nähe zu wildfremden Menschen, sie zu berühren, das war für mich ungewohnt. Noch schwieriger fand ich es, sie in Situationen zu erleben, die ihnen selbst unangenehm sein mussten. Jeder, der sich schon einmal beim Arzt für eine Untersuchung ausziehen musste, kennt dieses unbehagliche Gefühl. Man entblößt nicht nur seinen Körper, sondern liefert sich in gewisser Weise auch aus ohne den Schutzpanzer der Kleidung.

Bei älteren Patienten, die pflegebedürftig waren, ging mir das besonders nah. Wie beschämend muss es sein, wenn man nicht mehr in der Lage ist, sich allein auszukleiden! Und wie demütigend erst, wenn bestimmte Funktionen des Körpers versagen, sodass man darauf angewiesen ist, Windeln angelegt und diese mehrmals am Tag gewechselt zu bekommen! Für die Pflegekräfte, die mir das vorexerzierten, war das Routinearbeit. Sie verzogen keine Miene, sprachen mit den Patienten über alles Mögliche dabei. Und das in einem lockeren Plauderton, als würden sie nicht halb nackt vor ihnen liegen, sondern mit ihnen in einem gemütlichen Café sitzen.

Ich dagegen muss einige Male ziemlich blass geworden sein. Meistens waren es die intensiven Gerüche, die mir den Magen umdrehten. »Daran gewöhnt man sich mit der Zeit«, meinte eine der Krankenschwestern einmal, als ich ihr gerade half, eine Patientin zu waschen. Sie war mit einem Rettungswagen aus einem Altenheim gekommen, weil sie über Unwohlsein und starke Bauchschmerzen geklagt hatte. Gewöhnen? Nein, das konnte ich mir in diesem Moment nicht vorstellen. Und ich gewöhnte mich auch später nicht daran. Vielleicht hätte ich dafür noch länger bleiben müssen.

Wenigstens gelang es mir nach und nach, mich besser auf Situationen wie diese einzustellen. Letztlich war es eine Sache des Kopfes. Wenn man etwas erwartet, zumindest gedanklich vorbereitet ist, fällt es einem leichter, damit zurechtzukommen, als wenn es einen völlig überraschend trifft.

Was mir jedoch weitaus stärker aufs Gemüt schlug als die Gerüche von Exkrementen, war das Erlebnis, erwachsene Menschen derart hilflos zu sehen, im Alter mutiert zu Wesen, die, Neugeborenen gleich, ohne fremde Hilfe nicht lebenstüchtig wären. Der Anteil von Gebrechlichen und akuten Pflegefällen an den über vierzigtausend Notfallpatienten, die in der Klinik jährlich versorgt werden, fällt überdurchschnittlich hoch aus. Das liegt nicht zuletzt am Einzugsbereich des Krankenhauses, der sich über den nördlichen Teil Hamburgs und einen südlichen Bereich Schleswig-Holsteins erstreckt. Von den Bewohnern der umliegenden Stadtteile und Orte ist fast jeder fünfte über fünfundsechzig Jahre alt. Außerdem befinden sich in der Region, abseits des Großstadttrubels, zahlreiche Altenpflegeheime.

Als meine Zeit in der Notaufnahme begann, hatte ich keine Vorstellung davon, wie das geplante Buch am Ende aussehen könnte. Ursprünglich hatte mir vorgeschwebt, eine Zeitspanne von vierundzwanzig Stunden minutiös zu schildern. Doch das war ein Vorhaben, mit dem ich, wie sich rasch herausstellte, der Realität nicht ansatzweise hätte gerecht werden können. Ich wollte meine Erlebnisse aber auch nicht als Anekdotensammlung niederschreiben, weil ich sie damit abgekoppelt hätte von dem, was den Alltag in der Notaufnahme erst ausmacht. Einerseits brauchte ich einen klaren zeitlichen Rahmen, andererseits aber auch Freiraum, um neben dem Sichtbaren das für Außenstehende Unsichtbare beschreiben zu können: Gedanken, Gefühle, Emotionen. Denn das ist das Alltägliche, gleichzeitig aber auch das Besondere an der Notaufnahme: Es gibt keinen anderen Ort, an dem Schmerz und Trauer, Angst und Verzweiflung, Elend und Leid, aber auch Liebe, Hoffnung und Freude so häufig und mit einer solchen Intensität aufeinanderprallen. Es ist ein Mikrokosmos, in dem sich die Dramatik und gleichzeitig die Banalität des menschlichen Lebens in allen Facetten konzentriert.

Eine andere Besonderheit ist die völlige Unberechenbarkeit. Einen geregelten Tagesablauf gibt es in der Notaufnahme nicht. Für das Personal ist nichts planbar, selbst die Einnahme der Mahlzeiten nicht. Wer in der Notaufnahme arbeitet, ob Pflegekraft oder Arzt, weiß nie, was im nächsten Moment, in der nächsten Minute über ihn hereinbricht. Trotzdem muss er stets auf das Schlimmste gefasst sein. Vielleicht ist der nächste Patient ein junger Mann, der sich bloß mit einem Brotmesser in den Finger geschnitten hat, vielleicht ein Greis, den auf der Straße plötzlich die Kraft in den Beinen verlassen hat, vielleicht auch ein Kind, das von einem Klettergerüst gestürzt ist, eine schwangere Frau, die sich übergeben musste, oder ein Jugendlicher, der es mit dem Alkohol übertrieben hat. Vielleicht liegt auf der Trage, die von den Rettungsassistenten hereingeschoben wird, aber auch ein Schwerstverletzter, dessen Leben am seidenen Faden hängt. Dann wissen sie nicht, wer dieser Mensch ist, wo er herkommt, wer die Schuld an seiner Notlage trägt. Doch ihnen ist klar, dass sie damit leben müssen, falls der Faden unter ihren Händen reißt. Also müssen sie bereit sein, funktionieren, frühmorgens, tagsüber, mitten in der Nacht, von jetzt auf gleich, noch in der größten Hektik, wenn alle Behandlungszimmer belegt sind und sich auf den Gängen Tragen mit Patienten stauen, für die der Platz kaum ausreicht.

Das Buch hat jetzt sieben Kapitel. Jedes Kapitel steht für einen Tag, das Buch also für eine Woche. Diese Woche wurde nicht konstruiert, sie entspricht sieben realen, aufeinanderfolgenden Tagen und Nächten, wie sie sich Ende des Jahres 2006 in der Zentralen Notaufnahme der Hamburger Asklepios Klinik Nord zugetragen haben. Den Zeitpunkt habe ich willkürlich ausgewählt. Es ist Zufall, dass meine Schilderungen an einem Samstag

27

beginnen. An jedem der sieben Tage hielt ich mich, anders als in den Monaten zuvor, zwischen siebzehn und achtzehn Stunden am Stück in der Notaufnahme auf. Ich begann morgens um sieben und blieb bis Mitternacht oder noch eine Stunde länger, abhängig davon, wann es ruhiger wurde. Um die Lücke meiner kurzen nächtlichen Abwesenheit zu schließen, befragte ich tags darauf die Nachtschichtler. Während dieser Woche trug ich zwar weiterhin Grün wie in den Monaten zuvor, half den Pflegekräften aber so gut wie nicht mehr, protokollierte stattdessen, was geschah, befragte Schwestern und Pfleger, Ärzte, Patienten und deren Angehörige. Da die Zeit nie ausreichte, ausführlich zu sprechen, traf ich mich mit vielen später noch einmal außerhalb des Krankenhauses, um das Erlebte tiefer auszuloten.

Seit meinen ersten Diensten in der Notaufnahme hatte sich einiges verändert. Je länger ich die Pflegekräfte und Ärzte begleitete, je weniger sie mich als Besucher wahrnahmen, je tiefer ich eintauchte in ihre Welt, desto mehr wurde ich selbst ein Teil davon. Vielleicht wäre mir das gar nicht bewusst geworden, hätten mich Freunde nicht auf eine Wandlung hingewiesen, die ich in ihren Augen durchgemacht hatte. In der ersten Zeit, meinten sie, hätte ich noch in der dritten Person über die *Leute* in der ZNA gesprochen. Eines Tages jedoch sei ich zum *wir* übergegangen und dabei geblieben, sobald ich über meine Erlebnisse berichtete.

Sie hatten recht. Und es war nicht nur dieses *wir*: Konnte ich zwischendurch mehrere Tage nicht in der Notaufnahme sein, weil mich andere Verpflichtungen oder einmal auch eine Krankheit fernhielten, vermisste ich die Stunden dort. Dann fragte ich mich, wer wohl gerade Dienst hatte. Ich stellte mir die verschiedenen Gesichter vor und rief mir bestimmte Ereignisse in Erinnerung, die ich mit einigen der Leute erlebt hatte. Das hat sich bis heute nicht geändert. Manchmal frage ich mich auch jetzt noch, wie es dem einen oder anderen ergangen ist, seit ich nicht mehr dort bin: Ob der Pfleger, der damals gerade von seiner Freundin verlassen worden war und unter der Trennung sehr gelitten hat, inzwischen neu verliebt ist? Oder ob sie zu ihm zurückgekehrt ist? Wie es dem Hund geht, den sich eine Krankenschwester und ein Pfleger, das offizielle Pärchen der Station, damals gemeinsam zugelegt hatten? Ob sich die energische Krankenschwester, die glaubte, ihre Zuneigung zu einem der Ärzte geheim halten zu müssen, obwohl die anderen längst Bescheid wussten, inzwischen dazu bekannt hat? Wie lange der Arzt, der seine Eigentumswohnung verkaufen wollte, wohl nach einem Käufer suchen musste? Oder was aus dem Pferd einer der Krankenschwestern geworden ist, das im Herbst 2006 sein erstes Preisgeld errungen hatte, danach aber erkrankt war? Und wie es dem Chirurgen geht, der an einem der wenigen eisigen Tage des Winters 2006/2007 an der Schranke vor der Notaufnahme ausgerutscht und gestürzt war, sich dabei Knie und Schulter ramponiert hatte, sodass er längere Zeit krankgeschrieben werden musste?

Auch an Patienten, die ich in der ZNA kennenlernte, denke ich manchmal. Mehr noch: Einige von ihnen scheinen mich sogar im Unterbewusstsein zu beschäftigen, denn sie sind mir bereits im Traum erschienen. Wie die freundliche alte Dame, die mit Bauchschmerzen und Fieber eingeliefert wurde und bei der sich herausstellte, dass sie Gallensteine hatte. Obwohl die ihr übel zusetzten, hatte sie nicht gejammert. Und als die Ärztin, die sie mit einem Ultraschallgerät untersuchte, fragte, ob sie besser den Sohn verständigen solle, da sie möglicherweise operiert werden müsse, erwiderte sie: »Wieso denn? Der ist doch kein Arzt, der kann auch nichts für mich tun. Da muss ich ja wohl alleine durch.« Man sollte erwähnen, dass die Frau neunundneunzig Jahre alt war und noch sehr gut beieinander, wie ihre schlagfertige Antwort verriet. Ich wüsste gern, ob sie ihren hundertsten Geburtstag erlebt hat. Sie hatte es sich so sehr gewünscht.

Das Kontrastprogramm dazu bildeten zwei junge Frauen, denen ich wenige Tage später begegnete, kurz hintereinander, während ein und desselben Spätdienstes. Beide waren Mitte zwanzig und litten seit Jahren unter einer Borderline-Störung. Sie befanden sich deswegen in psychiatrischer Behandlung und gehörten zur Stammklientel der Notaufnahme, wurden immer wieder, in unregelmäßigen Abständen, eingeliefert, meistens, nachdem sie sich mit einer Rasierklinge oder einem Messer die Haut aufgeritzt hatten. Ihre Arme und Beine waren mit unzähligen Narben übersät. Die Gespräche mit ihnen deprimierten mich. Im Grunde erzählten beide das Gleiche: Jede hatte ein traumatisches Erlebnis in der Kindheit durchgemacht, das sie nicht genauer schildern wollten, vielleicht auch nicht konnten. Sie deuteten zwar kryptisch etwas an, woraus ich schlussfolgerte, dass es sich um sexuellen Missbrauch gehandelt haben könnte. Sicher war ich mir aber nicht. Was auch immer es gewesen sein mochte: Sie hatten die Erinnerungen daran jahrelang verdrängt, bis sie irgendwann doch aus ihnen herausgebrochen waren, ihr Leben umgestülpt und sie aus der Bahn geworfen hatten. Beide hatten inzwischen mehrmals versucht, sich das Leben zu nehmen. Das war ihrer Meinung nach nicht gescheitert, weil sie zu ungeschickt gewesen wären. Sie hätten den Tod mit letzter Konsequenz dann doch nicht gewollt. Während sich die Neunundneunzigjährige an jedem einzelnen Tag erfreute, den sie dem Leben noch abtrotzen konnte, wandelten die jungen Frauen absichtlich am Abgrund, als wäre ihnen das Leben keinen Pfifferling wert. Ich frage mich, ob sie jung sterben werden oder eines Tages doch noch einen Weg finden, der sie aus ihrem Dilemma führt.

Nicht weniger ratlos ließ mich ein Mann zurück, den Polizisten in einer Fußgängerpassage erheblich alkoholisiert vorgefunden und unter dem Stichwort »hilflose Person« der Rettungsdienstzentrale gemeldet hatten. Er war erst vierunddreißig, sah aber viel älter aus. Seine Kleider waren schmutzig. Sie rochen nach einer unappetitlichen Mischung aus kaltem Zigarettenrauch, Erbrochenem und Urin. Er konnte sich nur mit Hilfe eines Gehwagens fortbewegen und vermittelte den Eindruck, als wäre in seinem Inneren bereits alles abgestorben. Er wirkte resigniert, unbeteiligt, als könnte ihn absolut nichts aus seiner Lethargie reißen, ihn weder erschüttern noch begeistern. Er meinte, er fühle sich auch so. Irgendwie leblos. Seit jenem Tag vor vier Jahren, an dem er mit dem Motorrad verunglückt sei. Er hatte den linken Unterschenkel verloren und blieb halbseitig gelähmt. Als Krüppel konnten sie ihn in der Handwerksfirma nicht mehr gebrauchen, in seinem Zustand war er überhaupt nicht mehr in der Lage zu arbeiten. Und auch zu Hause bei seiner Familie fühlte er sich nur noch als Ballast. Seine Ehefrau hielt das nicht lange aus. Sie verließ ihn und nahm die Kinder mit. Vielleicht habe er seit dem Unfall zu viel getrunken, meinte er. Vielleicht sei das mit dem Alkohol auch erst später ausgeufert. So genau könne er das nicht sagen.

Ich hörte ihm geduldig zu, obwohl es schwierig war, die einzelnen Satzbrocken, die er stockend herausbrachte, zusammenzufügen, damit sie einen Sinn ergaben. Irgendwie tat er mir leid, wobei Mitleid bestimmt nicht das war, was er brauchen konnte. Er hatte alles verloren und musste die vergangenen Jahre in einem Dauerdelirium zugebracht haben. Alle Entzugstherapien waren gescheitert. Er betäubte sich, um seinen Zustand und die Tage voller Einsamkeit ertragen zu können, und wartete …, ja, worauf eigentlich? »Eines Tages werde ich mich totgesoffen haben«, sagte er, ohne die geringste Spur von Hoffnung in der Stimme. Als würde sein Lebenssinn nur noch darin bestehen. Das Gespräch mit ihm verfolgt mich bis heute. Manchmal frage ich mich, was aus mir geworden wäre, hätte das Schicksal mich auf diese Weise getroffen.

Die Notaufnahme ist ein Ballungsraum unterschiedlichster Empfindungen, deren Intensität für diejenigen, die dort arbeiten, eine harte Belastungsprobe darstellt. Sie kehrt täglich wieder, man kann sich ihr schwer entziehen. Das wurde mir schneller klar, als ich erwartet hatte. Ich absolvierte gerade meinen zweiten Tag, die zweite Frühschicht, als ich eine Patientin sterben sah. Es war eine achtzigjährige Frau. Die Ärzte hatten bei ihr eine Hirnblutung festgestellt, die zu stark war, um sie mit einem operativen Eingriff stoppen und das nahende Ende noch abwenden zu können. Nachdem die Tochter der Kranken samt Familie erschienen war, wurde sie, schon nicht mehr bei Bewusstsein, in den »Raum der Stille« geschoben. Dort lag sie zweieinhalb Stunden, ehe ihr Herz aufhörte zu schlagen. Es war ein sanftes Hinübergleiten, ein lautloser Schlussakkord, der einen zwar bedrückte, traurig stimmte, jedoch dem Lauf des irdischen Daseins entsprach. Die Frau hatte ein langes Leben gehabt. Ihre Angehörigen wirkten gefasst, als schienen sie ihren Tod erwartet oder sich zumindest darauf vorbereitet zu haben.

Bei einer anderen Patientin fiel es mir hingegen unglaublich schwer, den Tatsachen ins Auge zu blicken. Es handelte sich um eine Frau Mitte vierzig, die in derselben Schicht, kurze Zeit später, eingeliefert wurde – ebenfalls mit einer ziemlich starken Blutung im Gehirn, wie sich bei der Computertomografie herausstellte. Sie wurde von ihrem Ehemann und dem Sohn begleitet. Die drei gingen sehr liebevoll miteinander um, schienen mit der Situation jedoch überfordert. Einige der Schwestern und Pfleger kannten die Frau. Sie war eine Kollegin, hatte bis vor wenigen Monaten selbst in der Klinik gearbeitet, auf einer anderen Station. Deshalb ging ihnen die Sache besonders nah. Niemals werde ich vergessen, wie ihre Blicke förmlich versteinerten, als sie sich mit einigen Ärzten die Aufnahmen der Computertomografie ansahen. Kurz darauf brachten ein Arzt und eine Schwester die Frau auf die Intensivstation. Ich begleitete sie. Auf dem Weg dorthin sprachen sie mit ihr, versuchten, ihr Mut zu machen. Und sie versuchte zu lächeln. Doch sie weinte. Es brauchte ihr niemand etwas vorzumachen. Sie wusste, was die Diagnose bedeutete.

Als ich am Nachmittag nach Hause fuhr, fühlte ich mich so erschöpft, als hätte ich einen ganzen Tag auf dem Bau geschuftet. Es fiel mir schwer, mich auf den Verkehr zu konzentrieren. Eine Ampel überfuhr ich bei Rot, Gott sei Dank passierte nichts. Ich dachte die ganze Zeit an die Frau, die wenige Stunden zuvor ihr Todesurteil erhalten hatte, sah ständig ihr Gesicht vor mir, die verweinten Augen, die die Ärzte stumm um Hilfe baten, als könnten sie Wunder vollbringen. Später versuchte ich mich abzulenken, indem ich den Tag Revue passieren ließ, mir andere Patienten in Erinnerung rief. Ich hatte nicht gezählt, wie viele es in den acht Stunden gewesen waren. Die Behandlungszimmer waren beinahe durchgängig belegt gewesen. Seltsamerweise konnte ich mich neben den beiden Frauen nur noch an das Gesicht eines dreißigjährigen Mannes erinnern, der betrunken gestürzt war und sich dabei am Kopf verletzt hatte. Die Platzwunde, die stark blutete, war von einem Chirurgen genäht worden. Ich hatte ihm dabei zugesehen. Alle anderen Gesichter, die mir in dieser Schicht in der Notaufnahme begegnet waren, blieben in meiner Erinnerung unscharf, warum, weiß ich nicht. Vielleicht war ich einfach mit zu vielen Eindrücken konfrontiert worden. Vielleicht hatte sich in meinem Körper ein Schutzmechanismus in Gang gesetzt, ohne dass ich ihn hätte steuern können. Ich hatte einen Menschen sterben sehen. Und das war erst der Anfang.

Der erste Tag

Die vier Neonlichter an der Decke des Behandlungszimmers sind ausgeschaltet. Lediglich die Lampe über dem Spiegel am Waschbecken verbreitet diffuses Licht. Barbara Jüttner liegt im Halbdunkel regungslos auf dem Rücken. Das Kopfteil des Bettes ist in einem Fünfundvierzig-Grad-Winkel hochgestellt, damit ihr das Atmen leichter fällt. Ihre Arme ruhen auf der Decke, die den Körper bis zu den Füßen bedeckt. Die Hände hält sie über dem Bauch gefaltet, als würde sie beten. Sie hat die Augen geschlossen, scheint zu schlafen. Ihr Mund ist leicht geöffnet. Sie atmet gleichmäßig, kaum hörbar, ab und zu unterbrochen von einem leisen Räuspern. Ansonsten herrscht Stille im Zimmer. Und auch draußen auf dem Flur geht es ruhig zu. Die Schiebetür steht einen Spaltbreit offen. Es ist Samstagmorgen, sieben Uhr fünfunddreißig.

Die Patientin Jüttner ist neunundsiebzig Jahre alt. In einem Monat, fast auf den Tag genau, wird sie achtzig. Sie wohnt in einem Pflegeheim und wurde nachts um halb zwei in die Notaufnahme gebracht – als »vollstationärer Notfall«, wie die Rettungsassistenten im Einsatzprotokoll vermerkten. Den Pflegern im Heim war eine »Verschlechterung des Allgemeinzustands« aufgefallen. Das ist eine gängige Formulierung, eine Art Code, der auf nahezu alle Patienten zutrifft, die aus Alten- und Pflegeheimen eingeliefert werden. Er kann alles Mögliche bedeuten. Unter den Mitarbeitern der Notaufnahme hat sich die Kurzversion »AZ-Verschlechterung« oder auch »Verschlechterung AZ« beziehungsweise »verschlechterter AZ« eingebürgert.

Bei Frau Jüttner war damit eine erhöhte Körpertemperatur

gemeint und ein ungewohntes Schwächegefühl, dessen Ursache zunächst rätselhaft schien. Dass es ihr nicht gut ging, sah man ihr an, als sie eingeliefert wurde. Ihre Haut war ungewöhnlich blass, in einer ganz bestimmten Tönung, die ein Zeichen für Anämie, also Blutarmut, sein kann. Doch erst nachdem ihr Blut abgenommen und im Labor untersucht worden war, gab es an dieser Diagnose keinen Zweifel mehr. Die Nachtpfleger haben ihr eine Braunüle in die rechte Armbeuge gelegt, durch die jetzt das Blut einer Blutkonserve in ihre Venen läuft. Gegen acht Uhr soll sie auf die Station ID 6 verlegt und weiterbehandelt werden. »ID« steht für »interdisziplinär«, womit gemeint ist, dass dort Ärzte aus mindestens zwei medizinischen Fachrichtungen arbeiten. In diesem Fall sind es Neurologen und Internisten. Auf der Station ist bereits ein Bett für Frau Jüttner reserviert.

Der internistische Bereich der Notaufnahme verfügt über sechs Behandlungszimmer, deren Türen mit den Nummern 1 bis 6 versehen sind. Jeweils drei von ihnen liegen einander gegenüber, dazwischen verläuft ein kurzer Flur. Alle Räume haben exakt den gleichen rechteckigen Grundriss, messen knapp zehn Quadratmeter und sind identisch ausgestattet: Im vorderen Teil ist an einer der beiden Längswände – rechts oder links, das variiert von Zimmer zu Zimmer – ein Waschbecken befestigt. An der anderen steht ein Schreibtisch mit Flachbildschirm und Computertastatur, daneben ein Stuhl für die leichteren Fälle unter den Patienten, die nicht liegen müssen. Den meisten Raum nimmt die Trage ein, die fast in der Mitte steht, mit dem Kopfende an der der Tür gegenüberliegenden Wand. In der rechten hinteren Ecke steht ein fahrbarer Materialwagen. Darin sind Braunülen, Monovetten zur Entnahme und Aufbereitung von Blutproben, Blutkultur- und Abstrichröhrchen, Infusionsflaschen mit verschiedenen isotonischen Salzlösungen und andere Behandlungsutensilien verstaut.

Neben dem Zimmer, in dem Frau Jüttner liegt, ist auf der internistischen Seite nur noch ein anderes belegt: die Nummer 4 schräg gegenüber. Darin sitzt Eleonore Hecht auf einem Stuhl.

Sie wartet auf ihren Mann. Er wurde vor wenigen Minuten zum Röntgen gebracht. Eleonore Hecht ist eine gepflegte Frau von Mitte fünfzig. An diesem Morgen sieht sie jedoch älter aus. Sie hat in der Nacht kaum geschlafen und auch am Morgen keine Zeit gehabt, die Spuren der Müdigkeit mit Make-up zu überdecken. Ihr Mann hat sich seit nachts um eins mit Bauchschmerzen im Bett herumgewälzt. Gegen sechs hielt er es nicht mehr aus und bat sie, ihn in die Klinik zu fahren.

Einen Gang weiter befinden sich die Zimmer mit den Nummern 7 bis 11. Sie sind für die Behandlung chirurgischer Notfälle vorgesehen. Auch hier ist um diese Uhrzeit noch keine Hektik ausgebrochen. Nur in Nummer 9 liegt ein Patient. Er wurde kurz vor fünf eingeliefert und hatte kurzzeitig für Aufregung gesorgt. Während einer der Chirurgen gerade damit beschäftigt war, sich seine Verletzung anzusehen, waren zwei Polizisten in Uniform aufgetaucht, die sich brennend für die Herkunft der Wunde interessierten. Wie sich herausstellte, war der Mann in einer für ihre mitunter rabiat auftretende Kundschaft berühmt-berüchtigten Kneipe in eine Schlägerei verwickelt gewesen. Seine Rivalen müssen überaus schlagkräftig argumentiert haben – mit den Fäusten: Der Kiefer ist gebrochen, und die linke Gesichtshälfte ist bedrohlich geschwollen, als sei er von einem ganzen Bienenschwarm gestochen worden. Allerdings scheint er seine Verletzungen im Moment nicht zu spüren, was an dem Schmerzmittel liegen dürfte, das ihm die Nachtschwester verabreicht hat. Und höchstwahrscheinlich auch am Alkoholgehalt in seinem Blut, der zum Zeitpunkt seiner Einlieferung bei etwas mehr als zwei Promille lag. Dafür macht er jetzt keine Arbeit mehr, schläft friedlich seinen Rausch aus.

Auf einmal ist es mit der Ruhe vorbei: An der Aufnahme meldet sich ein älterer Mann, der über Schmerzen im rechten Knie klagt. »Eine Woche plage ich mich damit schon herum«, sagt er. »Aber seit gestern Abend ist es besonders schlimm.« Hinter dem Tresen sitzt Sylvia*. Sie bekommt solche und ähnliche Sätze häufig zu hören. Es ist nicht ihre Aufgabe, deren Wahrheitsgehalt zu prüfen. Aus Erfahrung weiß sie aber, dass genügend Patienten absichtlich bis zum Wochenende warten und dann in die Notaufnahme gehen, weil sie unter der Woche ihre Zeit nicht beim Hausarzt verplempern wollen, dessen Praxis oftmals überfüllt ist.

Aber das spielt jetzt keine Rolle. Der Mann mag im strengen Sinne kein Notfall sein. Behandelt werden muss er trotzdem. Wie es tatsächlich um ihn steht, kann Sylvia auch gar nicht einschätzen. Sie ist keine medizinische Fachkraft. Auf dem Namensschild, das an ihre Brust geheftet ist, steht *TPA*, die Abkürzung für *Teampartner Administration*. Diese Berufsbezeichnung hat der Landesbetrieb Krankenhäuser Hamburg vor einigen Jahren eingeführt. Dahinter verbergen sich speziell geschulte Schreibkräfte, die in der Notaufnahme in erster Linie für die Aufnahme der Patientendaten und die Klärung der Kostenübernahme durch die jeweilige Krankenversicherung zuständig sind. Tagsüber sitzen zwei TPA an der Aufnahme, in der Nachtschicht genügt eine. Früher haben Krankenschwestern und Pfleger diese Arbeit mit erledigt. Und es gibt Gerüchte, wonach es bald wieder so sein könnte. Zumindest die Nachtbesetzung wird in einem halben Jahr abgeschafft sein und durch Pflegekräfte ersetzt werden. Im Gesundheitswesen muss gespart werden. Da bildet diese Klinik keine Ausnahme.

Sylvia ist weder freundlich noch unfreundlich. Sie arbeitet konzentriert, hört dem Mann zu und betätigt gleichzeitig die Computertastatur, um ein bestimmtes Formular aufzurufen, das sie für die Registrierung des neuen Patienten benötigt. Der muss erst einmal zehn Euro als Notfallgebühr entrichten. Danach fragt sie seine persönliche Daten ab und gibt diese direkt in den Computer ein: Name, Geburtsdatum, Wohnanschrift, Telefonnummer, Name des Hausarztes, Krankenversicherung. Auch die Felder, die für den Namen des nächsten Angehörigen und dessen Telefonnummer vorgesehen sind, füllt sie gewissenhaft aus, für den Fall, dass es sich doch um etwas Schwerwiegendes handelt und jemand benachrichtigt werden muss.

Zur gleichen Zeit fährt ein Rettungswagen am hinteren Eingang vor. Er wendet auf der betonierten Fläche, rangiert rückwärts und stoppt wenige Meter vor der Doppelflügel-Glastür, die ins Innere der Notaufnahme führt. Zwei Rettungsassistenten steigen aus. Sie öffnen die Türen am Heck und ziehen die Trage heraus, auf der Ingrid Heimer liegt, vorschriftsmäßig mit Gurten festgeschnallt. Oberkörper und Beine stecken unter einer dünnen Decke. Ihre Hände umklammern einen grauen Stoffbeutel, auf den Kinderhände ein rotes Herz, eine gelbe Blüte und die Worte *Herzlichen Glückwunsch! Von Luise für Uroma* gemalt haben.

Ingrid Heimer ist Jahrgang 1920. Die Witwe lebt in einem Seniorenheim ganz in der Nähe. Obwohl sie an Parkinson erkrankt ist, gehört sie zu den Bewohnern, die noch verhältnismäßig rüstig sind. Sie nimmt ihre Mahlzeiten im Speisesaal ein, geht allein im Garten spazieren und erledigt ihre Körperpflege selbstständig. Doch heute Morgen war ihr auf einmal schwindelig geworden. Sie hatte das Gleichgewicht verloren, war gestürzt und dabei mit dem Kopf gegen ein Regal gestoßen.

Krankenschwester Kerstin hört sich den kurzen Bericht der Rettungssanitäter an, wirft einen Blick auf den Neuzugang, inspiziert die blutende Platzwunde oberhalb der linken Schläfe, die etwa vier Zentimeter lang ist. Dann entscheidet sie: ein Fall für die Chirurgen. Bevor einer kommt, kümmert sie sich im Behandlungszimmer 7 selbst um die Patientin. Als Erstes gibt sie ihr eine Spritze gegen Tetanus, da sich Frau Heimer nicht erinnern kann, wann sie zuletzt dagegen geimpft wurde. Danach reinigt Kerstin vorsichtig die Wundränder. Offenbar ist die Verletzung doch harmloser, als es im ersten Moment schien. Die Haut ist nur wenige Millimeter tief eingerissen. Die Wunde braucht nicht genäht zu werden. Es genügt, sie mit einem Hautkleber zu verschließen, der ähnlich funktioniert wie Sekundenkleber beim Basteln. Später wird sich der Chirurg die verarztete Wunde ansehen und die Patientin zur Computertomografie schicken, sicherheitshalber, um zu überprüfen, ob es durch den Aufprall zu inneren Blutungen im Kopf gekommen ist.

Das Notarzttelefon klingelt, zum ersten Mal an diesem Morgen. Über diese Leitung kündigen die Einsatzzentrale der Feuerwehr oder andere Rettungsleitstellen Patienten an, die so schwer erkrankt beziehungsweise verletzt sind, dass sie vor Ort von einem Notarzt versorgt werden müssen. Das Klingeln, ein schrilles Geräusch mit kurzen Unterbrechungen, ist ein Achtungssignal für die Mitarbeiter der ZNA. Sobald ein Notarztwagen eintrifft, müssen alle, die benötigt werden, bereitstehen, auch wenn deshalb andere Patienten erst einmal warten müssen.

Der graue Apparat steht im hinteren Empfangsbereich auf einem Tresen. Sein Ton ist derart laut eingestellt, dass er noch im hintersten Winkel der Notaufnahme zu hören ist. Alle anderen Telefongeräte, die auf der Station für krankenhausinterne und externe Verbindungen installiert wurden, sind deutlich leiser und spielen gefällige Melodien, sobald ein Anruf eingeht. Krankenpfleger Günter greift mit der linken Hand den Hörer, mit der rechten einen Kugelschreiber. Jeder Anruf wird dokumentiert. Ein Vorgang, der kaum länger dauert als das Gespräch selbst. Denn dafür liegen Formulare bereit, die die Schreibarbeit auf ein Minimum reduzieren. Eingetragen werden müssen die Uhrzeit des Anrufs, von welcher Leitstelle er kam, wann mit dem Eintreffen des Patienten zu rechnen ist, das Alter des Patienten, an welcher Krankheit er leidet oder welche Verletzung er sich zugezogen hat. Alle anderen Angaben sind vorformuliert, brauchen nur noch angekreuzt zu werden: das Geschlecht, ob es sich um einen chirurgischen, neurologischen oder internistischen Notfall handelt, der momentane Zustand, wobei nach den Kriterien »wach/ ansprechbar«, »bedingt ansprechbar«, »unklare Bewusstseinslage« oder »intubiert« unterschieden wird. Entsprechend diesen Angaben werden die Vorbereitungen getroffen. Jeder Fall verlangt andere. Manchmal ist nicht mehr erforderlich, als der Röntgenabteilung Bescheid zu geben, einen Chirurgen der Notaufnahme zu informieren oder Ärzte von anderen Stationen anzufordern, damit sie zur Stelle sind, sobald der Rettungswagen mit dem Patienten eintrifft. Im schlimmsten Fall jedoch zählt jede Minute, geht es um Leben und Tod. Dann müssen innerhalb kürzester Zeit komplette Operationsteams aus verschiedenen Fachabteilungen der Klinik zusammengestellt werden, die dann sofort loslegen können.

Das scheint an diesem Samstagmorgen allerdings nicht notwendig zu sein, obwohl ein wenig unklar bleibt, wie schlecht es dem Mann wirklich geht, der an seinem Arbeitsplatz einen Krampfanfall erlitten haben soll. Für einen Moment glaubt Pfleger Günter, sich beim Alter des Patienten verhört zu haben. Etwas verwundert fragt er noch einmal nach. Ein Krampfanfall mit siebenundzwanzig? Das kommt ihm nicht täglich unter. Doch es stimmt tatsächlich: Patient männlich, Geburtsjahr 1979, neurologisch, ansprechbar, nicht intubiert. Von seiner speziellen Krankenvorgeschichte wird nichts erwähnt. In zwanzig Minuten soll er eintreffen.

Es vergehen keine fünf Minuten, da rollt der nächste Rettungswagen mit einer neuen Patientin heran. Sie ist ein Jahr jünger als Ingrid Heimer, kommt ebenfalls aus einem Heim und klagt über Schmerzen unterhalb der Schulterblätter. Die seien ganz plötzlich aufgetreten, ohne dass sie gestürzt wäre oder sich irgendwo gestoßen hätte. Sie und Frau Heimer werden sich kurze Zeit später auf dem Flur vor den Röntgenzimmern begegnen, ohne voneinander Notiz zu nehmen. Jede ist mit dem eigenen Leid beschäftigt.

Marius Huth, der junge Mann mit dem Krampfanfall, trifft noch schneller ein als erwartet. Ihm scheint es inzwischen besser zu gehen. Er ist ansprechbar, wirkt in keiner Weise verwirrt, was der Diagnose des Notarztes jedoch nicht widersprechen muss. Einen Krampfanfall kann man sich wie ein kurzzeitiges heftiges Gewitter im Gehirn vorstellen. Dabei kommt es, etwas wissenschaftlicher ausgedrückt, zu anomalen gleichzeitigen Spontanentladungen von Nervenzellen des Gehirns, die von einer Zunahme des Blutdurchflusses in der betroffenen Hirnregion begleitet werden. Als Folgen können, je nach Auslöser und Intensität des Anfalls, unkontrollierte Muskelzuckungen auftreten, starre Verkrampfungen, aber auch Bewusstseinsstörungen. Häufig bildet sich bei den Kranken Schaum vor dem Mund. Manchmal übergeben sie sich auch, dann vermischen sich Magenfüllung und Schaum miteinander.

So weit die graue Theorie. In Wirklichkeit ist der Anblick eines Menschen, der gerade einen Krampfanfall durchmacht, für medizinische Laien kaum zu ertragen. Das liegt vor allem an der ungeheueren Dramatik, die dadurch entsteht, dass der Körper eines Menschen gegen dessen Willen völlig außer Kontrolle gerät, als wäre er von einem Geist heimgesucht worden. Doch selbst wenn man es nüchtern betrachtet und medizinische Erklärungen heranzieht, bleibt der Anblick furchteinflößend, da er nicht selten den Anschein erweckt, als würde es mit dem Betroffenen zu Ende gehen.

Bis zu diesem Tag hatte ich in der Notaufnahme schon einige Krampfanfälle erlebt. Einmal war es eine Frau um die sechzig gewesen. Ich stand mit einer Krankenschwester neben ihrem Bett, als sie urplötzlich zu krampfen begann, dabei halb verdauten Fisch – sie hatte kurz zuvor Matjes gegessen – wieder ausspuckte, was fürchterlich stank. Diesen Geruch trug ich noch tagelang mit mir herum, als hätte er sich in meiner Nase festgesetzt. Womöglich lag das auch daran, dass ich geholfen hatte, die Patientin nach dem Anfall umzuziehen, dabei nicht genug aufpasste und mit bloßen Händen in die unappetitliche Substanz fasste, die aus ihrem Magen stammte. Trotzdem war dieses Erlebnis vergleichsweise harmlos, da es der Frau bald wieder besser ging und sie das Krankenhaus nach zwei Wochen verlassen konnte, wie ich später erfuhr.

Anders erging es einer Rentnerin, die an einem Sonntag im September, während eines Spätdienstes, in die Notaufnahme kam. Berta Meister hatte einen Monat zuvor ihren achtundachtzigsten Geburtstag gefeiert. Sie war am Nachmittag im Heim aus ihrem Rollstuhl gekippt und mit dem rechten Knie aufgeschlagen, das daraufhin angeschwollen war und sich bläulich verfärbt hatte. An der Kniescheibe hatte sie sich die Haut aufgeschürft.

Die Wunde blutete, aber nur oberflächlich. Auch der rechte Ellbogen hatte etwas abbekommen, die Schmerzen zogen bis hoch zur Schulter. Über der rechten Augenbraue klaffte eine Platzwunde, die allerdings ziemlich klein war und harmlos aussah. Überhaupt schien nichts von dem gravierend zu sein. Ihr Zustand war stabil, der Blutdruck in Ordnung, der Blutzuckerspiegel auch, und Fieber hatte sie ebenfalls keines. Sie war klar bei Verstand, sprach mit ihrer Tochter, die im Rettungswagen mitgefahren war, und konnte den Ärzten exakt beschreiben, an welcher Stelle sie Schmerzen hatte. Nach der üblichen Erstversorgung schob ich sie zum Röntgen.

Es dauerte jedoch nicht lange, da schlugen die Röntgenassistentinnen Alarm. Als der Chirurg und der Neurologe, die Frau Meister zuvor behandelt hatten, sowie Pfleger Günter im Röntgenraum eintrafen, fanden sie eine völlig veränderte Patientin vor. Sie lag auf dem Röntgentisch, ihr Körper zog sich in Krämpfen stoßweise zusammen, und aus ihrem Mund quoll gelblicher Schaum. Sie konnte nicht sprechen, schien auch niemanden mehr wahrzunehmen. Deutlicher hätten die Symptome nicht ausfallen können.

Günter lief los, holte einen Monitor und schloss sie daran an. Kurz darauf waren auf dem Bildschirm die Kurven des EKG zu sehen und die Werte für den Blutdruck und die Sauerstoffsättigung des Blutes abzulesen. Das EKG, das unter anderem Herzfrequenz und Herzrhythmus aufzeichnet, verhieß nichts Gutes. Das erkannte sogar ich. Anstatt der üblichen klaren, gleichmäßigen Kurvenlinien, die ich bei anderen Patienten gesehen hatte, waren es jetzt seltsam gezackte Kurven mit völlig ungleichen Ausschlägen. Plötzlich ertönte ein greller Pfeifton. Ich zuckte zusammen, sah erschrocken auf den Monitor. War das schon das Ende? Starb die Frau? Doch die EKG-Linie verlief immerhin noch in Kurven. Sie sah nicht besser aus, da die Patientin erneut krampfte. Doch solange das Gerät die Herzfunktionen überhaupt als Kurven aufzeichnete, bestand Hoffnung.

Günter schien das aufdringliche Pfeifen, das sich schmerzhaft ins Ohr bohrte, nicht aus der Fassung zu bringen. Mit einem Griff fand er dessen Ursache: Durch den neuerlichen Krampfanfall war die kleine Sonde, die die Sauerstoffsättigung des Blutes gemessen hatte, vom linken Mittelfinger der Patientin gerutscht. Der Pfeifton, der abrupt endete, nachdem die Sonde wieder ordnungsgemäß befestigt war, hatte lediglich eine Fehlermeldung des Monitors signalisiert.

Trotzdem musste schleunigst etwas unternommen werden, denn Berta Meisters Verfassung besserte sich nicht im Geringsten. Im Eiltempo wurde sie zur Computertomografie geschoben. Die Röntgenassistentinnen hatten schon alles vorbereitet. Sie legten die alte Frau rücklings auf den Tisch des Computertomografen und schnallten sie an. Der Kopf wurde auf eine spezielle Vorrichtung gelagert, damit er nicht verrutschen konnte. Dann verließen alle den Raum, um sich vor den Röntgenstrahlen in Sicherheit zu bringen. Während der Kopf der Patientin im Zeitlupentempo durch die kreisrunde Röhre bewegt und von den Strahlen durchleuchtet wurde, sahen wir auf dem Computerbildschirm im Nachbarzimmer die ersten Aufnahmen. Es dauerte höchstens zwei bis drei Minuten, ehe man am Hinterkopf einen hellen Fleck erkennen konnte, der so groß und so deutlich war, dass er keine Zweifel zuließ: Ganz gleich, aus welcher Perspektive man die betroffene Stelle betrachtete – es musste sich um eine Gehirnblutung handeln.

Das allein war für die Patientin bedrohlich genug. Hinzu kam, dass sie seit geraumer Zeit unter Herzrhythmusstörungen litt und deshalb regelmäßig Marcumar einnahm, ein Medikament, das die Blutgerinnung hemmt, den Patienten zu einem künstlichen Bluter macht. Das erklärte auch, warum sich ihr Zustand schlagartig verändert hatte und sich in einem beängstigenden Tempo weiter verschlechterte. Unverzüglich wurde Berta Meister in einen der Schockräume gebracht, die für die Behandlung schwerster Notfälle ausgestattet sind. In der Zwischenzeit hatte sich ein ganzes Team von Ärzten versammelt. Während die Anästhesisten alle Vorkehrungen trafen, um die Patientin sofort künstlich beatmen oder – im Falle einer Notoperation – unter Narkose setzen zu können, berieten sich die Chirurgen, unter ihnen ein Spezialist für Hirnchirurgie, ob ein operativer Eingriff überhaupt durchführbar war und auch Erfolg versprach. Ihnen war klar, dass für eine Marcumar-Patientin ihres Alters die Chancen, einen solchen Eingriff zu überleben, eher schlecht standen.

Nur der Neurologe hatte das Zimmer verlassen, um Frau Meisters Tochter über die Untersuchungsergebnisse zu informieren. Er ging behutsam vor. Das hatte er sich angewöhnt, nachdem er als junger Assistenzarzt immer wieder miterleben musste, wie Angehörige nach einer drastischen Diagnose regelrecht zusammengebrochen waren. Während des Studiums hatte man ihn nicht darauf vorbereitet. Niemand hatte ihm gesagt, dass von einem Arzt mitunter Wunder erwartet werden. Dabei kann er die Leute ja irgendwie verstehen: Da fliegen Menschen ins Weltall, werden Gewitterfronten umgeleitet und Medikamente gegen fast jede Krankheit erfunden – und dann soll er als Mediziner nicht in der Lage sein, die kranke Mutter oder den verunglückten Vater am Leben zu erhalten? So sorgfältig er seine Worte diesmal auch wählte, sie waren ein Schock für Berta Meisters Tochter. Es war gerade eine halbe Stunde vergangen, seit sie ihre Mutter das letzte Mal gesehen hatte, verletzt zwar, doch gut beieinander, alles andere als sterbenskrank.

Als der Neurologe in den Schockraum zurückkam, wusste er, was zu tun war. Nach dem Gespräch mit der Tochter war es unerheblich, ob die Ärzte für die Patientin aus medizinischer Sicht noch etwas hätten tun können. »Sie wünscht keine lebensverlängernden Maßnahmen«, erklärte er. »Die Tochter hat eine Patientenverfügung ihrer Mutter dabei.« Doch mit dieser Information war er einen Moment zu spät gekommen. Der Anästhesist hatte der Patientin bereits durch den Mund einen Tubus in die Luftröhre eingeführt, um sie künstlich zu beatmen.

Auf einen Außenstehenden wie mich wirkte der Neurologe in diesem Augenblick ziemlich kalt und ungerührt. Doch das täuschte, wie er mir hinterher erklärte. Für ihn kam es in dem

Moment darauf an, einen klaren Kopf zu behalten, die Regie zu übernehmen, auch gegenüber den anderen Ärzten. Mich dagegen wühlte die Situation auf. Ich wusste nicht, was ich denken, wo ich hinschauen sollte.

Auch die anderen Ärzte schienen unzufrieden, enttäuscht, für einen Moment ratlos. Seit die Krampfanfälle begonnen hatten, war es für sie ein Wettlauf gewesen. Und plötzlich wurden sie gestoppt, wie Läufer, die, das Ziel vor Augen, aus dem Rennen genommen werden und sich nicht einmal auslaufen dürfen. Dabei hatten sie sich darauf eingestellt, ihr Möglichstes zu versuchen, um die Frau zu retten. Sie waren in Gedanken schon die nächsten Schritte durchgegangen, erst die Narkose, dann die Operation. Letztere wäre sicher nicht unkompliziert geworden, trotzdem hätten sie es gewagt.

Die Patientenverfügung machte jegliche Diskussion überflüssig. Sie mussten Berta Meisters letzten Willen respektieren. Es gab nur ein Problem: Nachdem die Anästhesisten einmal begonnen hatten, sie künstlich zu beatmen, durften sie damit nicht einfach aufhören. Das hätte ihnen als aktive Sterbehilfe ausgelegt werden können, und die ist in Deutschland bekanntermaßen verboten.

Wer weiß, wie es mit der Patientin weitergegangen wäre. Vermutlich hätte sie mit Hilfe der Beatmungsmaschine noch einige Tage weitergelebt, falls man ihren Zustand dann überhaupt noch als Leben hätte bezeichnen können. Doch ihr Leiden wurde nicht künstlich in die Länge gezogen. Berta Meister hatte auch für diesen Fall vorgesorgt: Ihre Tochter besaß neben der Patientenverfügung eine General- und Vorsorgevollmacht, ordnungsgemäß von einem Notar beglaubigt, die sie ermächtigte, über die weitere Behandlung der Mutter zu bestimmen. Noch am selben Abend bat sie die Ärzte, den Tubus wieder zu entfernen.

Das Einzige, was danach noch zu tun blieb, war, der Todkranken die letzten Stunden so erträglich wie möglich zu machen, selbst wenn das bedeutete, ihren Körper mit morphiumhaltigen Medikamenten gegen die Schmerzen vollzupumpen.

Für diesen Gnadenakt war allerdings nicht die Notaufnahme zuständig. Berta Meister kam auf die Intensivstation, wurde tags darauf in die Neurochirurgie verlegt, wo sie am übernächsten Tag starb. Die Hirnblutung war tatsächlich nicht zum Stillstand gekommen, wie es die Ärzte befürchtet hatten. Dadurch war der Hirndruck in einem Maße angestiegen, dass er schließlich zum Atemstillstand geführt hatte.

Dagegen wirkt Marius Huth, den Krankenschwester Kerstin inzwischen im Behandlungszimmer 3 versorgt, auf den ersten Blick beinahe gesund. Doch das täuscht. Dabei ist es nicht bloß die käsige Hautfarbe, die einem auffällt, sobald man ihn etwas genauer ansieht. Da ist vor allem eine ungewöhnlich lange Narbe, die sich wie ein heller Strich durch seine kurzen Haare zieht, ausgehend vom Hals über die linke Hälfte des Hinterkopfs bis zum mittleren Teil der Schädeldecke. Sie war bisher nur deshalb nicht sichtbar gewesen, weil er darauf gelegen hatte und sie dadurch verdeckt war.

Huth hatte sich unwohl gefühlt, kurz nachdem er zur Frühschicht an seinem Arbeitsplatz erschienen war. Wenig später hätten Zuckungen eingesetzt, erzählt er, als sei er mit Stromstößen malträtiert worden. Am Ende sei es ein Krampfanfall gewesen, so ähnlich wie Anfang 2000, als er seinen ersten erlitten hätte. »Nur war der damals viel heftiger, ich bin dabei sogar bewusstlos geworden«, berichtet er. Die Ärzte hatten daraufhin seinen Kopf untersucht und eine Geschwulst entdeckt, die sich zwar als gutartig erwies, aber trotzdem operiert werden musste. Daher rührt auch die Narbe. Seit dieser Zeit nimmt er täglich Medikamente ein, die neuen Krampfanfällen vorbeugen sollen. Erst vor wenigen Wochen war er wieder bei einer Nachuntersuchung gewesen. Dort hatten sie ihm gesagt, dass alles in Ordnung sei.

Vielleicht hatte der Zwischenfall am Morgen auch damit zu tun. Vielleicht war sein Auslöser psychosomatischer Natur. Es ist schwer vorstellbar, wie es sich mit dem Gedanken lebt, dass im eigenen Kopf möglicherweise eine Bombe tickt.

Im Moment deutet allerdings nichts darauf hin. Das EKG ergibt keine Auffälligkeiten. Blutdruck und Puls sind leicht erhöht, was unter diesen Umständen jedoch normal sein dürfte. Und auch bei der Computertomografie wird nichts gefunden.

Es sind keine zwei Stunden vergangen, da ist von der morgendlichen Ruhe in der Notaufnahme nichts mehr geblieben. Der Wartesaal, in dem fünfzig Personen Platz finden, hat sich gefüllt. Die Krankenschwestern und Pfleger haben alle Hände voll zu tun. Die Ärzte arbeiten sich von einem Patienten zum nächsten vor. Im chirurgischen Bereich sind mittlerweile alle Behandlungszimmer belegt. Da ist ein neunjähriges Mädchen, dessen linker Zeigefinger angeschwollen ist, nachdem beim Spielen ein Ball dagegen gesprungen war. Nebenan sitzt eine Frau, Mitte vierzig, die sich bei der Küchenarbeit den linken Ringfinger aufgeschnitten hat. Und in Zimmer 11 wartet ein älterer Mann, dem der Gipsverband, der ihm tags zuvor um den gebrochenen Unterarm gelegt worden war, Schmerzen bereitet.

Es sind mehr oder weniger Bagatellfälle, die in der Notaufnahme landen, weil heute Samstag ist und Hausärzte am Wochenende keine Sprechstunde haben. Was allerdings nicht bedeutet, dass diese Patienten der Klinik nicht willkommen wären. Auch durch sie fließt Geld in die Kasse. Nicht ohne Grund wird auf der Homepage und in den Lokalzeitungen dauernd damit geworben, dass zu den Zeiten, in denen Hausärzte ihre Praxen für gewöhnlich geschlossen halten, also mittwoch- und freitagnachmittags, an den Wochenenden und Feiertagen, ein kassenärztlicher Notfalldienst in den Räumen der Zentralen Notaufnahme bereitsteht. Dabei handelt es sich um niedergelassene Ärzte, Allgemeinmediziner und Kinderärzte, die ihre Freizeit für diese Sonderschichten opfern. Für die Klinik steckt sicherlich auch ein Servicegedanke dahinter: Die Leute sollen wissen, dass ihnen hier zu jeder Tages- und Nachtzeit geholfen wird. Das Krankenhaus ist ein Wirtschaftsunternehmen, deshalb sind Patienten in gewisser Weise als Kunden zu betrachten, auf die man nicht zuletzt aus ökonomischen Gründen angewiesen ist. Und wer sich gut behandelt und gut versorgt fühlt, kommt mit den nächsten Beschwerden eher wieder hierher als jemand, der das Haus unzufrieden verlässt.

Die Beschäftigten der Notaufnahme betrachten die Sprechstunden der KV-Ärzte mit gemischten Gefühlen. Einerseits können die zusätzlichen Kräfte eine Entlastung für sie sein. Andererseits steigt durch sie die Zahl der Patienten, von denen manche auch bei ihnen hängen bleiben. Ärgerlich wird es, wenn einer der klinikfremden Ärzte kurzfristig absagt, ohne dass noch Ersatz beschafft werden kann, oder ohne Ankündigung einfach nicht erscheint, was schon vorgekommen ist. In diesem Fall muss die ZNA-Besatzung nicht nur die zusätzliche Arbeit mit erledigen, sondern sich darüber hinaus mit den Klagen verärgerter Patienten herumschlagen, die warten müssen. Und dieses »länger« kann mitunter recht lange sein – zwei, drei Stunden, oft auch mehr, obwohl bei einer Notaufnahme jeder davon ausgeht, schneller als bei anderen Ärzten versorgt zu werden.

Der jungen Frau in Zimmer 8 geht es dagegen richtig schlecht, nicht nur körperlich. Sie liegt auf der Trage, hat Tränen in den Augen, wirkt verängstigt. Um ihre rechte Hand ist ein weißer Mullverband gewickelt, der noch frisch aussieht. Auf dem linken Oberschenkel prangt ein Bluterguss, tiefblau gefärbt, beinahe schwarz und fast so groß wie eine Postkarte. Krankenschwester Susanne hilft ihr, auch noch den Pullover und die Bluse auszuziehen, damit sich der Chirurg ihren Rücken ansehen kann.

Birgit Danz, Anfang dreißig, war in der Nacht schon einmal hier gewesen. Kurz nach drei hatte ihr Bruder sie hergebracht. Sie hatte eine Stichverletzung zwischen Daumen und Zeigefinger, die so groß war, dass sie mit fünf Stichen genäht werden musste. Nun ist sie wiedergekommen, weil die Schmerzen im Rücken stärker geworden sind. Sie kann sich kaum mehr bewegen, ohne dass es an irgendeiner Stelle wehtut. Nachts hatte sie nicht viel erzählt, nur angedeutet, dass sie sich mit ihrem Ehemann gestritten und der ihr die Verletzung an der Hand zugefügt habe.

Bei der Polizei anzeigen wollte sie ihn deswegen nicht. Davon will sie auch jetzt nichts hören. Während sich der Chirurg ihren Oberkörper ansieht und an verschiedenen Stellen Hämatome entdeckt, verrät sie, dass ihr Mann sie auf den Boden geworfen, geschlagen und mit den Füßen getreten habe. Sie spricht sehr leise. Es scheint ihr unangenehm, als würde sie nur deshalb etwas sagen, um dem Arzt die sichtbaren Spuren der Gewalt zu erklären. Es ist kein Hass in ihrer Stimme. Sie macht ihrem Mann keine Vorwürfe. Im Gegenteil, sie zeigt Verständnis für sein Verhalten. »Ich bin ja auch schuld daran«, sagt sie. »Was ich getan habe, war nicht gut.«

Der Chirurg kennt dieses Schuldgefühl der Opfer. Er spürt, dass die Frau auch seelisch in einer Notsituation steckt. Doch er bohrt nicht weiter, die Psyche der Patientin ist nicht sein Part. Stattdessen füllt er einen Röntgenschein aus. Ihr Oberkörper soll durchleuchtet werden. Es könnte sein, dass Rippen gebrochen sind.

Was niemand sehen kann, sind seine Gedanken. Er überlegt nämlich trotzdem, wie er ihr helfen könnte. Allerdings findet er, dass er als Chirurg und Mann momentan nicht der richtige Gesprächspartner für sie ist. Nach dieser Nacht braucht die Patientin seiner Meinung nach eine Frau als Vertrauensperson. Bevor er das Behandlungszimmer verlässt, fragt er sie, ob sie mit jemandem in einer Beratungsstelle sprechen möchte, die sich um Frauen in Not kümmern. Schwester Susanne könne einen Kontakt herstellen.

Noch ehe ich sie zum Röntgen bringe, wird Birgit Danz einer Psychologin am Telefon anvertrauen, dass sie seit zwölf Jahren verheiratet ist, sich aber seit Längerem nicht mehr geliebt fühlt, dass ihr Mann sie wie sein Besitztum behandelt, sie ihn trotzdem lange nicht verlassen wollte wegen der gemeinsamen Tochter, die erst sieben Jahre alt ist. Dass sie sich vor einiger Zeit in einen anderen verliebt hat, der ihr all das gibt, was sie bei ihrem Mann vermisst. Dass sie sich anfangs gegen ihre Gefühle gesträubt hat, ihnen dann doch nachgab und eine Affäre mit dem anderen

Mann begann. Und dass sie am gestrigen Abend alles ihrem Mann gebeichtet hat, der daraufhin die Beherrschung verlor und versuchte, ihr die Haare abzuschneiden. Das konnte sie verhindern, indem sie sich wehrte. Dagegen, dass er sie verprügelte, konnte sie nichts ausrichten. Irgendwie gelang es ihr, aus der Wohnung zu fliehen, zu ihrem Bruder, der seitdem nicht von ihrer Seite weicht. Nun weiß sie nicht, wie es weitergehen soll.

Fälle wie diese sind eine Gratwanderung. So sieht es jedenfalls der Arzt, der einerseits spürt, dass seine Patientin mehr als nur medizinische Hilfe benötigt, sich andererseits aber auch nicht in ihre Privatangelegenheiten einmischen will. Er könnte sich sagen: Ich bin Chirurg, meinen Job habe ich erledigt. Aber so ist er nicht. Obwohl er schon lange im Beruf ist, geht es ihm immer noch nahe, einen Patienten derart verzweifelt zu sehen, ganz gleich, ob es eine Frau oder ein Mann ist.

Allerdings sieht man ihm seine Gefühle nicht an. Er verbirgt sie hinter einem Gesichtsausdruck, der gleichermaßen ernst und konzentriert wirkt, wie fast immer, wenn er im Dienst ist. Richtig lachen sieht man ihn eigentlich nie. Es flackert höchstens mal ein kurzes Lächeln auf, ein schelmisches Grinsen, wie ein Sonnenstrahl, der für Sekunden hinter einer Wolke hervorsticht. Doch sofort ziehen sich die Hautfältchen wieder glatt, mit Ausnahme der tieferen Furchen, die das Alter eingegraben hat.

Wie er jetzt mit sechs anderen Chirurgen im hinteren Empfangsbereich sitzt, dort, wo auch das Notarzttelefon steht, könnte man meinen, er habe das Schicksal der verzweifelten Frau bereits hinter sich gelassen. Er und seine Kollegen haben sich um einen Computerbildschirm versammelt. Die anderen sind durchgehend in Weiß gekleidet, bis zu den Socken und Schuhen. Nur er trägt ein grünes OP-Oberteil, wie es in der Notaufnahme üblicherweise die Schwestern und Pfleger benutzen. Er sitzt auch als Einziger auf einem Stuhl, bedient die Tastatur des Computers und ruft nacheinander die unterschiedlichen Röntgenbilder auf, damit sie gemeinsam Fall für Fall analysieren können. Die Männer und Frauen, die hinter ihm stehen, sehen müde aus. Die eine

Hälfte deshalb, weil ihnen die Nachtschicht in den Knochen steckt. Die anderen, weil es noch nicht lange her ist, dass sie aufgestanden sind. Zudem ist es ein Tag, an dem es nicht hell werden will. Novemberwetter, wie es in Hamburg typischer nicht sein könnte: kühl, feucht, stürmisch. Obwohl es auf neun Uhr zugeht, ist es noch finster, als sei die Sonne aus der Welt gefallen. Durch das Oberlicht, das sich ungefähr anderthalb Meter über ihren Köpfen befindet, könnten sie den Himmel sehen, der sich in düsterem Dunkelgrau präsentiert. Doch darauf achtet niemand. Alle Blicke sind auf den Bildschirm gerichtet.

Die Aufnahmen des Oberkörpers von Birgit Danz gehören zu den letzten, die sie besprechen. Viel zu sagen gibt es dazu allerdings nicht. Es sind keine Knochenbrüche zu erkennen, andere Verletzungen auch nicht. Eigentlich könnte sie nach Hause geschickt werden. Anscheinend sind die zahlreichen Hämatome für ihre Schmerzen verantwortlich, und die müssen von allein verheilen. Das kann dauern. Doch mehr als eine Salbe, die abschwellend, entzündungshemmend und schmerzlindernd zugleich wirkt, kann ihr der Chirurg nicht geben.

Die Ärzterunde hat sich aufgelöst. Er geht zu Birgit Danz ins Behandlungszimmer zurück, mit dem gleichen undurchdringlichen Gesichtsausdruck, den er beim Verlassen des Raumes hatte. Erst als er zu sprechen beginnt, merkt man, dass ihm die Sache nicht aus dem Kopf gegangen ist. Er redet in einem Ton mit ihr, der nicht pastoral, aber doch beruhigend wirkt, erkundigt sich, ob es mit dem Kontakt zu einer Psychologin geklappt habe. Er empfiehlt ihr, sie solle doch wenigstens darüber nachdenken, ihren Mann wegen Körperverletzung anzuzeigen. Und wenn es nur helfe zu verhindern, dass er sich noch einmal an ihr vergreife. Sie wirkt ratlos, sagt ihm, dass sie nicht wisse, wo sie jetzt hinsolle. Er erklärt ihr, dass sie mit dem Kind Anspruch auf die eheliche Wohnung habe. Gesetzlich sei das klar geregelt, unabhängig davon, warum es zu einer Auseinandersetzung zwischen Eheleuten gekommen ist. Falls ihr Mann sich weigere, seinen Platz zu räumen, müsse sie notfalls eben doch die Polizei einschalten.

51

Später geben sie sich zum Abschied die Hand. Der Chirurg wirkt nachdenklich, als überlege er, ob er ihr genügend Ratschläge mit auf den Weg gegeben hat. Einen Augenblick bleibt er stehen, sieht ihr nach. Dann geht er ins Nachbarzimmer, wo die nächste Patientin wartet. Es ist das Mädchen mit dem verstauchten Finger, das mit seinem Vater hier ist. Es war inzwischen ebenfalls beim Röntgen. Die Schmerzen scheint es darüber vergessen zu haben. Die Kleine lacht und albert herum, redet ununterbrochen, es sprudelt nur so aus ihr heraus. Der Vater schüttelt schmunzelnd den Kopf, meint, sie sei das erste Mal in einem Krankenhaus und fände alles wunderbar aufregend.

Birgit Danz geht wortlos. Sie weint nicht mehr, doch man sieht ihr an, dass sie unglücklich ist. Um zum Ausgang zu gelangen, muss sie durch den Wartesaal. Dort hat sie Mühe, ihren Bruder zu finden, der, eingezwängt zwischen Patienten und deren Begleitern, auf einem Stuhl sitzt und auf sie wartet. Inzwischen ist der Raum bis auf den letzten Platz gefüllt. Einige müssen sogar stehen. Sie lehnen sich an die Wand, spazieren auf den schmalen Pfaden zwischen den besetzten Stühlen hin und her oder gehen zum Rauchen nach draußen. Alle paar Minuten zieht sich jemand ein Getränk oder einen süßen Snack aus einem der beiden Automaten, die wie stählerne Wachposten neben der Eingangstür stehen. Die auf kleinen Schildern ausgewiesenen Preise liegen deutlich über denen in einem Supermarkt. Doch offenbar muss man nur genug Zeit mit Warten zubringen, damit einen die notwendige Großzügigkeit überkommt, die darüber hinwegsehen lässt. Oder es sind Kinder dabei, die ihren Eltern quengelnd in den Ohren liegen, bis sie endlich ein paar Münzen für etwas Süßes herausrücken. Oder man hat in der Zwischenzeit selbst Hunger bekommen und ist froh, wenigstens eine Kleinigkeit essen zu können, obwohl nichts von dem, was in den Automaten steckt, auch nur halbwegs zu einer gesunden Ernährung beiträgt.

Die Szenerie erinnert an einen überfüllten Kleinstadtbahnhof. Entsprechend hoch ist der Geräuschpegel. Menschen kommen und gehen, begrüßen und verabschieden sich, sprechen miteinander, flüsternd die einen, andere so laut, dass jeder hören kann, was sie sagen. Dazwischen ertönen aufgeregte Kinderstimmen und das Schreien eines kleinen Jungen. Da bei ihm der Verdacht auf Windpocken besteht, wurden ihm und seinen Eltern Plätze auf dem Flur nebenan zugewiesen. Damit ist er räumlich zwar abgetrennt von den anderen Patienten, sein Organ ist jedoch kräftig genug, um selbst durch die geschlossenen Türen zu dringen. An einer der Wände, über den Köpfen der Wartenden, hängt ein großer Fernseher. Jemand hat einen Kinderkanal eingestellt. Der Ton ist ausgeschaltet. Spongebob Schwammkopf und sein Mitbewohner Gary, die Hausschnecke, wuseln geräuschlos auf dem Flachbildschirm umher.

Am Empfangstresen bahnt sich Chaos an. Der Andrang ist mittlerweile so groß, dass die Schlange mit neuen Patienten bis zur Eingangstür reicht. Einigen in der Reihe geht es zu langsam, obwohl Sylvia und Dietmar, die zwei TPA, die Patientendaten im Akkord aufnehmen. Die beiden bekommen die Ungeduld als Erste zu spüren und müssen als Blitzableiter herhalten. Die Atmosphäre ist angespannt. Diejenigen, die ihren Unmut über die lange Wartezeit bei ihnen entladen, ernten verständnisvolle Blicke von anderen, die sich das Mosern verkniffen haben.

Für die meisten ist das System einfach zu undurchsichtig. Nicht der, der zuerst an der Anmeldung erschienen ist, kommt auch als Erster an die Reihe. Und manchmal wird lange Zeit gar keiner in eines der Behandlungszimmer gerufen, weil alle mit Patienten belegt sind, die von einem Rettungs- oder Notarztwagen gebracht wurden und aufgrund ihres schlechten Gesundheitszustands sofort, vor den weniger akuten Fällen, behandelt werden müssen. Davon wissen die Patienten im Warteraum jedoch nichts. Vielleicht wäre es keine schlechte Idee, sie darüber aufzuklären, dann würden sie wahrscheinlich anders reagieren. Unwillkürlich muss ich daran denken, wie sehr es mich nervt, wenn ich mit der Bahn unterwegs bin und der Zug plötzlich mitten auf der Strecke stehen bleibt, ohne dass einem gesagt wird, warum er hält und wie lange die Unterbrechung der Fahrt dauern wird. Dabei ist es weniger das Halten des Zugs an sich, was mich verstimmt, dafür wird es einen triftigen Grund geben, sondern die Ignoranz den Fahrgästen gegenüber, die im Unklaren gelassen werden.

Warum sollten Menschen in einem Krankenhaus anders reagieren? Zumal sich die Situation für die meisten Patienten wiederholt, sobald sie es in eines der Behandlungszimmer geschafft haben und von den Pflegekräften erstversorgt wurden. Dort müssen sie nämlich wieder warten – darauf, dass ein Arzt zu ihnen kommt und vielleicht noch ein zweiter; darauf, dass sie geröntgt werden; darauf, dass das Labor die Ergebnisse der Blutuntersuchung schickt; oder darauf, dass sie auf eine Bettenstation kommen. Nicht selten verstreichen darüber mehrere Stunden. Immer vorausgesetzt, dass der Patient nicht sofort operiert, künstlich beatmet, auf die Intensiv- oder eine andere Station verlegt werden muss, was ja auf die Mehrzahl zutrifft.

Besonders die Älteren fühlen sich schnell im Stich gelassen, wenn man sie im Behandlungszimmer allein lässt. Viele fürchten, man könnte sie vergessen. Diese Angst haben vor allem Patienten, die aus Altenheimen kommen. Einige bestehen darauf, dass wenigstens die Tür ihres Zimmers offen bleibt. Häufig fehlt ihnen auch das Zeitgefühl, und sie verlangen nach einer Schwester, kaum dass diese das Zimmer verlassen hat. Oder sie bitten um einen Schluck Wasser, während der gerade gebrachte Wasserbecher noch unberührt auf dem Tisch neben ihnen steht. Oder sie geben vor, dringend zur Toilette zu müssen, obwohl sie gerade erst dort waren. Oder sie fragen, vorwurfsvoll und mit tiefster Verzweiflung in der Stimme: »Warum kümmert sich denn niemand um mich?«

In der Anfangszeit überkam mich oft ein schlechtes Gewissen, wenn ich über die Gänge lief oder in ein Zimmer kam und Patienten auf diese Weise klagten. Manchmal hörte ich auf dem Flur auch nur, wie jemand »Hallo! Hallo!« rief. Was mir dabei unter die Haut ging, war vor allem der eigenwillige Klang der

Stimme: eine Mischung aus Verzweiflung und Hoffnung, Flehen und Vorwurf. Als wollte sie sagen: »Ihr könnt mich doch hier nicht einfach krepieren lassen!« Einige Male ertappte ich mich sogar bei dem Gedanken, dass die Klagen der Patienten womöglich berechtigt waren. Aus ihrer Sicht zumindest. Sie konnten schließlich nicht sehen, was in den anderen Zimmern oder in den Schockräumen los war, wie sehr die Ärzte mit anderen Patienten beschäftigt waren, die viel schwerer verletzt oder erkrankt waren. Oder dass den Laboranten vielleicht so viele Röhrchen mit Blut geschickt worden waren, dass sie mit den Analysen kaum nachkamen, und dass die Schwestern und Pfleger auch einfach mal etwas essen mussten. Sicher wäre es besser, ihnen all das zu erklären. Nur, wer soll das an Tagen wie diesen erledigen?

Trotz des Andrangs ist die Frühschicht besetzt wie an anderen, weniger hektischen Tagen auch. Und das bedeutet, dass neben den Ärzten insgesamt nur fünf Schwestern und Pfleger anwesend sind, zwei für den chirurgischen Bereich, zwei für den internistischen, dazu eine fünfte Kraft, die darüber befindet, wer aus dem Warteraum als Nächster zu einem Arzt vorgelassen wird. Für diese Aufgabe, die »Ersteinschätzung« genannt wird, hat sich heute Morgen, als die Pflegekräfte für die einzelnen Bereiche eingeteilt wurden, Schwester Angelika entschieden. Ihr Arbeitsbereich befindet sich im vorderen Teil der Notaufnahme, am Rand des Wartesaals, unmittelbar neben dem Empfangstresen. Dort stehen ihr zwei kleine Räume zur Verfügung, die jeweils mit einer Liege und einigen medizinischen Gerätschaften ausgestattet sind, die sie benötigt, um sich einen ersten Eindruck vom Zustand eines neuen Patienten zu verschaffen. Meistens wird nur einer der Räume genutzt. Momentan sind beide belegt. Und wie es aussieht, wird das noch eine Weile so bleiben.

Schwester Angelika arbeitet auf Hochtouren, ohne dabei den Überblick zu verlieren oder eine Spur von Nervosität zu zeigen. Sie ist seit einunddreißig Jahren Krankenschwester, davon elf Jahre in der Notaufnahme, und erfahren genug, sich nicht aus dem Konzept bringen zu lassen. Sie arbeitet konzentriert ihr Pensum ab, misst bei allen neuen Patienten Blutdruck, Puls und Körpertemperatur, bei einigen auch die Sauerstoffsättigung des Blutes und den Blutzuckerspiegel. Sie sieht sich Wunden an, erfragt Krankengeschichten, sortiert nach internistischen, chirurgischen, neurologischen Notfällen und denen, die sich ein HNO-Arzt ansehen sollte. Vor allem aber entscheidet sie, wie dringend ein Patient behandelt werden muss.

Ausschlaggebend dafür sind für sie nicht Gefühl oder Erfahrung, sondern die Kriterien eines Ersteinschätzungssystems, das *Manchester Triage* genannt wird. Es wurde von Medizinern in der britischen Arbeiterstadt entwickelt und wird mittlerweile in vielen Notfallambulanzen Europas angewendet. Experten schätzen, dass jährlich mehr als fünfundzwanzig Millionen Patienten nach diesem System ersteingeschätzt werden. Auch an deutschen Krankenhäusern findet es zunehmend Akzeptanz, wobei die ZNA dieser Klinik zu den ersten Einrichtungen gehörte, die es zum Standard erhoben haben. Seit April 2006 wird es hier praktiziert. Im Unterschied zu anderen Einschätzungsverfahren wird dabei nicht mit fertigen Diagnosen gearbeitet, die nur Ärzte stellen dürften, sondern mit so genannten Leitdiagnosen, nach denen auch die Pflegekräfte den Schweregrad der Erkrankung eines Patienten einschätzen können. Hierfür wurden alle Schwestern und Pfleger speziell geschult.

Um den Zustand eines Patienten schnell, aber auch treffend einschätzen zu können, werden verschiedene Indikatoren herangezogen: Besteht Lebensgefahr? Verliert er Blut? Wie hoch ist der Blutverlust? Ist er bei klarem Bewusstsein? Ist sein Bewusstsein getrübt? Hat er Fieber? Schmerzen? Wie lange dauert seine Krankheit schon? Dementsprechend wird die Dringlichkeit der Behandlung in fünf Kategorien unterteilt: Schwebt ein Patient in Lebensgefahr, bekommt er die Stufe Rot beziehungsweise 1. Gleiches gilt, falls die Atmung unzureichend ist, die Atemwege gefährdet sind, er unter Schock steht, anhaltend krampft oder nicht ansprechbar ist. Mit Stufe Orange beziehungsweise 2 wird bewertet, wer stärkste Schmerzen hat, Herzschmerzen, einen unnormalen Puls, eine starke Blutung, die nicht zu stillen ist, oder eine sehr hohe Körpertemperatur. Über die Stufen Gelb (mäßige Schmerzen, unstillbare kleinere Blutung, anhaltendes Erbrechen, hohe Körpertemperatur) und Grün (Schmerzen, Erbrechen, erhöhte Temperatur) geht die Dringlichkeitsskala hinunter bis zur Stufe Blau beziehungsweise 5 für die am wenigsten problematischen Krankheitsbilder. Entsprechend dieser Einschätzung sind unterschiedliche Zeitspannen vorgegeben, innerhalb deren die Patienten behandelt werden sollen: Mit Rot und Orange bewertete müssen sofort versorgt werden. Für Fälle, die als Gelb eingestuft sind, ist eine Behandlungsfrist von maximal sechzig Minuten vorgesehen, während sich diese für Grün und Blau noch einmal jeweils verdoppelt.

Das klingt relativ simpel. Im Detail ist *Manchester Triage* erheblich komplexer. Neben den genannten generellen gibt es eine Vielzahl spezieller Indikatoren, die sich auf konkrete Erkrankungen beziehen. Das komplette System wurde für die Mitarbeiter der ZNA in einer hundertzwanzigseitigen Mappe mit Hilfe von Diagrammen, Tabellen und Farbleitsystemen dargestellt und erklärt. Es existieren gleich mehrere Exemplare davon. Sie sind an verschiedenen Stellen der Notaufnahme deponiert, damit jeder sofort nachschlagen kann, sollten bei irgendwelchen Krankheitssymptomen Zweifel auftauchen. Neuerdings kann man sie auch an den Computern in den Behandlungszimmern abrufen.

Schwester Angelika muss sich an diesem Vormittag vorkommen wie ein Polizist, der auf einer viel befahrenen Kreuzung den Verkehr zu regeln versucht, während die Autos, die aus allen Richtungen heranbrausen, in einem einzigen großen Stau stecken bleiben. Ein falsches Signal, eine missverständliche Handbewegung – und es könnte krachen. Auch Schwester Angelika darf nichts übersehen, sich keinen Fehler erlauben. Doch was soll sie tun? In beiden Ersteinschätzungsräumen liegen Patienten, denen es so schlecht geht, dass sie sie nicht ins Wartezimmer zurückschicken kann. Das ist ohnehin überfüllt. Dem Arzt auf dem Flur nebenan, der den kassenärztlichen Notdienst übernommen hat, kann sie die zwei auch nicht zuschieben. Er behandelt ausschließlich ambulante Fälle. Doch wie sie es einschätzt, werden beide Patienten im Krankenhaus bleiben müssen. Und in den Behandlungszimmern, dort, wo sie eigentlich hingehören, ist momentan keine freie Trage aufzutreiben. Also müssen erst einmal alle bleiben, wo sie sind.

Währenddessen dämmert in Zimmer 1 ein Mann vor sich hin, nicht ganz wach, aber auch nicht völlig weggetreten. Es ist Torsten Schüttler, ein arbeitsloser Kellner aus Kiel. Er ist seit zehn Uhr vierzig hier. So steht es an der weißen Tafel, die auf dem Gang hängt. Davon gibt es zwei – eine für die internistischen und neurologischen und eine für die chirurgischen Fälle. Beide sind in Felder unterteilt, jedes steht für eines der Behandlungszimmer. In den einzelnen Feldern wird der jeweilige Neuzugang mit Nachnamen eingetragen, ergänzt durch den Zusatz *Fr.* oder *Hr.* oder *Kd.* Internistische Patienten werden blau geschrieben, neurologische grün, chirurgische rot. Fällt die erste Diagnose unklar aus und soll zum Beispiel ein ursprünglich den Internisten zugeordneter Patient noch zusätzlich von einem Neurologen untersucht werden, wird der blaue Name grün unterstrichen beziehungsweise eingekreist – oder umgekehrt. Gelegentlich passiert es, dass bei ein und demselben Patienten alle drei Farben zum Einsatz kommen und darüber hinaus noch die Hinzuziehung eines Gynäkologen, eines HNO-Spezialisten oder eines Augenarztes erforderlich scheint, was dann zusätzlich vermerkt wird, meistens mit schwarzem Stift.

Anfangs stand ich rätselnd vor den beiden Tafeln und versuchte, aus dem Wirrwarr schlau zu werden. Was die unterschiedlichen Farben bedeuteten, erklärte mir eine Schwester. Dass die Zahlen in der rechten oberen Ecke eines jeden Feldes eine Uhrzeit darstellten, nämlich die Ankunftszeit des jeweiligen Patienten, fand ich selbst heraus. Und dass *Fr.* für Frau, *Hr.* für Herr und *Kd.* für Kind standen, konnte ich mir auch noch zusammenreimen. Für die meisten Abkürzungen jedoch benötigte ich

Übersetzungshilfe: *AiW* beispielsweise steht für *Angehörige im Warteraum*, was wiederum bedeutet, dass sich die Angehörigen eines Patienten am Empfangstresen gemeldet haben und jetzt darauf warten, zu ihm gelassen zu werden. *AiA* dagegen hat nichts mit Angehörigen zu tun, sondern heißt *Akte in Arbeit*. Wobei sich auch dahinter mehrere Informationen verbergen. Erstens: Die Behandlung des Patienten ist abgeschlossen, jedenfalls soweit es die Notaufnahme betrifft. Zweitens: Alle Unterlagen, die über ihn angefertigt wurden, befinden sich bei den TPA, die sie in eine Mappe einsortieren und damit eine Krankenakte anlegen. Drittens: Der Patient wird nicht entlassen, sondern auf eine Bettenstation verlegt, gegebenenfalls auch in ein anderes Krankenhaus. Patienten, die nach Hause gehen, bekommen lediglich einen Verbandsbericht (Abkürzung: *VB*) für ihren Hausarzt. Viertens: Sobald die Akte fertig ist, kann der Patient verlegt werden. Dafür muss ein Telefonat mit der Zentrale getätigt werden. Danach erscheint die nächste Abkürzung auf der Tafel: *Tib – Transport ist bestellt.*

Und das ist längst nicht alles, was den Tafeln zu entnehmen ist. Im Grunde stellen sie so etwas wie ein Regiepult dar, eine Schaltstelle innerhalb der ZNA. Alle wichtigen Informationen, die die Behandlung eines Patienten betreffen, sind hier in komprimierter Form zusammengefasst.

Wenn ich mich zu Beginn meiner Arbeit wunderte, woher eine Schwester oder ein Pfleger wussten, wann sie einem Patienten eine Infusion anschließen, von einem anderen eine Urinprobe nehmen oder einem dritten eine Thrombosespritze in die Bauchdecke geben sollten, dann lag das nur daran, dass ich das System noch nicht durchschaut, die Funktion der Tafeln unterschätzt hatte. Manche Ärzte geben den Pflegekräften die Anweisungen auch direkt. In der Regel werden sie jedoch an die Tafeln geschrieben. Das hat nichts damit zu tun, dass sich die Damen und Herren in den weißen Kitteln zu fein wären, sich persönlich mit Krankenschwestern und Pflegern abzugeben. Von einzelnen Ausnahmen abgesehen ist das Verhältnis in der Notaufnahme sogar enger, unkomplizierter, weniger von Standesdünkel geprägt, als das auf vielen anderen Stationen der Fall ist. Die Tafel ist deshalb so wichtig, weil Ärzte und Pflegekräfte selten gleichzeitig mit demselben Patienten beschäftigt sind. Ehe ein Arzt zu einem Patienten kommt, haben die Pfleger meist schon ihren Teil erledigt, haben ihn ausgekleidet, Blutdruck und Temperatur gemessen, Blut abgenommen, den Sauerstoffgehalt des Blutes ermittelt, vielleicht auch schon eine Braunüle für spätere Infusionen gelegt, das Formular der ZNA-Pflege-Anamnese mit Angaben zu den Lebensumständen des Kranken wie Zahnprothesen, Hörgeräte, selbstständige Pflege und Verpflegung, Mobilität, Hauterkrankungen, Druckgeschwüre und so weiter ausgefüllt – und sind bereits mit dem Nächsten zugange. Um seine Anweisungen loszuwerden, müsste der Arzt also erst nach einer Pflegekraft suchen, die dann vermutlich ohnehin in einem anderen Zimmer beschäftigt wäre und nicht sofort reagieren könnte. Schreibt er sie dagegen an die Tafel, spart er Zeit und kann sich trotzdem darauf verlassen, dass sie ausgeführt werden. Um das zu überprüfen, genügt ihm später ein kurzer Blick: Aufträge, die erledigt sind, werden durchgestrichen oder weggewischt. Ist die Behandlung abgeschlossen, verlässt also ein Patient die Notaufnahme, wird auch sein Name gelöscht und alle Abkürzungen und Anmerkungen, die in seinem Feld standen.

Torsten Schüttlers Name steht noch da. Er ist blau geschrieben, weder grün noch rot unterstrichen. Außer der Ankunftszeit und dem Kürzel *We*, das für die zuständige Ärztin Nicola Wedde steht, ist sonst nichts weiter vermerkt. Ich schiebe die Tür zum Behandlungszimmer auf. Eine Wolke aus Alkoholausdünstungen und kaltem Nikotin schlägt mir entgegen. Ich kann nicht glauben, dass der Mann vor mir genauso alt sein soll wie ich. Er sieht mindestens zehn Jahre älter aus. Und sein Körper ist ein Wrack. Schuld sei der Alkohol, erklärt er mir. Der habe ihn so zugerichtet. Da mache er sich nichts vor. Er sagt auch, dass er wisse, wie es um ihn stehe. Bisher sei er ein Quartalssäufer gewesen, doch in letzter Zeit komme er von dem Zeug gar nicht mehr los. Zwei

Langzeittherapien habe er in diesem Jahr begonnen und wieder abgebrochen. Danach sei er in sechs verschiedenen Kliniken gewesen, um seinen Körper zu entgiften. Alle Versuche seien gescheitert, aber ...

Mitten im Satz bricht er ab. Auf einmal höre ich nur noch sein Atmen, ein leises Schnarchen. Er liegt auf der Seite, den Mund leicht geöffnet. Die Augen hatte er schon die ganze Zeit zusammengekniffen, als ob ihn das Deckenlicht blendete. Innerhalb weniger Sekunden scheint er fest zu schlafen, zuckt nicht einmal zusammen, als Günter ihm eine Nadel in den linken Handrücken sticht, um eine Vene anzuzapfen, von der er Blut abnehmen kann. Der Pfleger füllt vier kleine Röhrchen, von denen jedes mit einem andersfarbigen Aufsatz versehen ist. Mit dem Blut im weißen Röhrchen wird später im Labor der Medikamentenspiegel bestimmt, mit dem im grünen die Blutgerinnung analysiert. Das im roten dient der Untersuchung des Blutbilds, das im orangefarbenen der Suche nach Entzündungszeichen im Körper, zur Feststellung der Leberwerte und um zu sehen, ob der Elektrolythaushalt (Natrium, Kalium und Kalzium) in Ordnung ist.

Während ich Günter helfe, die Blutproben fürs Labor zu beschriften, frage ich ihn, wie hoch er Schüttlers Alkoholpegel schätzt. Ich habe keinerlei Erfahrung damit und tippe ahnungslos auf 4,1 Promille. Günter kennt sich mit Patienten dieses Schlags besser aus, meint, er könnte 3,5 Promille haben. Günters Wert liegt näher dran als meiner. Die Laboranten werden später feststellen, dass Schüttler 3,7 Promille hat. Dabei können bereits 3,5 Promille tödlich sein. Allerdings nur für Erwachsene, die Alkohol gelegentlich und in Maßen konsumieren.

Mich bringt etwas anderes zum Grübeln: Draußen sitzen eine Menge Patienten. Einige von ihnen haben Schmerzen. Trotzdem müssen sie relativ lange darauf warten, behandelt zu werden. Und dieser Betrunkene hier blockiert das Behandlungszimmer, beschäftigt einen Pfleger und die Internistin, die zurzeit die Einzige in der Notaufnahme ist.

Schüttler hatte vor gut einer Stunde den Notruf 112 gewählt, einen Rettungswagen angefordert und angegeben, zu viel getrunken zu haben. Er hatte auch davon gesprochen, dass er einen Alkoholentzug machen wolle. Deshalb ist im Einsatzprotokoll das Wort »Entgiftungswunsch« vermerkt. Die Rettungswagenbesatzung war sofort losgefahren, da niemand wissen konnte, wie viel er tatsächlich in sich hineingeschüttet hatte, ob er womöglich in Lebensgefahr schwebte. Sie hatten Torsten Schüttler an der Tangstedter Landstraße, nur wenige Häuserblocks vom Krankenhaus entfernt, in der Wohnung einer Frau vorgefunden, von der er nicht mehr wusste als den Namen. Sie habe ihn nur für eine Nacht mitgenommen, da er eine Bleibe gesucht hätte. So jedenfalls seine Darstellung.

Es fällt schwer, aus seinen Worten schlau zu werden. Doch Nicola Wedde, die Internistin, muss seine Beschwerden ernst nehmen, obwohl es ihr merkwürdig vorkommt, dass diese alle paar Minuten an einem anderen Organ auftreten sollen. Bevor er einnickte, zeigte er zuerst auf den Unterbauch, meinte dann, die Herzgegend sei betroffen, um das Übel schließlich im Magen auszumachen. Jedes Mal, wenn ihm die Ärztin erklärte, dass an der betreffenden Stelle aber nichts festzustellen sei, tippte er den nächsten Punkt seines Körpers an, verzog dazu das Gesicht und stöhnte lauthals, was für mich irgendwie theatralisch wirkte. Aber vielleicht irrte ich mich.

Wahrscheinlich ist es überhaupt ungerecht, so zu denken, aus Medizinersicht zumindest unprofessionell. Alkoholsucht ist eine Krankheit, und Torsten Schüttler benötigt Hilfe. Ich spreche Günter darauf an, frage ihn, ob er sich durch Leute wie Schüttler nicht ausgenutzt fühle. Doch er sieht das nicht so. »Für mich ist er ein Patient wie jeder andere. Er könnte ja wirklich etwas haben«, sagt er, ohne ihn dabei aus den Augen zu lassen. Ich entdecke nicht die geringste Spur eines Vorwurfs in seinem Blick. »Bevor wir nicht alles abgeklärt haben, können wir das nicht wissen.«

Man muss Günter kennen, um seine Antwort richtig zu werten. Wäre er mir in diesem Moment zum ersten Mal begegnet, hätte ich gedacht: Klar, was soll er sonst auch sagen? Vermutlich hätte ich bezweifelt, dass es seine ehrliche Meinung ist. Aber ich habe ihn zuvor in vielen Schichten erlebt, habe verfolgt, wie konzentriert er seine Arbeit macht, mit welchem Respekt er den Patienten entgegentritt, dass er selbst denen gegenüber die Contenance wahrt, die unfreundlich werden, ihn herablassend behandeln wie einen Diener, der zu gehorchen hat. Auch das kommt vor. Irgendwie scheint er stets den richtigen Ton zu treffen, eine angenehme Mischung aus Freundlichkeit und Bestimmtheit. Fachlich könne ihm niemand etwas vormachen, sagen die Ärzte. Die Jüngeren sind dankbar, wenn er in ihrer Schicht arbeitet. Aber auch die Erfahrenen schätzen seine Kompetenz, seine Zuverlässigkeit und seine ruhige Art, eine Besonnenheit, die er auch in den hektischsten Phasen nicht verliert. Unruhig erlebt man ihn höchstens, wenn wenig zu tun ist, das mag er überhaupt nicht.

Günter braucht niemandem zu erzählen, dass er als Krankenpfleger seine Berufung gefunden hat. Wer ihn beobachtet oder mit ihm arbeitet, spürt seine Hingabe. Für ihn sind all die Handgriffe kein Pflichtprogramm, das er Schicht für Schicht herunterspult. Er hat immer auch ein freundliches Wort übrig, ein aufmunterndes Lächeln, ein flüchtiges Streicheln, vor allem für die Älteren unter den Patienten. Er weiß, dass er ihnen mit kleinen Gesten eine große Freude bereiten kann. Ich habe gesehen, wie er manche zu Tränen rührte, indem er ihnen einfach übers Haar strich. Für diese Menschen war es vielleicht das erste Mal seit vielen Jahren, dass jemand sie liebevoll berührte.

Wochen später werde ich mich mit Günter nach der Arbeit verabreden, um mehr über ihn zu erfahren. Für längere Gespräche bleibt während des Dienstes keine Zeit. Wir werden uns bei ihm zu Hause treffen, in einem gepflegten Doppelhaus, das er mit seiner Lebensgefährtin Nicola und deren beiden Kindern bewohnt. Nicola kennt er aus dem Krankenhaus. Sie ist Krankenschwester, arbeitet ebenfalls in der Notaufnahme. Beide waren sich nähergekommen, nachdem seine Ehe gescheitert war, obwohl Liebespaare auf der Station nicht gern gesehen wurden. Doch dazu später.

Günter wird an diesem Nachmittag von seiner Mutter erzählen, von ihrer Behinderung und davon, wie er schon als Junge für sie sorgte. Dadurch habe er die Leidenschaft für seinen Beruf entdeckt. »Meine Mutter konnte schlecht laufen. Sie brauchte Hilfe bei der täglichen Pflege. Auf Vater konnte sie sich nicht verlassen. Der hatte seine eigenen Probleme und neigte dazu, sie im Alkohol zu ertränken. Also kümmerte ich mich. Damals lernte ich das pflegerische Arbeiten. Natürlich war es bei ihr etwas anderes: Sie war meine Mutter. Ich liebte sie. Doch die Freude, die ich empfand, wenn ich ihr helfen konnte, spüre ich heute auch bei meiner Arbeit. Das ist noch jeden Tag so.«

Auf einmal schreckt Torsten Schüttler, der Patient in Zimmer 1, hoch. Ruckartig schnellt sein Oberkörper in die Senkrechte, als wolle er in der nächsten Sekunde über die seitliche Barriere der Trage springen und hinausrennen. Verdutzt reißt er die Augen auf, mustert das Zimmer und starrt uns an wie zwei Außerirdische, erst Günter, dann mich. Vielleicht ein Albtraum. Für eine Weile verharrt er in dieser Position, wirkt orientierungslos, scheint zu überlegen, wo er ist und wie er hierher geraten sein könnte. Dann sinkt er im Zeitlupentempo auf die Trage zurück, begleitet von einem Seufzer, der deutlich hörbar seinem offenen Mund entfährt.

Gerade als wir denken, er sei wieder eingeschlafen, windet er sich plötzlich wie in Krämpfen und beginnt am ganzen Leib zu zittern. Sekunden später ist der Anfall vorüber, der Körper entspannt sich wieder. Die ersten Anzeichen des Entzugs, erklärt Günter. Offenbar hat Torsten Schüttler seinen gewohnten Pegel unterschritten. Er wirkt gereizt, fahrig, wälzt sich auf der Trage von einer Seite auf die andere und verlangt mehrmals nach einem Schmerzmittel. Er zählt eine ganze Liste von Medikamenten auf, die er zu kennen scheint und von denen er annimmt, sie könnten ihm helfen, seinen Zustand leichter zu ertragen. Doch mehr als eine Infusion mit Natriumchlorid bekommt er nicht. Die Untersuchungen sind noch nicht abgeschlossen. Und für den Entzug ist die Psychiatrie zuständig. Dorthin soll er anschließend verlegt werden. Auffällig ist, dass die Zitterattacken immer dann wiederkehren, wenn Günter oder die Ärztin ihm klarzumachen versucht, dass er es erst einmal ohne Arzneimittel durchstehen muss.

In den Phasen dazwischen, während sie auf die Laborbefunde warten und sich um andere Patienten kümmern, bleibe ich allein mit ihm im Zimmer. Ich soll ihn im Auge behalten, damit er nichts anstellt. Die meiste Zeit schläft er. In den wenigen wachen Minuten grummelt er leise vor sich hin. Nur einmal sieht er zu mir herüber, versucht den Oberkörper aufzurichten, was ihm diesmal nicht gelingt. Er rutscht zurück auf das Kopfkissen und flucht kraftlos: »Dieser verdammte Alkohol!« Es sei ihm unangenehm, dass ich ihn in dieser Verfassung sehe, sagt er, er sei hilflos wie ein Kleinkind, das noch nicht laufen kann. Er entschuldigt sich, und ich frage ihn, warum er so viel getrunken habe. »Weil ich das immer tue, jeden Tag, seit einer Ewigkeit«, erwidert er. Ich möchte wissen, womit es angefangen hat, ob es einen Auslöser gab, eine Scheidung, einen Todesfall, ein traumatisches Erlebnis, irgendetwas Schreckliches, das ihm widerfahren ist. Da lächelt er. Doch das Lächeln gilt nicht mir. Es ist nur sein Blick, der in meine Richtung geht. Zu sehen scheint er etwas anderes. Er wirkt, als erinnere er sich an Vergangenes.

Nein, sagt er, schlimm sei es erst später geworden. Als er gemerkt habe, dass er nicht loskommt vom Alkohol, der ihn ruiniert. Am Anfang jedoch sei es sogar toll gewesen. Am Anfang? »Ach, wissen Sie«, beginnt er zu erzählen, »ich war ein extrem stilles Kind, total schüchtern. In der Schule habe ich mich kaum getraut, etwas zu sagen. Ich habe mich immer zurückgezogen, stand in den Pausen meistens allein rum. Keiner wollte mit mir befreundet sein.« Das änderte sich erst, als er dreizehn war. Damals fuhren seine Eltern mit ihm in den Urlaub nach Regensburg. »Wie das im Urlaub so ist: Mein Eltern waren lockerer drauf als sonst. Eines Abends gingen wir in eine Kneipe. Sie tranken Wein und amüsierten sich. Ich muss mal wieder dagessen haben wie ein Trauerkloß. Da haben sie mir auch einen Schoppen bestellt. Es war das erste Mal, dass ich Alkohol trinken durfte. Und er hat gewirkt, verdammt schnell. Mein Glas war noch nicht halb leer, da hab ich schon drauflos geplappert und das ganze Lokal mit Sprüchen unterhalten, die alle lustig fanden. Dieses Lachen von wildfremden Menschen war für mich wie eine Offenbarung, ein Aha-Erlebnis. Ich hatte mich noch nie so wohlgefühlt, so unbeschwert. Ich hab wirklich gedacht, die bewundern mich. An diesem Abend hat es angefangen. Ich hab dann nicht oft getrunken und nicht viel, aber als Kind brauchst du auch nur wenig, um einen Schwips zu bekommen, der alles irgendwie leichter macht. Später hab ich die Dosis gesteigert. Erst hab ich ab und zu getrunken, dann regelmäßig, bis ich süchtig war und mein Körper tagtäglich nach seiner Ration Bier verlangte. Oder Wein. Oder Schnaps ...«

Ich schaue nicht auf die Uhr, wie lange er braucht, um mir das alles mitzuteilen. Häufig bleibt er mitten in einem Satz stecken, stiert für Minuten gedankenverloren vor sich hin, um ihn dann wieder von vorn zu beginnen, wie ein Weitspringer, der nach einem verpatzten Sprung neuen Anlauf nimmt. Manchmal sucht er nach einem Wort, bewegt stumm den Mund, als müsse er jeden einzelnen Buchstaben erst kauen. Einige Sätze bringt er gar nicht zu Ende. In meinem Gedächtnisprotokoll, das ich direkt nach dem Gespräch aufzeichne, ergänze ich sie, damit sie einen Sinn ergeben. Es muss anstrengend für ihn sein. Je länger er spricht, desto undeutlicher artikuliert er sich. Ich kann regelrecht zusehen, wie er wieder müde wird und schließlich einschläft.

Nicht einmal das Läuten des Notarzttelefons, das eine halbe Stunde später durch die Station hallt, reißt ihn aus dem Schlaf. Die Leitstelle der Feuerwehr kündigt eine junge Frau mit »schwerster Hypoglykämie« an. Schwester Kerstin ist am Telefon, sie notiert: Diabetikerin, Jahrgang 1971, internistisch, nicht intubiert.

Cathrin Meerbusch wohnt gleich um die Ecke, nur ein Stück

die Tangstedter Landstraße hinauf, stadteinwärts. Sie lebt mit ihrem Ehemann zusammen. Er hatte sie im Bett gefunden und sofort den Notarzt gerufen. Es war nicht das erste Mal, dass ihr Blutzuckerwert wegsackte und sie einen Krampfanfall bekam. Deshalb wusste er, dass er keine Zeit verlieren durfte. Diesmal war sie sogar für einen Moment weggetreten.

Noch im Rettungswagen bekommt sie eine Glukoselösung infundiert, wodurch sich ihr Zustand jedoch nur unwesentlich bessert. Ihr Blutzuckerwert ist so niedrig, dass er nicht mehr gemessen werden kann. Der Notarzt vermerkt im Einsatzprotokoll: »Akute Lebensgefahr nicht auszuschließen.« Es vergehen keine zehn Minuten, bis er mit Cathrin Meerbusch in der Notaufnahme eintrifft. Sie kommt ins Behandlungszimmer 6. Zwei Pfleger kümmern sich sofort um sie. Das übliche Prozedere beginnt: Blutdruck und Puls messen, Blut abnehmen, EKG schreiben, Blutzuckerspiegel und Temperatur messen, pflegerische Anamnese abfragen. Die Patientin scheint noch nicht über den Berg zu sein. Der Blutzuckerspiegel sackt erneut in den Keller. Die Haut ist am ganzen Körper gerötet. Cathrin Meerbusch wirkt apathisch, hat Schweißperlen auf der Stirn, obwohl ihre Körpertemperatur gerade mal 34,2 Grad Celsius beträgt. Kalter Schweiß, sagt Pfleger Günter, ist immer ein Alarmsignal. Er legt ihr eine zweite Braunüle, um eine zusätzliche Infusion mit Glukoselösung anzuschließen.

Währenddessen geht erneut ein Anruf auf dem Notarzttelefon ein. Es wird nicht der letzte sein an diesem Tag, wobei es im Vergleich zu anderen Tagen schon jetzt ungewöhnlich viele waren. Wieder nimmt Schwester Kerstin den Hörer ab. »Brandopfer ... Inhalationstrauma ... intubiert und beatmet ...«, hört sie. Das klingt nach einem Fall für die Intensivstation. Doch bevor sie den Rettungswagen hierher beordern kann, muss sie klären, ob dort inzwischen ein Bett frei geworden ist. Am frühen Morgen waren noch alle belegt. Sie greift zu einem zweiten Telefon, wählt die interne Nummer, die sie mit dem Dienstzimmer der Intensivstation verbindet.

Die Lage ist unverändert, keine Chance. Es gibt sogar schon Vorbestellungen von anderen Stationen aus dem Haus, falls doch ein Bett frei wird. Kerstin darf der Leitstelle nicht absagen. Sie weist sie aber darauf hin, dass in der Klinik kein »Beatmungsbett«, wie sie es nennt, mehr frei ist. Der Rettungswagen wird zu einem anderen Krankenhaus umdirigiert, auch wenn der Weg dorthin einige Kilometer weiter ist.

Die Frühschicht nähert sich dem Ende. Noch eine knappe halbe Stunde bis zum Wechsel. Die ersten Pfleger der Spätschicht treffen ein, kurz darauf Maren Sommer, die Assistenzärztin für Innere Medizin, und der Chirurg Jens de Boer. Die Lampe neben der Tür zu Behandlungszimmer 1 leuchtet rot. Torsten Schüttler muss wieder aufgewacht sein und hat wohl die Alarmklingel betätigt. Dabei sucht er lediglich sein Handy und meint, dass er es unbedingt jetzt finden muss. Das lässt er sich auch nicht ausreden, obwohl er es hier sowieso nicht benutzen dürfte. Er will in seiner Tasche nachsehen, die neben dem Waschbecken auf dem Fußboden steht. Ich hole sie ihm, damit er Ruhe gibt. Es wäre unsinnig, deswegen eine Schwester oder einen Pfleger zu belästigen. Einige Minuten wühlt er in seinen Sachen herum, ohne das Telefon zu finden. Das bringt ihn vollkommen aus der Fassung. Der Alkoholentzug tut sein Übriges. Er wirkt noch nervöser als vorhin. Zumindest scheint er etwas klarer zu sein. Jetzt gelingt es ihm auch, sich aufzurichten, ohne dass er gleich wieder nach hinten kippt. Ich versuche ihn zu beruhigen, frage ihn, wo er das Telefon verloren haben könnte. Es könne nur bei der Frau sein, mutmaßt er, in deren Wohnung er die vergangene Nacht verbracht habe. Die Frau! Plötzlich schwingt er die Beine über das seitliche Gitter der Trage, versucht herauszuklettern. »Ich muss sofort zu ihr«, sagt er. Davon kann ich ihn gerade noch abbringen, biete ihm an, die Telefonnummer der Frau herauszusuchen, damit er sie anrufen und nach seinem Handy fragen kann. Ein Geduldsspiel. Ich muss mein Angebot mehrmals wiederholen, ehe er endlich einwilligt. Allerdings verlange ich eine Gegenleistung: Bis ich zurück bin, muss er sich wieder hinlegen und sich ruhig verhalten. Insgeheim hoffe ich, dass er noch einmal einschläft.

Die Telefonbücher werden im Aufenthaltsraum aufbewahrt. Dort sitzen gerade die Pflegekräfte des Früh- und Spätdienstes beieinander – Schichtwechsel und Übergabe. Für Günter und Nicola, das Stationspärchen, eine Gelegenheit, sich kurz zu sehen. Günter hat gleich Feierabend. Vor Nicola liegen acht Stunden Arbeit. Sie umarmen sich nicht, küssen sich auch nicht vor den anderen, und doch ist unübersehbar, dass sie zusammengehören. Es ist ihre Vertrautheit im Umgang miteinander, die Selbstverständlichkeit ihrer Gesten, die einen das spüren lässt. Gleich in der ersten Schicht war mir das aufgefallen, obwohl ich damals noch nichts über das Privatleben der beiden wusste. Bis vor wenigen Wochen versuchten sie, möglichst oft in derselben Schicht zu arbeiten, damit sie ihre freie Zeit gemeinsam verbringen konnten. Einigen Kollegen passte das anfangs nicht. Gesagt hat ihnen das selten jemand. Hinter ihrem Rücken getuschelt haben einige. Inzwischen scheinen sich alle daran gewöhnt zu haben. Die beiden eingeschlossen.

Für sie selbst ist es nicht immer unkompliziert. Krach gibt es in jeder Beziehung. Wenn man dann so dicht aufeinanderhocken muss, kann das ziemlich anstrengend sein. Die Räumlichkeiten der Notaufnahme sind nicht weitläufig genug, um sich acht Stunden lang aus dem Weg gehen zu können. Doch Günter und Nicola scheinen sich selten zu streiten. Und mit den gemeinsamen Diensten ist es sowieso erst einmal vorbei. Die beiden haben sich einen Welpen zugelegt, einen Flat-Coated-Retriever. Seitdem stimmen sie ihre Schichten so ab, dass immer einer zu Hause ist, abgesehen von der Dreiviertelstunde, die der eine für den Hin- und der andere für den Rückweg und beide zusammen für die Übergabe benötigen.

Wenn Nicola heute Abend gegen halb elf nach Hause kommt, wird Günter den Hund versorgt und die Kinder ins Bett geschickt haben und selbst auch schon schlafen. Sie wird zu ihm unter die Decke schlüpfen, sich an ihn kuscheln. Er wird sie in die Arme nehmen, ein paar unverständliche Worte ins Kissen murmeln. Dann wird er weiterschlafen, denn der Wecker wird ihn am nächsten Morgen um Viertel vor fünf wieder wecken.

Die Übergabe geht heute besonders schnell über die Bühne. Für Plaudereien bleibt keine Zeit. Auf den beiden Tafeln im Flur sind alle Felder beschrieben, und auch der Warteraum ist weiterhin gut gefüllt. Die Besetzung der Spätschicht ahnt, dass ordentlich Arbeit auf sie zukommt. Pfleger Söhnke löst Schwester Angelika ab, übernimmt die Ersteinschätzung. Nicola und Pfleger Olaf gehen in den internistischen Bereich, die Krankenschwestern Madeleine und Sabine in den chirurgischen. Auch das ist heute schnell geklärt. Es gibt jedoch Tage, da können sich die Pflegekräfte nicht gleich einigen. Jeder hat seine Vorlieben für den einen oder den anderen Bereich. Die Stelle in der Ersteinschätzung ist bei den wenigsten begehrt. Und persönliche Animositäten gibt es auch, wie an anderen Arbeitsplätzen. Dann lassen sie das Los entscheiden.

Schüttlers Quartiergeberin steht nicht im Telefonbuch. Übers Internet ist ihre Nummer ebenfalls nicht zu finden, obwohl ich diverse Telefonverzeichnisse durchforste. Ich fürchte, er wird sich mit dieser Auskunft nicht zufriedengeben, und bin überrascht und erleichtert, dass er nicht sofort wütend von der Trage klettert, als ich ihm die Nachricht überbringe. Er bleibt friedlich, reagiert gar nicht, sagt jedenfalls nichts, wirkt schläfrig. Doch das täuscht.

Eine Viertelstunde später wankt er plötzlich über den Flur, steuert auf die Internistin Maren Sommer zu, die am hinteren Empfangsbereich, dort, wo das Notarzttelefon und die Überwachungsmonitore stehen, mit Nicola die Versorgung eines anderen Patienten bespricht. Zwei Schritte vor ihr bleibt er stehen, sieht ihr ins Gesicht, sagt aber nichts. Anscheinend braucht er Zeit, um seine Gedanken zu ordnen. Die junge Ärztin fragt ruhig und freundlich, womit sie ihm helfen könne. »Schmerzmittel«, sagt er. »Ich brauche etwas gegen die Schmerzen!« Damit meint er die Entzugserscheinungen. »Und mein Handy… Das ist weg!

Ich brauche mein Handy!« Maren Sommer erklärt ihm, was er von ihrer Vorgängerin in der Frühschicht und von Günter auch schon zu hören bekommen hat. Schüttler scheint einsichtig, schenkt ihr einen treuherzigen Blick, wendet sich ab und tippelt langsam zurück.

Doch dann macht er abrupt kehrt, beschleunigt das Tempo und verkündet lauthals, er müsse dringend zur Toilette. So geht das eine Weile. Sein Bewegungsdrang ist nicht zu stoppen. Kaum dass wir ihn in sein Zimmer bugsiert haben, zieht er wieder los, irrlichtert über die Gänge, spricht Schwestern und Pfleger an, die ihm über den Weg laufen, fragt nach Schmerzmitteln und immer wieder nach seinem Telefon. Oder er geht in seinem Zimmer auf und ab, entdeckt den Computer auf dem Tisch, macht sich an der Tastatur zu schaffen und versucht Seiten zu öffnen, die nur für den internen Gebrauch bestimmt sind. Anfangs wirkt die Szenerie noch komisch, da sich Schüttler unbeholfen wie eine lebensgroße Spielfigur bewegt, die jemand aufgezogen und dazu verdammt hat, sich weiterzubewegen, bis die Feder in ihrem Inneren keine Spannung mehr hat.

Je länger jedoch seine Vorstellung dauert, desto anstrengender wird sie für das Pflegepersonal, das ständig nach ihm sehen muss, damit er keinen Unsinn anstellt. Außerdem wird sein Ton aggressiver. Er bittet nicht mehr um Schmerzmittel, jetzt fordert er sie. Ebenso forsch verlangt er, dass wir die Feuerwehrleitstelle anrufen, am besten sofort, damit er die Telefonnummer (»Die muss doch von meinem Anruf noch gespeichert sein!«) seiner nächtlichen Gastgeberin bekommt und sich nach seinem Handy erkundigen kann. Höchste Zeit, dass er in die Psychiatrie verlegt wird. Dort wissen sie, wie mit Patienten seines Kalibers umzugehen ist. In der Notaufnahme sind alle Untersuchungen abgeschlossen, hier können sie für ihn nichts mehr tun. Maren Sommer telefoniert mit der Station, die auf Suchtkranke und Alkoholentzug spezialisiert ist. Obwohl dort nie Mangel an Patienten herrscht, gelingt es ihr auf Anhieb, einen Platz für Schüttler zu ergattern.

Zu ihrer Überraschung könnte er sogar sofort eingeliefert werden. Es fehlt nur noch ein Krankentransport, der ihn hinbringt, da die psychiatrischen Abteilungen in einem anderen Teil der Klinik untergebracht sind, an der Langenhorner Chaussee, ungefähr anderthalb Kilometer entfernt. Die Hamburger kennen diesen Komplex seit über fünfzig Jahren unter dem Namen Ochsenzoll.

Es verstreicht eine gute halbe Stunde, bis der Transporter vorfährt. Für Schüttler ist das offenbar zu lange. Als er in den Wagen steigen soll, weigert er sich. Er hat es sich anders überlegt, möchte nun doch nicht in die Psychiatrie. Maren Sommer redet auf ihn ein, immer noch freundlich, obwohl sie genervt sein muss nach dem ganzen Aufruhr, den er veranstaltet hat. Sie versucht, ihn zu überzeugen: Schließlich habe er sich am Vormittag extra von einem Rettungswagen herbringen lassen, um sich einer Therapie zu unterziehen, es wenigstens zu versuchen. Doch von dem geplanten Entzug will er nichts mehr wissen. In seinem Kopf scheint sich alles nur noch um sein vermisstes Handy zu drehen. Da er sich inzwischen nüchtern genug fühlt, um allein laufen und sich dabei auch orientieren zu können, will er schnellstmöglich zu der Frau, bei der er sein Telefon vermutet. Ich frage mich, ob ihn der Verlust tatsächlich dermaßen beschäftigt oder ob er kalte Füße bekommen hat und nur einen Vorwand sucht, sich vor der Entgiftung zu drücken. Doch zwingen kann ihn niemand. Sie müssen ihn ziehen lassen.

Ich muss an die Kosten denken, die Schüttlers Behandlung in der Notaufnahme verursacht hat. Für den Rettungswageneinsatz wird der Krankenkasse eine Pauschale von rund sechshundert Euro berechnet. Wie viel kommt dann mit den einzelnen Untersuchungen zusammen? Tausend Euro? Noch mehr? Und er ist nur einer von vielen. Allein in dieser ZNA laufen täglich im Durchschnitt zwei, drei Patienten wie Schüttler auf, mindestens. An manchen Tagen, sehr selten, kommt auch mal keiner. Dafür werden an anderen gleich vier oder fünf eingeliefert. Warum habe ich das Gefühl, dass ich mit meinem Krankenkassenbeitrag für sie mitbezahle?

Falls Maren Sommer, Schwester Nicola und Pfleger Olaf so ähnlich denken, lassen sie es sich nicht anmerken. Für sie gehört das offensichtlich zur Routine. Sie haben auch gar keine Zeit, sich darüber auszulassen. Eben ist ein Rettungswagen eingetroffen, ausgerechnet aus Ochsenzoll. Er bringt einen Patienten, der am Tag zuvor in der Psychiatrie zum Alkoholentzug aufgenommen worden war. Vielleicht wäre Schüttler sein Zimmernachbar geworden. Allerdings hätte ihn dessen momentaner Zustand wohl kaum ermutigt, einen Entzug zu beginnen. Die vorläufige Diagnose lautet: »Sensibilitätsstörung bei Delir«. Delir ist ein typisches Alkoholentzugssyndrom. Durch die Unterbrechung der Alkoholzufuhr und das Absinken des gewohnten Alkoholpegels im Körper treten akute psychische Probleme auf, die sich als Bewusstseins-, Wahrnehmungs-, Schlaf- oder motorische Störungen niederschlagen können. Um eine Hirnblutung als mögliche Ursache auszuschließen, soll eine Computertomografie des Kopfes gemacht werden. Der Patient wird auf eine der Tragen gelegt, die auf dem Flur stehen, und bekommt eine Decke, damit er nicht friert. Während er mit geschlossenen Augen wartet, dass es weitergeht, stöhnt er vor sich hin, mit einer Inbrunst und ungewöhnlich tiefer Stimme, die die Patienten in den Behandlungszimmern aufhorchen lässt. Die Laute, die er hervorbringt, klingen wie das Brummen eines hungrigen Braunbären.

Kathrin Kirfel bekommt davon nichts mit. Die vierundzwanzigjährige Studentin ist kreidebleich und fast ohnmächtig vor Schmerzen, als sie von den Rettungsassistenten hereingeschoben wird. Sie hat Tränen in den Augen, zittert am ganzen Körper, obwohl ihr nicht kalt ist. Sie steht unter Schock. Ihr ist übel, schwindelig. Es sind die Schmerzen! Sie kommen von der Lendenwirbelsäule, dem Becken und dem rechten Oberarm.

Die junge Frau wohnt eigentlich in Lübeck. Dort studiert sie seit sechs Semestern Medizin. Das Wochenende wollte sie bei der Familie ihres Freundes in Hamburg verbringen. Nach dem Mittag war sie mit dessen Mutter in einem Waldstück ausgeritten, das zum benachbarten Stadtteil Wohldorf-Ohlstedt gehört, dem nördlichsten der Hansestadt. Als Jugendliche war sie häufig geritten. Die Mutter ihres Freundes meinte noch, es sehe gut aus, wie sie das mache, sie habe wohl nichts verlernt.

Doch als beide kurz vor dem Ziel einen Reitweg entlanggaloppierten, die Jüngere vorneweg, rutschte sie mit dem linken Fuß aus dem Steigbügel. Es hatte am Morgen geregnet, die Sohlen ihrer Reitstiefel waren glitschig, sonst wäre das wahrscheinlich nicht passiert. Sie versuchte, das Pferd zu zügeln, bekam es auch in den Trab, der es ihr allerdings noch schwerer machte, sich im Sattel zu halten. Mit jedem Schritt, den das Tier machte, rutschte sie weiter nach rechts, bis sie völlig schief seitlich im Sattel hing. Da entschloss sie sich, sich einfach fallen zu lassen und rückwärts auf dem Boden abzurollen. Sie wusste, wie sie ihren Körper krümmen musste, um einigermaßen heil zu landen. Theoretisch. Doch sie schlug viel härter mit der rechten Körperhälfte auf, als sie erwartet hatte.

Beim Aufprall spürte sie, wie ihr rechter Arm mit einem Knacken durchbrach, unterhalb der Schulter, oberhalb der Armbeuge. Schmerzen hatte sie in diesem Moment nicht. Die kamen erst später, als die Rettungsassistenten anrückten und ihr sagten, sie solle aufstehen und selbst zum Rettungswagen laufen. Sie sagten, auf diese Weise sei es für sie weniger schmerzhaft. Sonst müssten sie sie erst umständlich auf die Trage hieven. Die junge Frau rappelte sich hoch – und dabei passierte, was eigentlich hätte verhindert werden müssen: Es knirschte in ihrem Arm. Die beiden Enden des gebrochenen Knochens verrutschten, bis sie nicht mehr aufeinander standen, sondern stattdessen nebeneinander und seitlich aneinander rieben. In diesem Augenblick setzten auch die Schmerzen ein. Sie waren so heftig, dass ihr Kreislauf verrückt spielte. Beinahe wäre sie umgekippt.

Kathrin Kirfel möchte eines Tages Ärztin sein. Wahrscheinlich registriert sie deshalb aufmerksamer als andere Patienten, was mit ihr geschieht. Sie war noch nie in einer Notaufnahme und scheint jedes Detail zu speichern. Zuerst fällt ihr auf, dass sie lange im Behandlungszimmer liegen muss, ohne dass sich jemand um sie kümmert. Nur einmal kommt eine Schwester und gibt ihr Tropfen gegen die Schmerzen. Wenn wenigstens ihr Freund zu ihr dürfte! Aber der muss im Wartezimmer bleiben.

Der erste Chirurg, der zu ihr kommt, sagt, ein solcher Bruch müsse in jedem Fall operiert werden. Das hatten die Rettungsassistenten auf dem Weg hierher auch schon gemeint. Ein zweiter Chirurg, der sich nach dem Schichtwechsel ihres Falles annimmt, empfiehlt jedoch eine andere Behandlungsvariante: Er würde den geteilten Knochen reponieren, also wieder in seine ursprüngliche Stellung bringen, und anschließend Schulter und Oberarm mit einem Brace-Verband – einer gepolsterten Plastikmanschette, die im Gegensatz zu einem Gipsverband jederzeit abgenommen werden kann und mehr Bewegungsfreiheit gewährleistet –, ruhigstellen, bis der Bruch zusammengewachsen ist. Das könnte drei bis vier Monate dauern, dafür würden ihr eine Operation und eine unschöne Narbe erspart bleiben. Und falls das wider Erwarten doch nicht funktionieren sollte, könne man immer noch operieren.

Zwischendurch wird sie zum Röntgen gebracht. Auch keine erfreuliche Angelegenheit. Es verwirrt sie, dass sich die Ärzte offenbar nicht auf eine einheitliche Vorgehensweise verständigen können. Für Patienten ist das immer ein Problem. Umso mehr, wenn sie unter Schock stehen und überhaupt nicht absehen können, welche Folgen ihre Verletzung haben wird. Wenn schon alles andere aus den Fugen geraten ist, erwarten sie von dem Arzt, der sie behandelt, dass er ihnen wenigstens Hoffnung macht und das Gefühl vermittelt, sicher und gut aufgehoben zu sein. Unter anderem deshalb ist es für Ärzte und Pflegekräfte ein ungeschriebenes Gesetz, unterschiedliche Meinungen niemals vor Patienten zu diskutieren.

Vielleicht gibt es die in diesem Fall auch nicht. Es sieht eher so aus, als hätten die beiden Ärzte gar nicht miteinander gesprochen und einfach nur das gemacht, was jeder von ihnen für sinnvoll hielt. Der erste will ihr einen Gilchrist-Verband anlegen, mit dem der Arm zur stabilen Lagerung vor dem Oberkörper geschient wird, bevor sie zum Röntgen kommt. Dafür sollen die Schwestern den Oberkörper der jungen Frau entkleiden, einschließlich des rechten Arms, um den es hauptsächlich geht. Die warme Fleecejacke können sie ihr noch relativ problemlos ausziehen, der Stoff ist dehnbar. Dagegen sitzen die Kleidungsstücke, die sie darunter trägt, zu eng, um sie auf die gleiche Weise abstreifen zu können. Während die Schwestern noch überlegen, ob sie eine Schere zu Hilfe nehmen sollen, taucht der zweite Arzt auf, der es für wichtiger erachtet, sofort zu röntgen. Den Bruch im Arm kann er mit den Händen fühlen. Doch woher rühren die Schmerzen im Becken und in der Lendenwirbelsäule? Auch dort könnte bei dem Sturz etwas zertrümmert worden sein.

Also schieben sie die Patientin hastig in den Röntgenraum, so wie sie ist. Davon wiederum sind die Röntgenassistenten nicht begeistert. Jetzt dürfen sie sich mit der engen Kleidung herumplagen. Das kostet Zeit. Dabei kommen sie schon so kaum nach. Auf dem Schreibtisch stapeln sich die unerledigten Röntgenscheine. Jeder einzelne steht für einen Patienten, den sie noch durchleuchten müssen.

Eine gute Nachricht gibt es für Kathrin Kirfel am Ende doch: Ihr Arm ist zwar durch, aber Lendenwirbelsäule und Becken haben, bis auf eine Prellung, nichts abbekommen.

Nach anderthalb Stunden ist endlich auch für ihren Freund die Wartezeit vorbei. Seine Unterstützung kann sie gut gebrauchen, da sie ziemlich ratlos ist. Für welche Behandlungsmethode soll sie sich entscheiden? Aber sie muss die Wahl nicht sofort treffen. Eine Operation wäre vor Mitte kommender Woche gar nicht durchführbar, erklärt ihr der zweite Chirurg. Die starke Schwellung rund um den Bruch müsse erst zurückgehen. Und der Brace-Verband müsse in der passenden Größe für sie wahrscheinlich sowieso erst bestellt werden. Als der Arzt auch noch sagt, es sei ganz egal, wofür sie sich letztlich entscheide, ihr würde zunächst ein Gilchrist-Verband umgelegt, mit dem sie nach Hause könne, sind sie und ihr Freund gleichermaßen verblüfft.

»Ich bin bestimmt nicht wehleidig«, sagt sie. »Aber ich kann mir beim besten Willen nicht vorstellen, wie ich in diesem Zustand zu Hause zurechtkommen soll! Wie soll ich denn schlafen? Und was ist, wenn die Wirkung der Schmerzmittel nachlässt? Oder wenn die Enden der Knochen doch wieder verrutschen?« Schließlich bekommt sie ein Bett auf der Station ID 4. Das ist eine Kurzliegerstation, die zur Notaufnahme gehört, Ende des Jahres aber aufgelöst wird, da auf der Etage eine größere Intensivstation gebaut werden soll. Von dort aus telefoniert sie am nächsten Tag mit einer befreundeten Chirurgin, die als Oberärztin in der Unfallchirurgie eines Krankenhauses in Schleswig-Holstein arbeitet. Auch sie rät ihr von einer Operation ab.

Als Kathrin Kirfel am Mittwoch nach dem Wochenende die Klinik verlässt, umhüllt ein Brace-Verband ihren rechten Oberarm. Sie wird ihn drei Monate tragen. In dieser Zeit soll der Knochen wieder zusammenwachsen. Mitte Februar wird sie zur Untersuchung in eine Klinik in der Nähe ihres Wohnorts gehen. Als ihr die Ärzte den Verband entfernen, stellen sie jedoch fest, dass das Experiment gründlich misslungen ist: Die beiden Hälften des Knochens haben sich nicht wieder verbunden, sind noch immer instabil. Die junge Frau wird also doch noch operiert werden müssen.

Es ist inzwischen Abend geworden, im Wartezimmer lichtet es sich allmählich. Zum ersten Mal seit dem frühen Morgen gibt es eine ruhigere Phase. Für die Krankenschwestern, Pfleger und Ärzte Zeit zum Verschnaufen. Keiner weiß, wie lange es dauern wird, bis der nächste Schwung Patienten eintrifft, ob überhaupt ein Neuzugang kommt. Die Schichten in der Notaufnahme sind unberechenbar, sie haben keinen Rhythmus. Auf den Bettenstationen gibt es für alles feste Zeiten, der Tagesablauf ist geplant: Wecken, Frühstück, Medikamentenausgabe, Visite, Mittagessen … Selbst die Putzkolonne erscheint jeden Tag zur gleichen Zeit, man könnte die Uhr danach stellen. Es herrscht eine klare, von der Klinikleitung vorgegebene Organisationsstruktur, die sich bewährt hat und notwendig ist, um zu gewährleisten, dass der Stationsalltag möglichst reibungslos abläuft. Das alles fällt in der Notaufnahme weg. Hier bestimmen die Patienten den Tagesablauf. Und eine Reihe äußerer Faktoren, die allerdings ebenso wenig kalkulierbar sind. So etwas Banales wie das Wetter zum Beispiel. An heißen Tagen im Sommer kann man sich darauf gefasst machen, dass verstärkt ältere Menschen eingeliefert werden, die Schwierigkeiten mit dem Kreislauf haben. Bei Schneefall im Winter wiederum ist mit einer höheren Zahl von Verkehrsunfällen zu rechnen, entsprechend auch mit mehr Verletzten. Selbst Straßen- oder Stadtteilfeste, die im Einzugsbereich des Krankenhauses stattfinden, können für einen Anstieg der Patientenzahlen sorgen. In all diesen Fällen ist es auch so, für gewöhnlich. Nur eben nicht immer. Und meistens dann nicht, wenn man eigentlich davon ausgeht. In dieser Hinsicht ist nichts verlässlich.

So wundert es auch niemanden, dass sich im Lauf des Abends plötzlich die Fälle von Patienten häufen, die mit psychischen Problemen zu kämpfen haben. Als hätten sie sich zuvor verabredet. Den Auftakt macht ein Mädchen, das sich mit einer Rasierklinge ein ungleichmäßiges Gittermuster in den rechten Unterarm geritzt hat. Es sind dünne rote Linien, die sich kreuzen. Aus ihnen ist Blut gequollen, das inzwischen angetrocknet ist. Sie kommt in Zimmer 9. Krankenschwester Madeleine desinfiziert die Wunden, die sich über die gesamte Innenseite des Unterarms erstrecken. Die Schnitte sind relativ lang, aber keiner ist tief. Offenbar hatte die Siebzehnjährige nicht ernsthaft die Absicht, sich das Leben zu nehmen. Es war wohl eher der Hilferuf eines verzweifelten Teenagers. Madeleine, seit fünfzehn Jahren Krankenschwester und seit 1993 in der Notaufnahme, kennt solche Fälle. Sie ist vierzig Jahre alt, das Mädchen könnte ihre Tochter sein. Madeleine hat selbst Kinder, zwei Söhne, neunzehn und vierzehn. Das hilft ihr, den richtigen Ton zu finden.

Sie spricht nicht wie eine Mutter mit ihr, sondern wie eine ältere Freundin, die ihr helfen will. Und so erfährt sie, dass die junge Patientin die Scheidung ihrer Eltern nicht verwunden hat. Dass es Zeiten gibt, in denen sie sich mit der neuen Lebenssituation arrangiert, in der Schule zu den Besten gehört, Spaß mit ihren Freundinnen hat – und dann wieder andere, in denen alles hochkommt, sie sich völlig zurückzieht, selbst mit ihrer Mutter nicht mehr redet, sich einfach von allem und jedem überfordert fühlt. So wie heute. Die Verletzungen am Arm sind schnell verarztet, dafür genügt ein einfacher Wundverband. Die Verletzungen ihrer Seele werden länger brauchen. Vielleicht werden sie niemals verheilen.

Anna Weiss ist die nächste Patientin. Sie klagt über starke Schmerzen im Brustbereich. »Als würde ein Elefant auf mir stehen«, sagt die Fünfundsiebzigjährige. In den letzten Tagen sei sie bei verschiedenen Ärzten gewesen, die ihr Herz und die Lunge und alle möglichen Organe untersucht hätten, ohne zu einem Befund zu gelangen, der die Schmerzen hätte erklären können. »Alle behaupten, sie könnten nichts finden«, sagt sie. »Aber die Schmerzen sind da. Ich bilde mir das doch nicht ein.« Sie zeigt mit der linken Hand auf ihr Brustbein: »Hier«, sagt sie, »genau hier tut's weh. Und es hört nicht auf, wird immer schlimmer.«

Auf den ersten Blick scheint Anna Weiss ein Fall für die Internisten zu sein. Deshalb wird sie in Zimmer 1 gelegt. Doch der Eindruck täuscht. Ihre Vitalparamcter sind durchweg zufriedenstellend: Die Herzfrequenz ist unauffällig, die Körpertemperatur normal. Blutdruck und Puls sind leicht erhöht, aber das dürfte daran liegen, dass sie aufgeregt ist. Und auch die Laboruntersuchung ihres Blutes bringt keine neuen Erkenntnisse.

Maren Sommer, die Internistin, teilt Anna Weiss die Ergebnisse mit. Sie unterhält sich ein paar Minuten mit ihr, über scheinbar belanglose Sachen. Denn sie ahnt etwas. Es ist nur so ein Gefühl: Sind es womöglich gar nicht körperliche Beschwerden, die der Patientin erscheinen, als würden sie sie erdrücken? Um das herauszufinden, nimmt Maren Sommer sich etwas Zeit, hört ihr zu. Frau Weiss spricht wieder von ihrer Brust und den Schmerzen und den Ärzten, die ihr nicht helfen. Sie wiederholt ihre Gedanken ein ums andere Mal, als wolle sie sich andere nicht gestatten, als hätte sie Angst auszusprechen, was sie in Wirklichkeit bedrückt. Bis sie auf einmal in Tränen ausbricht. Es ist, als hätte jemand eine Schleuse geöffnet, die jahrelang fest verschlossen gewesen war.

Sie schluchzt und spricht und schluchzt. Die Sätze purzeln heillos durcheinander. Nie habe ich die Redewendung *sein Herz ausschütten* passender empfunden: Als würde sie all das, was ihr seit Ewigkeiten auf der Seele brennt, mit einem Schwung zu einem Haufen auskippen, unsortiert wie ein Knäuel verborgener und unterdrückter Empfindungen, den zu entwirren sie sich bisher nie getraut hat. Und der im Lauf der Zeit zu groß geworden ist, um ihn halbwegs strukturiert im Gedächtnis zu speichern. Da ist von ihrem Mann die Rede, der sie fünfzig Ehejahre lang schikaniert hat. Von einer erwachsenen Tochter, die sie durch einen Autounfall in Griechenland verloren hat. Und von ihrer Mutter, die sie, das eigene Kind, nicht bei sich haben wollte.

Anna Weiss möchte alles loswerden und am liebsten alles gleichzeitig, eine solche Last scheint es ihr zu sein. Sie erzählt drauflos, kleine Bruchstücke von allem, weil sie nicht weiß, womit sie anfangen soll, und doch alles irgendwie miteinander verwoben ist. »Ich musste mein Leben lang stark sein«, sagt sie zwischendurch resigniert. »Jetzt habe ich keine Kraft mehr.«

Und dann beginnt sie noch einmal von vorn: Mit ihrer Geburt und dem Krankenhaus in einer Stadt an der Ostsee, in dem sie von ihrer Mutter zurückgelassen wurde. Sie erzählt von ihrer Großmutter, die sie zu sich genommen hat, aber auch von einem Siebenstriemer, mit dem sie von ihr geschlagen wurde, immer wieder, jahrelang, bei jeder Kleinigkeit, die der Ersatzmutter nicht passte. Sie erzählt von ihrer leiblichen Mutter, die sich nie bei ihr gemeldet hat, obwohl sie nur ein paar Häuserblocks von den Großeltern entfernt wohnte, was Anna Weiss jedoch erst viel später erfuhr. Und wie sie ihr, nachdem sie die Wahrheit kannte, einen Brief schrieb mit all ihren Fragen und nie eine Antwort erhielt. Sie erzählt, wie sie als junges Ding vor den Demütigungen der Großmutter in die Ehe mit ihren Mann flüchtete. Von einem Gefängnis ins nächste – so empfindet sie es heute.

Sie erzählt, wie sie drei Kinder großzog, nebenbei an drei Tagen in der Woche als Verkäuferin arbeiten ging, den Haushalt erledigte und auch nachts oft wach bleiben musste, weil ihr Mann verlangte, dass sie ihn aus der Wirtschaft abholte, wo er das Geld durchbrachte, das sie für die Familie mühsam zusammenzuhalten versuchte. Und dann erzählt sie von dem Tag vor zehn Jahren, als ihre Tochter starb. Wie Ärzte mit einer Notoperation vergeblich versuchten, ihr Leben zu retten, und dass es damals ungeheuer schwierig war, ihren Leichnam nach Deutschland zu überführen.

Sie erzählt und erzählt, eine halbe Stunde bestimmt, ohne ihren Redeschwall, der sich wie ein Sturzbach über uns ergießt, auch nur ein einziges Mal zu unterbrechen. Dann hält sie plötzlich mitten im Satz inne, sieht die Ärztin mit großen Augen an, überrascht, obwohl die nichts gesagt und sich auch nicht vom Fleck gerührt hat. »Sehen Sie«, sagt Anna Weiss, »jetzt, wo ich Ihnen das alles erzählt habe, geht es mir gleich viel besser.« Sie holt tief Luft, um dann mit einem Stoßseufzer auszuatmen: »Ich merke richtig, wie der Druck in meiner Brust nachlässt.« Tatsächlich scheint es ihr besser zu gehen. Sie wirkt gelöst, erleichtert.

In der Zwischenzeit ist ihr Mann im Krankenhaus eingetroffen. Sie weiß nicht, dass er nur wenige Schritte von ihr entfernt auf einem Stuhl sitzt, direkt hinter der dünnen Wand, die das Behandlungszimmer vom Warteraum trennt. Das erfährt sie erst, als eine Schwester ins Zimmer kommt und fragt, ob sie ihn sehen möchte. Ich hätte damit gerechnet, dass sie Nein sagt oder wenigstens den Kopf schüttelt. Das hätte gepasst zu ihr, die ein Leben lang still erduldet, sich niemals aufgelehnt hat. Eine Wette hätte ich darauf abgeschlossen, dass sie sich noch ein paar Minuten ohne ihn gönnt, erst einmal durchatmet, bevor sie ihn zu sich lässt. Doch ich komme gar nicht dazu, diesen Gedanken zu Ende zu denken.

»Ach, bitte«, platzt es förmlich aus ihr heraus, »lassen Sie ihn herein.« Es klingt wie ein süßer Flötenton in Dur. Als fürchte sie, er könnte die Worte hören und würde auf das kürzeste Zögern von ihr mit neuen Schikanen reagieren. Und schnell fügt sie hinzu: »Wir sind fünfzig Jahre verheiratet, er ist doch mein Mann!« Als könnte dieser eine Satz alles erklären.

Wir lassen die beiden allein, denn auf dem Gang braut sich Unheil zusammen. Gerade ist ein Notarztwagen eingetroffen, der einen Mann mit »C_2-Abusus« bringt. Er war zehn Minuten zuvor angekündigt worden. Die Bezeichnung »C_2« ist unter Medizinern eine übliche Abkürzung der chemischen Formel C_2H_5OH für Äthylalkohol und gleichzeitig eine Art Codewort, das sie untereinander verwenden, um vor Patienten oder deren Angehörigen nicht offen von Alkoholmissbrauch sprechen zu müssen.

Der Neuzugang, ein vierzigjähriger Handwerker, kräftige Statur, grau melierter Kinnbart, ist angeblich nach einer fröhlichen Zechtour mit Freunden auf dem Nachhauseweg umgefallen, hat einen Krampfanfall erlitten und kurzzeitig nicht mehr geatmet. Jetzt scheint er sich in einem Dämmerzustand zu befinden. Bei reichlich drei Promille im Blut nicht weiter verwunderlich. Doch die allein hätten nicht genügt, sagt der Notarzt. Als er und die Rettungssanitäter zu ihm gerufen wurden, sei er wieder bei Bewusstsein gewesen und hätte sich mit Händen und Füßen gewehrt, in ein Krankenhaus gebracht zu werden. Noch im Rettungswagen sei er aggressiv gewesen. Um ihn überhaupt einigermaßen unter Kontrolle zu bekommen, hätten sie ihm eine ordentliche Portion Beruhigungsmittel verabreichen müssen.

Nach dieser Vorwarnung werden vorsorglich alle Pfleger und drei Ärzte zusammengetrommelt. Gemeinsam heben sie den Mann von der Trage aus dem Rettungswagen auf ein spezielles Fixierungsbett und schnallen ihn an Armen und Beinen, an der Brust und am Bauch mit Ledergurten fest. Wie er so daliegt, erinnert er mich an eine Szene aus *Einer flog übers Kuckucksnest*, dem Film mit Jack Nicholson, der in einer staatlichen Nervenheilanstalt im Amerika der sechziger Jahre spielt.

Für die Ärzte ist es schwer einzuschätzen, ob er tatsächlich einen Krampfanfall hatte oder nur Ausfallerscheinungen, die durch exzessiven Alkoholgenuss hervorgerufen wurden. Spricht seine Aggressivität nicht eher gegen einen Krampfanfall? Der Notarzt war sich auch nicht sicher. Die Einzigen, die ihn bei dem Anfall gesehen haben, sind seine Saufkumpane. Man kann sich zuverlässigere Augenzeugen vorstellen. Um jedoch alle Zweifel auszuschließen, wird sein Kopf in der Computertomografie geröntgt. Der Befund: Auf dem Computerbild sind weder eine Blutung noch andere Auffälligkeiten zu entdecken.

Der Patient wird das erst später erfahren. Noch schlummert er friedlich vor sich hin. Nach einer Stunde lässt die Wirkung der Mixtur aus Beruhigungsmittel und Alkohol nach. Für ihn ein böses Erwachen. Als er merkt, dass er weder aufstehen noch sich irgendwie bewegen kann, gerät er in Panik. Er schreit wütend Wörter, die keiner versteht, zerrt an den Gurten, versucht sich loszureißen wie ein Tier, das in eine Falle getappt ist und um sein Leben kämpft.

Wieder blitzen Bilder aus *Einer flog übers Kuckucksnest* vor meinen Augen auf. Ich stelle mir vor, wie ein Arzt mit einer riesigen Spritze in der Hand den Flur entlangkommt, ein hinterhältiges Grinsen im Gesicht. Reine Phantasie. Hier wird so etwas mit Worten geregelt, obwohl die Ärzte und Pfleger eine Weile brauchen, um den Mann so weit zu beruhigen, dass er ihnen überhaupt zuhört. Das bedeutet noch lange nicht, dass er akzeptiert, was sie ihm mitzuteilen haben. Irgendwelche Befunde seien ihm schnurzegal. Er fühle sich eingesperrt, seiner Freiheit beraubt. Hierbleiben? Auf keinen Fall! Er müsse schnellstens nach Hause, zu seinen Hunden. Die säßen allein in der Wohnung, hätten seit dem Morgen nichts zu fressen gekriegt und würden durchdrehen und alles verwüsten, wenn er nicht komme.

Das sind seine Sorgen. Die Ärzte würden lieber noch einige Untersuchungen mit ihm durchführen: Falls er wirklich gekrampft haben sollte, dürfe er das nicht auf die leichte Schulter nehmen, warnen sie. Ihre Bedenken interessieren ihn nicht.

»Losmachen!«, schreit er, statt ihnen zuzuhören. In einer Lautstärke, die bis in den Warteraum zu hören ist. »Machen Sie mich los! Lassen sie mich endlich gehen!« Dabei ist er kaum in der Lage, einen Fuß vor den anderen zu setzen, ohne einen Sturz zu riskieren. Beim ersten Stolpern kann ihn ein Pfleger gerade noch festhalten, sonst wäre er der Länge nach auf den grauen Linoleumboden hingeschlagen.

Offenbar ist er selbst erschrocken, wie wackelig er auf den Beinen ist. Er lässt sich nämlich überreden, wenigstens noch eine halbe Stunde liegen zu bleiben. In dieser Zeit unterschreibt er eine Erklärung, wonach er die Notaufnahme gegen den ausdrücklichen Rat der Ärzte verlassen wird. Sie müssen sich juristisch absichern. Wohl ist ihnen dabei nicht. Doch gegen seinen Willen dürfen sie ihn nicht hierbehalten.

Nachdem die halbe Stunde um ist, will er es sofort wieder mit dem Laufen probieren. Diesmal klappt es besser, obwohl er noch immer gefährlich schwankt und sich alle paar Meter an der Wand abstützen muss. Doch noch einmal lässt er sich nicht ins Behandlungszimmer zurückschicken. Die TPA rufen ihm ein Taxi. Er torkelt in die Dunkelheit hinaus.

Die Nachtschicht rückt näher, und es ist noch immer nicht an Ruhe zu denken, obwohl es gegen einundzwanzig Uhr kurz so aussah. Wenigstens auf der chirurgischen Seite. Dort waren zu dieser Zeit alle Behandlungszimmer frei, zum ersten Mal seit dem Morgen. Nur hielt dieser Zustand keine halbe Stunde an. Inzwischen sind drei neue Patienten eingetroffen. Zwei haben harmlose Schnittverletzungen. Der dritte ist ein älterer Mann, der zu Hause im Bad gestürzt war, nachdem er sich zwei Flaschen Bier und drei Gläser Wodka, die ziemlich groß gewesen sein müssen, genehmigt hatte. Anscheinend hat der Alkohol noch nichts von seiner Wirkung eingebüßt. Für ihn mag das angenehm sein. Er scheint keine Schmerzen zu spüren. Die muss er aber haben, so, wie er sich bei dem Sturz zugerichtet hat: Von seinem rechten Auge ist nicht mehr viel zu erkennen. Wo andere in seinem Alter Tränensäcke haben, ist bei ihm die Haut zu einem lilaroten Ballon von der Größe eines Tischtennisballs angeschwollen.

Noch schlimmer hat es seine Nase erwischt, die aussieht, als hätte jemand ihre Robustheit mit einem Hammer getestet. Nachdem der Notverband entfernt ist, den ihm die Rettungsassistenten angelegt hatten, hat der Chirurg eine offene Fraktur vor sich. Ein Knochenteil des zersplitterten Nasenbeins ragt seitlich durch die Haut. Aus der Wunde sickert unablässig Blut. Und auch die Unterlippe hat etwas abbekommen. Sie ist geschwollen und an der Innenseite ein Stück aufgeplatzt. Sieht ganz danach aus, als käme auf die Ärzte der HNO-Abteilung zu später Stunde noch Arbeit zu. Zumindest der offene Bruch und die Lippe müssen in der Nacht wieder hergerichtet werden. So besprechen es die Ärzte, und so teilen sie es dem Patienten mit.

Doch der interessiert sich für ihre Pläne herzlich wenig, was an seinem Alkoholpegel liegen dürfte. Er scheint nicht einmal zu wissen, warum er überhaupt in der Notaufnahme gelandet ist. Er will nur eins: nach Hause! Das sagt er niemandem. Überhaupt ist er sehr sparsam mit Worten. Doch kaum wird er für einen Moment in seinem Zimmer allein gelassen – die Pflegekräfte müssen zur Übergabe in den Aufenthaltsraum –, rappelt er sich hoch, um sich auf und davon zu machen.

Vielleicht denkt er, er könne ungesehen durch einen Hinterausgang entwischen. Vielleicht hat der Alkohol seinen Orientierungssinn vernebelt. Vielleicht weiß er aus dem gleichen Grund weder, wo er sich gerade befindet, noch, in welche Richtung er gehen muss, um nach draußen zu gelangen. Auf jeden Fall landet er in einem Fahrstuhl, kurz darauf ein Stockwerk höher – in der Obhut einer Krankenschwester, die ihn zwar nicht kennt, seine Orientierungslosigkeit aber sofort bemerkt und sich denken kann, wo er hingehört.

Der Tag hatte es in sich. In der Nacht wird es kaum ruhiger. Es bricht keine Hektik aus, es gibt aber auch keine Ruhephasen, wie sie in Nachtdiensten gelegentlich vorkommen. Bis zum Schichtwechsel am nächsten Morgen werden die Namen von zweiundzwanzig Patienten in den Computer eingegeben sein. Das sind ungefähr drei Patienten pro Stunde. In anderen Nächten sind es häufig nur sechs bis zehn, insgesamt. Heute kommen noch die acht Patienten hinzu, die bereits in den Behandlungszimmern lagen, als der Dienst begann. Da die Nachtschicht nur mit drei Pflegekräften bestritten wird, zwei weniger als tagsüber, haben diese gut zu tun. Die Zahl der Ärzte ist ebenfalls reduziert: jeweils ein Internist und ein Chirurg haben Dienst. Sollten Ärzte von anderen Fachabteilungen benötigt werden, müssen sie von den entsprechenden Stationen angefordert werden, die rund um die Uhr mit Ärzten besetzt sind.

Dass Wochenende ist, bekommen auch die zwei Krankenschwestern und der Pfleger zu spüren, die Nachtdienst in der Notaufnahme schieben. Ihnen wird kaum noch ein Patient gebracht, der am Abend nicht zu tief ins Glas geschaut hat. Die schwersten Fälle trudeln ab drei Uhr ein. Mit fast 4,8 Promille stellt Harald Körner in dieser Nacht den Rekord auf. Er wird kurz vor halb vier eingeliefert. Dass er betrunken ist, hat bei ihm allerdings nichts mit dem Wochenende zu tun. Er kommt weder von einem Fest noch aus einer Kneipe wie die anderen. Nach feiern ist ihm seit Langem nicht mehr zumute. Er ist alkoholkrank. Und das ist nicht sein einziges Problem. Der kommende Tag wird von seinem Schicksal überschattet werden. Doch das ahnt in diesem Moment noch niemand.

Der zweite Tag

Bernhard Wollweber und seine Frau Ingeborg sind Frühaufsteher. Für sie beginnt jeder Tag morgens um halb sieben. So halten sie es seit Jahren. Selbst jetzt, da beide Rentner sind, machen sie keine Ausnahme, nicht einmal an den Wochenenden. Und auch im Winter nicht, obwohl es um diese Uhrzeit dann noch stockfinster ist. Wie heute Morgen. Für den Körper, sagen sie, sei diese Regelmäßigkeit am gesündesten. Eine gewisse Regelmäßigkeit bestimmt auch ihren Tagesablauf. Er ist gegliedert durch die Mahlzeiten, die sie zu festen Uhrzeiten einnehmen. Bernhard Wollweber ist achtundsechzig, seine Frau sechs Jahre jünger. Sie sind seit fast vierzig Jahren verheiratet. Es geht ihnen gut, finanziell sind sie abgesichert. Wollweber war Beamter, er bekommt eine ordentliche Pension. Sie leben in einem abbezahlten Rotklinker-Reihenhaus in Norderstedt nördlich von Hamburg. Zum Haus gehört ein kleiner Garten. Wollweber liebt die Gartenarbeit. Er sagt, dabei könne er wunderbar entspannen. Außerdem seien seine Frau und er begeisterte Dahlienzüchter. Zweihundert Pflanzen haben sie im Lauf der Jahre zusammengetragen, und sobald sie irgendwo eine neue Sorte entdecken, wollen sie auch die noch haben. Das Blumenbeet wird ständig größer, die Rasenfläche immer kleiner. Für dieses Jahr ist die Arbeit im Garten allerdings erledigt. Die Dahlienknollen sind getrocknet und lagern fachgerecht im Keller.

In der kälteren Jahreszeit sind die Arbeiten im Haus an der Reihe. Für den morgigen Montag haben Wollwebers einen Maler bestellt. Er soll im Eingangsbereich und im Treppenhaus die Decken streichen und die Wände mit neuer Tapete bekleben. Damit er keine teure Zeit verschwendet, wollen sie alles für ihn vorbereiten. Gestern haben sie die Schränke ausgeräumt und nach nebenan ins Wohnzimmer getragen. Heute will Bernhard Wollweber noch den Heizkörper abmontieren, der rechts neben der Eingangstür angebracht ist. Fachmann für solche Arbeiten ist er nicht. Doch sollten sie für die wenigen Handgriffe extra einen Monteur kommen lassen?

Erst einmal frühstücken sie. Der Duft von aufgebackenen Brötchen zieht durchs Haus. Sonntags essen sie immer Brötchen, unter der Woche so gut wie nie. Dazu gibt es Marmelade und Käse und Kaffee mit Milch. Sie genießen das Frühstück in aller Ruhe. Dabei besprechen sie ihren Tagesplan. Ein Nachbar hat Bernhard Wollweber erklärt, was er tun muss, damit er beim Abmontieren des Heizkörpers keine Überschwemmung anrichtet. Es klang nicht weiter kompliziert. Nur hat Bernhard Wollweber so etwas noch nie selbst gemacht, ihm ist etwas unbehaglich. Bevor er sich seine Arbeitshose überzieht, die er sonst trägt, wenn er im Garten zugange ist, geht er noch einmal ins Schlafzimmer im ersten Stock, um die Betten zu machen. Seine Frau räumt in der Zwischenzeit den Tisch ab und bringt die Küche in Ordnung.

Es ist kurz vor zehn, als Bernhard Wollweber seinen Werkzeugkoffer aus dem Keller holt und neben den Heizkörper stellt. Als Erstes entfernt er den Thermostat, um an das Ventil heranzukommen. Das Ventil, hatte der Nachbar gesagt, sei das Wichtigste. Erst wenn es komplett geschlossen und damit die Wasserzufuhr unterbrochen sei, könne er den Heizkörper gefahrlos abmontieren. Wollweber hat die Worte noch im Ohr. Er greift eine Zange, setzt sie vorsichtig an, dreht – auf einmal schießt ihm ein Strahl Wasser entgegen. Zum Glück ist es nicht heiß. Im ersten Schreck reißt er die Hände nach vorn, drückt sie gegen das Ventil. Er will das Wasser stoppen. Doch das gelingt ihm nicht.

Plötzlich weiß er nicht mehr, was ihn mehr aus der Fassung bringt: das kleine Malheur mit dem Heizkörper oder das, was in beziehungsweise mit seinem Kopf geschieht. Es sind die Augen, die zuerst versagen. Sein Blickfeld schrumpft zu einem winzigen Punkt zusammen. Nur in der Mitte sieht er noch scharf, rundherum verschwimmt alles. Er kann sich kaum mehr orientieren. Kurz darauf setzt sein Gedächtnis aus. Er weiß nicht, was er gerade getan hat. Warum steht die Werkzeugkiste vor ihm auf dem Boden? Für ihn ein Rätsel. Wer er ist, weiß er noch, aber nicht mehr, was um ihn herum geschieht. Das versetzt ihn in Panik. Aufgeregt läuft er in die Küche zu seiner Frau. Auf den Fliesen in der Diele bildet sich eine Pfütze, die immer größer wird. Innerhalb weniger Minuten sprudelt so viel Wasser aus dem Heizungsrohr, dass es über die Türschwelle in den Keller hinunterläuft.

Die Panne mit der Heizung ist ärgerlich. Im Grunde ist sie aber nicht wirklich dramatisch. Es ist ja nur Wasser. Das kann aufgewischt werden, und der Keller wird bald wieder getrocknet sein. Doch Wollweber ist mit der Situation vollkommen überfordert. Während seine Frau, die in Stresssituationen stets verlässlich wie ein Schweizer Uhrwerk funktioniert, beherzt nach einem Feudel greift, um den Wassermassen beizukommen, nebenbei die Nachbarn zu Hilfe ruft, die das Ventil zudrehen und sie beim Wischen unterstützen, und kurz darauf auch noch mit einem Arzt telefoniert, irrt Bernhard Wollweber kopflos durch die Wohnung. Dabei brabbelt er dauernd die gleichen Fragen vor sich hin: »Warum machen wir die Heizung ab?« ... »Wo sind die Schränke hin?« ...

Seine Frau versucht, ihm die Lage zu erklären. »Weil morgen der Maler kommt«, sagt sie und wiederholt es noch einmal, da sie bemerkt, wie ungläubig er sie ansieht, als verstünde er ihre Sprache nicht mehr. Sie könnte es noch unzählige Male wiederholen, das hilft ihm auch nicht. »Was denn für ein Maler?«, fragt er, um gleich darauf von Neuem zu beginnen, diesmal hastiger: »Warum machen wir die Heizung ab?« ... »Wo sind die Schränke hin?«

Dabei stellt er sich nicht etwa dumm. Er weiß die Antworten tatsächlich nicht. Zwar hört er, was seine Frau zu ihm sagt. Ihre

Worte kommen bei ihm an, doch sie verschwinden einen winzigen Augenblick später wieder aus seinem Gedächtnis, als wären sie nie bis an sein Ohr gedrungen. Nicht anders verhält es sich mit dem, was er selbst von sich gibt: Kaum hat eine Frage seinen Mund verlassen, weiß er schon nicht mehr, dass er sie gestellt hat. Deshalb wiederholt er sie unablässig, dass man denken könnte, er sei nicht ganz beieinander. Überhaupt vergisst er alles, was sich in den nächsten dreißig, vierzig Minuten ereignet.

Als das Wasser gestoppt ist, ruft seine Frau den Hausarzt an. Sie befürchtet, ihr Mann könnte einen Schlaganfall erlitten haben – ausgelöscht.

Der Arzt will mit ihm selbst sprechen. Er stellt gezielt Fragen, um per Ferndiagnose nach Symptomen zu forschen, die auf einen Schlaganfall hindeuten. Wollweber übernimmt den Hörer, antwortet. Vielleicht spricht er etwas langsamer als sonst. Doch was er sagt, klingt durchaus vernünftig. Und dennoch: ausgelöscht!

Ingeborg Wollweber wählt den Notruf 112. Sie fordert einen Notarzt an. Nach einigem Zögern hatte ihr der Hausarzt dazu geraten – ausgelöscht!

Dann nimmt sie ihren Mann am Arm und führt ihn behutsam ins Wohnzimmer. Er setzt sich auf einen Stuhl, den sie zuvor in die Mitte des Raumes gestellt hat. Ausgelöscht!

Sie zieht ihn um, denn sie möchte nicht, dass sie ihn in seiner Arbeitskluft ins Krankenhaus bringen. Das wäre ihr unangenehm. Er bekommt ein frisches Hemd und eine akkurat gebügelte Hose. Wie ein braves Kind lässt er alles über sich ergehen – ausgelöscht!

Minuten später treffen eine Notärztin, ein Rettungssanitäter und zwei Rettungsassistenten ein. Sie können nicht direkt vor dem Haus parken. Dorthin führt nur ein schmaler Fußweg. Ausgelöscht!

Später wird sich Bernhard Wollweber nicht einmal erinnern, dass überhaupt jemand gekommen ist und ihn untersucht hat. Die Notärztin ist sich bei ihrer Erstdiagnose nicht hundertprozentig sicher. Einiges deutet auf einen Schlaganfall hin: der abrupte Gedächtnisverlust, seine zeitliche Orientierungslosigkeit. Es könnte sich aber auch um eine Synkope handeln, eine Störung der Hirndurchblutung, die mit einem plötzlichen kurzzeitigen Bewusstseinsverlust einhergeht. Vorsichtshalber erwähnt sie beide Möglichkeiten in ihrem Einsatzbericht. Weder mit der einen noch mit der anderen Einschätzung liegt sie richtig, wie sich später herausstellen wird. Aber viel wichtiger ist, dass sie ihn sofort ins Krankenhaus bringen lässt. Die beiden Rettungsassistenten holen eine Trage ins Wohnzimmer. Herr Wollweber setzt sich selbstständig darauf und lässt seinen Körper vorsichtig nach hinten auf die Decke sinken. Die Rettungsassistenten schnallen ihn fest und bugsieren ihn nach draußen, in den Rettungswagen.

All diese Szenen – sie sind bei Bernhard Wollweber sofort wieder ausgelöscht.

Die Fahrt zum Krankenhaus ... Zehn Minuten später die Ankunft in der Notaufnahme ... Die Erstversorgung, die die Krankenpfleger Günter und Peter vornehmen ... Die Untersuchung durch eine Neurologin ... Alles ausgelöscht. Restlos. Nicht ein winziges Detail, das in seinem Gedächtnis haften bleibt.

In der Notaufnahme hat die Frühschicht den ersten Schwung Patienten behandelt. Als um sechs Uhr der Dienst begonnen hatte, waren sämtliche Behandlungszimmer belegt gewesen. Allein drei Räume hatten C_2-Patienten blockiert, die, nachdem man sie in der Nacht versorgt hatte, nun ihren Rausch ausschliefen. Einer von ihnen hatte sich auf einer Geburtstagsfeier mit Bier einen Blutalkoholpegel von 2,3 Promille *er-trunken,* obwohl er vom Alkohol besser hätte die Finger lassen sollen, da seine Leber nur noch eingeschränkt funktioniert. In seiner Trunkenheit jammerte er, dass ihn schlimme Bauchschmerzen quälten. Daraufhin wurden verschiedene Untersuchungen angestellt, doch keine erbrachte einen Befund, abgesehen von der Sache mit der Leber, von der er aber vorher schon gewusst hatte. Deshalb war die Ärztin, die sich mit ihm befasste, den Verdacht nicht losgeworden, dass er sich nur in die Notaufnahme hatte bringen lassen, weil ihm sein Leichtsinn bewusst geworden war und er nun befürchtete, mit so viel Alkohol würde er die Nacht nicht überstehen.

Von dieser Sorte seien ihr schon einige untergekommen, sagt die Ärztin, manche sogar mehrmals. Sie wolle es nicht Notaufnahmetourismus nennen, aber Stammkunden gebe es durchaus. »Die legen alle mehr oder weniger das gleiche Verhalten an den Tag«, erklärt sie mir. »Erst kriegen sie vom Alkohol nicht genug. Dann überwältigt sie panische Angst, dass sie es mit der Sauferei vielleicht übertrieben haben. Deshalb lassen sie sich von einem Rettungswagen in die Notaufnahme kutschieren.« Mit einer Krankenschwester oder einem Arzt in der Nähe lässt es sich beruhigter schlafen. Die Krankenkasse zahlt ja.

Der Abstecher ins Krankenhaus gibt ihnen aber nicht nur das sichere Gefühl, am nächsten Morgen wieder aufzuwachen. Ihnen bleiben auf diese Weise auch die üblichen, meist unangenehmen Folgen der Trinkerei erspart. Denn fast immer erhalten Patienten, die nach Alkoholmissbrauch eingeliefert werden, Infusionen mit Natriumchloridlösung. Sie mindern die Wirkung des Alkohols, indem sie seine Konzentration im Blut verdünnen. Zusätzlich sorgen sie dafür, dass man nach dem Rausch keinen Kater bekommt oder nur in abgeschwächter Ausprägung. Außerdem ist Natriumchlorid, was ja nichts anderes ist als eine isotonische Kochsalzlösung, wichtig für den Elektrolythaushalt. Mit Kalium ist es überhaupt der wichtigste Mineralstoff für den menschlichen Organismus. Erfahrene Zecher wissen das alles. Und wer von ihnen sich einmal in einem Krankenhaus nüchtern schlafen durfte, begleitet von medizinischer Betreuung, weiß diese sanfte Form des Wieder-zu-sich-Kommens zu schätzen.

Bei Simon Röpert, dem zweiten C_2-Patienten, allerdings lag der Fall anders. Er hatte es in einer Diskothek mit einer Mischung aus Red Bull und reichlich Wodka zwar auf beachtliche 2,5 Promille gebracht. Damit war er jedoch nicht mehr in der Lage, Hilfe zu ordern. Die Wirkung des Alkohols hatte ihn selbst überrascht. Noch nie war er so betrunken gewesen. Dabei hatte der Fünfundzwanzigjährige verdammt viel Glück: Hätte ihn nicht zufällig ein Passant entdeckt, wie er vor dem Tanzschuppen auf dem Boden lag, ohne Jacke und am ganzen Leib zitternd – er hätte ebenso gut ein Fall für die Pathologie werden können. Als die alarmierte Rettungswagenbesatzung eintraf, war er zwar noch ansprechbar gewesen, aber schon stark unterkühlt. Gerade einmal vierunddreißig Grad betrug seine Körpertemperatur. Bis er in der Notaufnahme ankam, hatte er sich wieder einigermaßen aufgewärmt. Hier legten sie ihn ins Behandlungszimmer 2, überprüften wie bei allen Neuzugängen die Vitalparameter, nahmen Blut ab. Alle Werte waren im grünen Bereich. Deshalb bekam auch er nichts weiter als eine Natriumchloridinfusion.

Während nacheinander zwei Flaschen mit jeweils fünfhundert Millilitern der 0,9-prozentigen Lösung durch eine Braunüle in die Vene seines linken Arms tröpfelten, schlief er selig. Am Morgen verlegten sie ihn auf die Station ID 4. Medizinisch wäre das nicht unbedingt erforderlich gewesen, eine reine Vorsichtsmaßnahme. Auf diese Weise würde er noch einige Stunden unter Beobachtung bleiben, falls doch Komplikationen auftreten sollten.

Pfleger Günter war gerade dabei, das frei gewordene Zimmer für den nächsten Patienten herzurichten, als auf dem Notarzttelefon die Ankunft eines älteren Mannes mit Verdacht auf Schlaganfall angekündigt wurde – Bernhard Wollweber.

Seither ist keine halbe Stunde vergangen. Wollweber hat inzwischen den Platz von Simon Röpert in Zimmer 2 eingenommen. Er ist an einen Monitor angeschlossen, der auf einer Ablage am Fußende der Trage steht. Über das obere Drittel des Bildschirms läuft die EKG-Linie. Sie weist keine auffälligen Ausschläge auf. Darunter werden die Werte für Blutdruck und Puls angezeigt, noch tiefer, unten rechts in der Ecke, die Sauerstoffsättigung seines Blutes.

Der Achtundsechzigjährige ist bei vollem Bewusstsein. Er kann sich verständlich artikulieren, sein Gedächtnis hat aber weiterhin Aussetzer. Die Erinnerung endet nach wie vor genau in dem Moment, als er versuchte, das Ventil des Heizkörpers zu schließen und dabei von dem Wasserstrahl überrascht wurde. Ab da klafft eine Lücke. Es gelingt ihm auch jetzt nicht, sie mit Erinnerungen zu füllen, da er keine hat. Seine Sinnesorgane funktionieren, das Gedächtnis streikt.

Auch die Personen, die sich zurzeit um ihn kümmern, Pfleger und Neurologin, nimmt er in dem einen Augenblick wahr, hat sie aber im nächsten wieder vergessen. Dazwischen liegen dreißig Sekunden, vielleicht auch sechzig, kaum mehr. Solange jemand bei ihm ist, er ihn sehen kann oder von ihm berührt wird, existiert er für ihn. Aber auch nur, da sein Gehirn durch dessen Gegenwart ständig neue Impulse erhält. Sobald derjenige das Zimmer verlässt, erlischt die Wahrnehmung, entschwindet ihm, sodass er sie auch später nicht wieder hervorholen kann. Für ihn ist es dann so, als wäre er dieser Person niemals begegnet. Er kann sich weder an deren Namen oder Aussehen erinnern, noch daran, dass er sich mit ihr im selben Raum aufgehalten, vielleicht sogar mit ihr gesprochen hat.

Angesichts dieser Symptome überrascht es mich, dass er ausgerechnet mich anspricht, der ich völlig unbeteiligt bin. Ich stehe in einer Ecke des Behandlungszimmers und beobachte Neurologin und Pfleger bei ihrer Arbeit, ohne einen Mucks von mir zu geben. Doch er sieht zu mir herüber und sagt: »Sie kenne ich doch.« Ich weiß nicht, was ich ihm antworten soll. Ist es richtig, ihm in seinem Zustand zu widersprechen? Ich werfe der Neurologin einen fragenden Blick zu. Doch sie konzentriert sich auf ihren Patienten. Er wirkt sehr unruhig. Man spürt, dass er sich unwohl fühlt. Das ginge mir nicht anders, würden mir wie ihm alle Eindrücke und Empfindungen sofort wieder entgleiten. Vielleicht versucht er nur, einen Halt zu finden, sich an eine Kleinigkeit zu erinnern, um die Gewissheit zu haben, dass sein Gedächtnis ihn nicht vollends im Stich lässt. Vielleicht hatte er mein Gesicht tatsächlich draußen auf dem Gang gesehen, als ihn die Rettungsassistenten hereinbrachten. Ich hätte ihm gern etwas anderes gesagt, aber mir fällt beim besten Willen nicht ein, wann und wo wir uns schon einmal begegnet sein könnten. Ihm scheint meine Antwort nicht zu gefallen. Er ignoriert sie. Oder hat er sie bereits wieder vergessen? Jedenfalls wiederholt er, was er schon vorhin gesagt hat – dass er mich zu kennen glaubt. Und obwohl ich noch ein zweites Mal versuche, den Irrtum aufzuklären, bleibt er bei seiner Meinung.

Da Herr Wollweber als akuter Notfall eingestuft wurde, wird er ohne Unterbrechung behandelt. Er bleibt keine Minute unbeobachtet. Pfleger und Ärzte arbeiten parallel. Die Neurologin verbringt die meiste Zeit bei ihm. Aber auch sie beeilt sich. Falls es tatsächlich ein Schlaganfall war, der ihn in diesen Zustand versetzte, dürfen sie keine Zeit verlieren. Vor allem muss so schnell wie möglich herausgefunden werden, ob eine Gehirnblutung aufgetreten ist, ob es eine Störung bei der Blutversorgung gab, womöglich noch gibt.

Ingeborg Wollweber ist nicht mit in die Notaufnahme gefahren. Sie managt das Chaos zu Hause. Das hat nichts mit ihren Gefühlen für ihren Mann zu tun. Sie macht sich große Sorgen um ihn. Das Wort »Schlaganfall« hämmert die ganze Zeit in ihrem Kopf. Aber in der Klinik hätte sie auch nichts für ihn tun können. So rational sieht sie das. So kennt sie ihr Mann. Andere verlieren den Kopf, wenn alles drunter und drüber geht. Sie behält im größten Durcheinander die Übersicht, kann Emotionen, so belastend sie sein mögen, in den Hintergrund drängen. Damit gleicht sie aus, was ihrem Mann in solchen Situationen fehlt.

Selbst als die Notärztin ihn im Wohnzimmer untersucht hatte, war Frau Wollweber nicht vor lauter Aufregung hibbelig durch die Wohnung gelaufen. Sie hatte aber auch nicht tatenlos danebenstehen und zusehen können. Stattdessen hatte sie die Zeit genutzt, um schnell ein paar Sachen in eine Reisetasche zu packen, die ihr Mann benötigen würde, falls sie ihn im Krankenhaus behielten, wovon sie ausgehen konnte.

Ihre praktische Veranlagung funktioniert auch als Schutzmechanismus. Sie verhindert, dass sie zu grübeln beginnt, was auf sie zukommen könnte, sollte ihr Mann tatsächlich einen Schlaganfall erlitten haben. Diese Gedanken werden sie erst später einholen, in der folgenden Nacht, wenn sie allein im Ehebett liegen wird und ihr die Aufregungen des Tages wie ein Albtraum erscheinen. Sie wird davon Herzrasen bekommen und bis zum Morgen kaum schlafen können.

»Bitte den Kopf stillhalten!« Das ist der erste Satz, den Bernhard Wollwebers Gehirn seit dem Zwischenfall am Morgen wieder speichern kann. Zu diesem Zeitpunkt liegt er auf dem Tisch des Computertomografen. Die freundliche Stimme, die ihn ausspricht, gehört der Röntgenassistentin, die Herrn Wollweber auf die Untersuchung vorbereitet. Die junge Frau legt seinen Körper in die richtige Position, schnallt ihn in Höhe der Brust und der Oberschenkel mit Gurten fest. Danach verlässt sie den Raum, um vom Nebenzimmer aus die Apparatur in Gang zu setzen. Von ihrem Steuerpult aus kann sie durch eine große Glasscheibe beobachten, wie Wollwebers Kopf Millimeter um Millimeter durch die Röntgenspirale bewegt wird.

An diesen Vorgang wird sich der Patient hinterher nicht erinnern. Sein Gedächtnis funktioniert noch nicht wieder lückenlos und nicht so komplex wie vorher, sondern wie ein stotternder Motor, bei dem es immer wieder Fehlzündungen gibt. Die Worte der Röntgenassistentin behält er, aber ihr Aussehen kann er nicht speichern. Mit der Neurologin, die kurz darauf zu ihm kommt, verhält es sich ähnlich. Er meint, sie hätte ihm noch in den Räumen der Computertomografie das Untersuchungsergebnis überbracht. In Wirklichkeit befindet er sich bereits wieder im Behandlungszimmer, als sie ihm sagt, dass es kein Schlaganfall war und dass mit seinem Kopf alles in Ordnung sei. Er wird hinterher nicht einmal sicher sein, ob es sich um eine Ärztin oder einen Arzt gehandelt hat. Für eine Übergangsphase scheint sein Gehirn nur die wichtigsten Informationen aufzunehmen.

Es ist eine gute Nachricht für Wollweber. Er kann sie auch im Gedächtnis behalten. Am liebsten würde er sie sofort seiner Frau mitteilen, aber die ist noch zu Hause. Er könnte sie anrufen. In jedem Behandlungszimmer steht ein Telefon, das auch Patienten nutzen dürfen, um mit ihren Angehörigen zu sprechen. Doch damit ist er überfordert. Es verwirrt ihn noch zu sehr, was mit ihm geschehen ist. Er braucht Zeit, um den Schock zu überwinden, sich zurechtzufinden, wieder der Alte zu werden.

Eine schlechte Nachricht kommt jetzt von der Station Int 3: Sie meldet »MRSA-Alarm«! Die Int 3 ist eine von zwei Intensivstationen des Krankenhauses. Sie befindet sich im Nachbargebäude, ein Stockwerk höher. Hier werden Patienten mit schweren internistischen, neurologischen und Herzerkrankungen betreut. Mit einem Schlaganfall wäre Wollweber auch dorthin gekommen. Die Abkürzung MRSA steht für die fast unaussprechliche Wortschlange Methicillin-Resistenter-Staphylococcus-Aureus. Damit sind Staphylococcus-Bakterien gemeint, die gegen herkömmliche, aber eben auch gegen hochpotente, sogenannte Panzerschrank-Antibiotika wie Methicillin resistent sind.

Diese Keime sind kein spezielles Problem dieser Klinik, eher ein generelles Hygieneproblem. Sie dürften in jedem Krankenhaus und in allen Alten- und Pflegeheimen verbreitet sein, da viele Menschen sie mit sich herumtragen, ohne es zu merken. Bevorzugt siedeln sie sich in der Nase und in der Leistengegend an. Deshalb werden auch jedem Patienten, der aus einem anderen Krankenhaus oder einem Heim in die Notaufnahme gebracht wird, Proben von Nasensekret und Speichel entnommen, um sie im Labor auf Staphylococcus-Bakterien untersuchen zu lassen. Einmal eingeschleppt, können MRSA-Keime monatelang überleben, an der Kleidung des Personals, auf medizinischen Geräten, im Grunde überall, und das selbst bei großer Trockenheit und guter Hygiene. Während sie für gesunde Menschen normalerweise keine Bedrohung darstellen, sind sie für Patienten mit geschwächtem Immunsystem, offenen Wunden oder frischen Operationsnarben gefährlich. Im günstigsten Fall verursachen sie äußere Geschwüre und leichtere Infektionen, die relativ harmlos sind. Doch häufig lösen sie gefährliche Augen- und Wundinfektionen aus, Entzündungen des Knochenmarks, Abszesse an inneren Organen, Blutvergiftungen oder auch Lungenentzündungen, die vor allem bei Schwerkranken schwierig zu behandeln sind, oftmals sogar zum Tod führen.

Einen Todesfall gibt es auf der Int 3 nicht zu beklagen, so viel erfahren die Mitarbeiter der Notaufnahme. Sie können sich ausrechnen, dass mit hoher Wahrscheinlichkeit ein Patient betroffen ist, den sie in ihren Räumen erstversorgt hatten, bevor er auf die Intensivstation verlegt wurde. Um weitere Infektionen zu verhindern, muss gegen die gefährlichen Erreger vorgegangen werden. Die Zimmer auf der Intensivstation, in denen Patienten liegen, die sich mit MRSA-Keimen infiziert haben, werden für die nächsten acht Stunden isoliert, es dürfen auch keine neuen Patienten aufgenommen werden. Deshalb ist es wichtig, dass sie in der Notaufnahme Bescheid wissen. Werden in dieser Zeit übers Notarzttelefon Patienten angemeldet, für die eine intensivmedizinische Versorgung notwendig ist, müssen sie in andere Krankenhäuser umgeleitet werden. Chirurgische Fälle sind ausgenommen, die werden auf Int 2 betreut, der anderen Intensivstation.

Kaum hat die Internistin Nicola Wedde die Nachricht von der Sperrung der Int 3 an die Tafel geschrieben, die für alle gut sichtbar direkt neben dem Notarzttelefon hängt, tut sich etwas auf dem Bildschirm des Überwachungsmonitors, der direkt darunter steht. Harald Körner, der Patient mit dem unrühmlichen Promillerekord aus der letzten Nacht, ist darauf zu sehen. Er war kurz vor halb vier eingeliefert worden, nachdem ihn die Besatzung eines Streifenwagens orientierungslos aufgelesen und einen Rettungswagen angefordert hatte. Im Unterschied zu den anderen C$_2$-Patienten, die deutlich weniger intus hatten und ihren Rausch in den Behandlungszimmern ausschlafen durften, war er nach den obligatorischen Untersuchungen und der Blutentnahme im »Holsten-Eck«, wie der Ausnüchterungsraum im internen Betriebsjargon heißt, untergebracht worden. Einige nennen den Raum auch »Astra-Klause« oder »ZAB« – Zentralambulanz für Betrunkene.

Der Ausnüchterungsraum liegt etwas versteckt im hinteren

Teil der Notaufnahme, abseits der anderen Behandlungsbereiche. Er ist ungefähr drei mal drei Meter groß und ausgestattet wie die Ausnüchterungszellen, die es auf vielen Polizeiwachen gibt: Der Fußboden ist gefliest, die Wände bis auf eine Höhe von gut zwei Metern ebenfalls. An einer Wand hängt ein Waschbecken, unzerstörbar, aus robustem Edelstahl. Auf dem Boden, der von allen Seiten mit leichtem Gefälle auf einen Abfluss zuläuft, liegen zwei Schaumstoffmatratzen mit wasserdichten, abwaschbaren Bezügen. Die Tür ist im Gegensatz zu denen in Polizeizellen aus verleimtem Holz. Sie kann aber wie diese ebenfalls nicht von innen geöffnet werden. Streng genommen ist der Patient eingesperrt. Allerdings geschieht das zu seinem Wohl und auch nicht gegen seinen Willen. Falls er den Raum verlassen möchte und dazu in der Lage, also gehfähig, ist, wird ihm das gestattet, jedoch nur in Begleitung einer Schwester oder eines Pflegers, damit ihm nichts zustößt. Und um zu verhindern, dass er orientierungslos durch die Klinik irrt oder sich in seinem Zustand womöglich etwas antut.

Da nicht ständig einer vom ZNA-Personal abgestellt werden kann, der die Patienten im »Holsten-Eck« im Auge behält, ist oberhalb der Tür eine Kamera mit Zoomobjektiv installiert, die jeden Winkel des Raumes erfasst. Die Bilder sind auf dem Monitor zu sehen, der neben dem Notarzttelefon steht. Solange die Patienten schlafen, sind es friedliche Aufnahmen. Erwachen sie jedoch, ist das Bild, das viele von ihnen abgeben, zumindest gewöhnungsbedürftig, besonders wenn sie noch nicht wieder imstande sind, Harndrang und Stuhlgang unter Kontrolle zu halten.

Dagegen verhält sich Harald Körner geradezu wohlerzogen. Man kann jede seiner Bewegungen auf dem Monitor mitverfolgen. Obwohl er mehrere Anläufe benötigt, um seinen Körper aus der Waagerechten in den aufrechten Stand zu befördern, findet er den Klingelknopf neben der Tür und betätigt ihn. Auf dem Weg zur Toilette torkelt er allerdings so stark, dass man Angst bekommt, er könnte stürzen. Und das, nachdem er ungefähr sechs Stunden am Stück geschlafen hat. Irgendwie schafft er es bis zum WC und mit ähnlich schwungvoll genommenen Kurven, die ihn an der Wand entlangschrammen lassen, auch wieder zurück.

Es verblüfft mich, dass er trotzdem sehr genau registriert, wie seine Erscheinung in dieser Situation auf andere wirkt. Dass ihn jemand in dieser Hilflosigkeit erlebt, ist ihm offenbar peinlich. Demütigend findet er, dass er auf einer Matratze am Fußboden liegen muss, anstatt ein normales Bett zu bekommen. »Ich bin doch kein Penner«, sagt er und bleibt an der Tür stehen. Für einen Augenblick sieht es aus, als wolle er sich weigern, den Ausnüchterungsraum wieder zu betreten. Er murmelt etwas vor sich hin, wovon ich nur die Wörter »Abschaum« und etwas später »ist auch egal« heraushöre, ohne mir zusammenreimen zu können, was er damit meint. Er geht dann doch zwei, drei Schritte, zögerlich, hinein, setzt sich auf die Kante der Matratze, mit dem Gesicht zur Tür, um seinen Monolog fortzusetzen.

Entweder gibt er sich mehr Mühe, oder ihm fällt das Sprechen im Sitzen leichter. Der viele Alkohol scheint seine Zunge zwar noch zu lähmen. Dennoch sind seine Sätze jetzt wesentlich besser zu verstehen. Er redet von seiner Mutter und davon, dass er ganz schnell zu ihr müsse, da sie heute ihren achtzigsten Geburtstag feiere. Seine Frau und die Töchter seien sicher schon bei ihr. »Zwei Töchter habe ich«, sagt er. »Die ältere ist zweiundzwanzig. Sie wohnt nicht mehr zu Hause. Die jüngere will im übernächsten Jahr Abitur machen und danach studieren, Modedesign oder etwas in diese Richtung.« Er sieht mich an und fragt, ob ich Kinder habe. Einen Sohn, sage ich, ein Jahr älter als seine Jüngste. Er bereite sich gerade aufs Abitur vor.

Ich bin mir nicht sicher, ob er hört, was ich sage. Er reagiert nicht, scheint in seine eigene Welt versunken. Schließlich kommt er wieder auf seine Mutter zu sprechen, auf ihren Geburtstag. Er sagt ein paarmal, dass er endlich losmüsse. Dabei klingt er, als rede er auf sich selbst ein, als müsse er sich seine Pflichten als Sohn in Erinnerung rufen. Anstatt sich jedoch in Bewegung zu setzen, verfällt er wieder in das kaum verständliche Brabbeln von vorhin, kippt dabei mit dem Oberkörper seitlich auf die Matratze, zieht ein Stück Decke über sich und scheint augenblicklich einzuschlafen. Als hätte der kleine Ausflug zur Toilette all seine Kraft beansprucht. Die Kamera bleibt eingeschaltet. Auf dem Monitor rührt sich nichts mehr.

Vor dem Schichtwechsel um vierzehn Uhr treffen noch zwei Patienten ein. Bei beiden handelt es sich um Pflegefälle. Beide kommen auf die internistische Seite: Herbert Schmidt in Zimmer 1 am Anfang, Maria Busch in Zimmer 5 am Ende des Ganges. Die Neuzugänge haben noch etwas gemeinsam: Beide werden des Öfteren in die Notaufnahme gebracht, in unregelmäßigen Abständen, mehrmals im Monat. Und beiden kann nur noch bedingt geholfen werden. Allerdings aus ganz unterschiedlichen Gründen.

Maria Busch hat die neunzig überschritten. Ihr Herz ist dafür noch gut in Schuss. Doch der Körper zollt dem Alter Tribut. Deshalb verbringt sie ihren Lebensabend in einem Pflegeheim. Sie ist noch rüstig genug, um die Tage nicht im Bett liegend zubringen zu müssen. In der vertrauten Umgebung ihres Zimmers schafft sie es an den meisten Tagen, ein paar Schritte zu gehen – ins Bad, auf die Toilette, zum Fernseher, hinaus auf den Balkon. Doch die meiste Zeit sitzt sie in einem gemütlichen Sessel am Fenster. Von dort kann sie auf einen kleinen Park sehen, der zum Heim gehört. Spazieren gehen kann sie darin nicht mehr.

»AZ-Verschlechterung« hieß auch in ihrem Fall die Diagnose. Das Pflegepersonal im Heim hatte einen Arzt gerufen, nachdem sie über leichte Übelkeit, Schmerzen in der Brust und Atemnot klagte. Der Arzt hatte sie kurz untersucht und dann die Einweisung ins Krankenhaus angeordnet. Was hätte er sonst auch tun sollen? Helfen konnte er ihr nicht. Das können sie zwar im Krankenhaus auch nicht wirklich, wenn ein Mensch in Maria Buschs Alter dem Ende entgegengeht. Hätte der Arzt sie jedoch im Heim gelassen und es wäre dort etwas mit ihr geschehen, weil hinter ihren Beschwerden doch mehr als die üblichen Alterserscheinungen steckte – er hätte sich auf eine Menge Ärger gefasst machen müssen. Deshalb hatte seine Entscheidung neben der medizinischen Indikation auch einen juristischen Grund.

Und so wird mit der Patientin verfahren, wie es in solchen Fällen gang und gäbe ist: Die üblichen Untersuchungen in der Notaufnahme, bei denen nichts festgestellt wird, was nicht durch ihr Alter erklärbar wäre. Außerdem erhält sie einen Blasenkatheter. Bis der sich in der richtigen Position befindet, muss die Prozedur sehr unangenehm für sie sein. Obwohl Pfleger Günter behutsam vorgeht, zuckt sie einige Male zusammen und stöhnt vor Schmerz. Danach kommt sie auf eine Bettenstation, wo sie einige Tage bleiben wird, zur Beobachtung. Das ist gut für die Belegungsrate der Klinik und schlecht für die Schatztruhe der Krankenkasse. Ob es der Patientin hilft, für die die Fahrt ins Krankenhaus anstrengend und mit viel Aufregung verbunden ist, steht in den Sternen.

Der zweite Patient, Herbert Schmidt, ist gut vierzig Jahre jünger. Er ist im zurückliegenden Sommer fünfzig geworden. Jedoch frage ich mich, ob er damit nicht schlechter dran ist. Das klingt zynisch, und ich erschrecke selbst, dass ich so denke. Macht das die Umgebung? Wohl kaum. Seit ich in der Notaufnahme bin, erscheint mir das Leben noch wertvoller, gerade weil ich so viel Leid zu sehen bekomme. Doch Herbert Schmidt ist ein Sonderfall. Ich kam völlig unvorbereitet zu ihm ins Zimmer. Vorher hatte ich auf die Tafel geschaut und die üblichen Angaben gelesen. Aber dort stand nichts, was mich vorgewarnt hätte. Als ich die Tür öffnete und zu ihm hinübersah, wie er auf der Trage lag, stockte mir der Atem. Ich blieb stehen, schluckte – und hätte beinahe wieder kehrtgemacht.

Das ist fünf Minuten her, höchstens. Mir erscheint es wie eine Ewigkeit. Ich bin dann doch hineingegangen, wollte nicht kneifen. Auch das gehört dazu, sagte ich mir. Seitdem zwinge ich mich, den Anblick auszuhalten. Die Pflegekräfte und Ärzte müssen das auch. Günter scheint damit nicht das geringste Problem zu haben. Er erledigt die gewohnten Handgriffe, routiniert und unbeeindruckt, wie es aussieht. Oder täusche ich mich? Hat er nur gelernt, bestimmte Dinge auszublenden, die er sieht? Weiß er, wie man es anstellt, dass sie gar nicht erst bis zum Gehirn vordringen? Kann er diesen Mann ansehen, ohne zu registrieren, dass ihm ein Teil des Kopfes fehlt? »Nein«, sagt er, »als ich ihn das erste Mal gesehen habe, war ich auch – na ja, vielleicht nicht geschockt, aber doch... beeindruckt... unangenehm berührt.« Mittlerweile sei der Mann jedoch so oft hier gewesen, dass er sich an den Anblick gewöhnt habe.

Diesmal haben sie ihn hergebracht, weil er Krampfanfälle hatte, gleich mehrere hintereinander. Dabei sind Krampfanfälle nichts Ungewöhnliches bei ihm. Die bekommt er häufiger. Im Pflegeheim geben sie ihm täglich Medikamente dagegen. Anscheinend wirken sie manchmal nicht. Die Leute im Heim bekämen dann wohl Angst, er könnte ihnen unter der Hand wegsterben, meint Günter. Lieber schicken sie ihn wieder ins Krankenhaus, obwohl man hier auch nicht viel für ihn tun kann. Wenn überhaupt, kann sich sein Zustand durch den Aufenthalt in der Klinik bestenfalls geringfügig bessern. Dann bleibt jedoch immer noch die Frage, ob er das auch spüren kann. Niemand weiß, zu welchen Empfindungen er noch fähig ist.

Ein Pflegefall wird Herr Schmidt bleiben, daran ist nichts zu ändern. Was für ihn getan werden konnte, haben Ärzte vor Jahren schon getan, nach seinem schweren Autounfall, bei dem er neben vielen anderen Verletzungen eine Schädelfraktur erlitten hatte. Vielleicht haben sie sogar zu viel gemacht, mehr, als gut für ihn war. Doch wer will darüber schon befinden?

Damals haben sie seinen Kopf operiert, mehrmals sogar. Die Narben sind noch deutlich zu sehen. Die linke Seite seines Gehirns hatte das meiste abbekommen. Ein Großteil davon war nicht mehr zu retten gewesen. Es musste entfernt werden, um ihn am Leben – oder wie man seinen Zustand nennen will – zu halten. Seine lebenswichtigen Organe funktionieren noch, er muss nicht künstlich beatmet werden, und das Herz schlägt von allein. Doch seine rechte Körperhälfte ist komplett gelähmt. Die rechte Hand und der rechte Fuß sind mittlerweile spastisch verkrampft. Der Unterkörper wird von einer Windel umhüllt. Er kann nicht gehen, nicht für einen Moment aufrecht stehen, und sitzen kann er auch nicht.

Wie er da so liegt, wirkt er völlig apathisch. Hin und wieder gibt er einen undefinierbaren Laut von sich. Man weiß nicht, ob er damit Schmerzen artikulieren will oder ein Wort, das er früher problemlos aussprechen konnte. Jetzt kann er das nicht mehr. Seine Augen starren unablässig zur Decke. Sieht er etwas? Er atmet durch den Mund, der die ganze Zeit offen steht. Dadurch sehe ich, dass er keine Zähne hat. Auch der Unterkiefer scheint ihm komplett entfernt worden zu sein.

Der Anblick all dessen lässt sich irgendwie ertragen. Vielleicht habe ich mich durch die vielen bettlägerigen Patienten, von denen einige ähnlich aussahen, an solche Bilder gewöhnt. Was mich jedoch erschaudern lässt, seit ich das Behandlungszimmer betreten habe, ist die ungewöhnliche Form des Kopfes, oder besser: dessen, was von ihm nach zahlreichen Operationen übrig geblieben ist. Ihm fehlt seitdem nicht nur ein Stück des Gehirns. Oberhalb des linken Auges und des linken Ohres sind auch die Hälfte des Stirnbeins, fast das gesamte Schläfenbein und ein Teil der Schädeldecke verschwunden. Es sieht aus, als wäre eine schwere Eisenstange waagerecht auf den Kopf gekracht und hätte die Schädelknochen zur Kopfmitte hin massiv eingebeult. Die Ausbuchtung ist enorm, von vorn betrachtet im Durchmesser so groß wie ein Tennisball. Ungefähr die Hälfte seines oberen Kopfteils ist nicht mehr vorhanden. Haare, die die Deformation ein wenig verdecken könnten, wachsen auf den Narben nicht. Ich hatte immer angenommen, nach Operationen, die einen Menschen derart entstellen, würde mit plastischer Chirurgie nachgeholfen. Aber wahrscheinlich hatte damals niemand damit gerechnet, dass Herbert Schmidt erst die Folgen seines Unfalls und danach auch noch die massiven Eingriffe überhaupt überstehen würde.

Ich hätte gern mehr über diesen Mann erfahren. Wie er über

sein Schicksal denkt. Ob er überhaupt noch denken kann. Woran aus seinem früheren Leben er sich erinnert. Falls er sich erinnert. Ob er in seiner linken Körperhälfte, die nicht gelähmt ist, Schmerzen empfindet. Und wie es ist, dieses Leben, das sich ein Außenstehender wie ich nicht vorzustellen vermag. Ob er es noch als Leben empfindet, wenn er doch nichts mehr empfinden kann. Ich hätte gern gewusst, ob er eine Familie, Kinder hatte, bevor der Unfall geschah. Und was aus ihnen geworden ist. Ob es jemanden gibt, der ihn im Pflegeheim ab und zu besucht, sich an sein Bett setzt, ihm etwas erzählt oder aus Büchern vorliest, obwohl er vielleicht gar nichts versteht. Ob ihm jemand die Musik vorspielt, die er früher gerne gehört hat. Und ob ihm die Betreuer im Heim wenigstens jeden Tag ein Lächeln schenken, so wie Günter vorhin, als er seinen Blutdruck maß. Doch nichts davon erfahre ich. In den Stunden, die Herbert Schmidt in der Notaufnahme liegt, meldet sich kein Angehöriger am Empfang. Es erkundigt sich auch niemand übers Telefon, wie es um ihn steht.

Es ist ruhiger geworden in der Notaufnahme. Ein Blick in den chirurgischen Bereich zeigt, dass alle Behandlungszimmer leer stehen. Den ganzen Vormittag über war hier kaum Betrieb gewesen. Die wenigen Patienten, die gekommen waren, hatten Verletzungen gehabt, die man auf einer Notfallstation nicht unbedingt vermutet hätte: Einer war im Garten mit dem Fuß umgeknickt, ein anderer hatte sich beim Essenzubereiten mit dem Küchenmesser geschnitten. Eine Frau, die mit dem Rad gestürzt war, war noch der dramatischste Fall, da es anfangs so aussah, als könnte sie sich innere Verletzungen zugezogen haben. Allerdings stellte sich schnell heraus, dass sie glimpflich davongekommen war: Ein paar Hautabschürfungen, die schwach und nur oberflächlich bluteten – mehr musste nicht verarztet werden. Sie alle waren nacheinander gekommen, in größeren Abständen, sodass immer nur ein Behandlungszimmer besetzt gewesen war.

Die Ruhe gestattet dem ZNA-Personal eine kurze Pause, zum Schichtwechsel genau der richtige Zeitpunkt. Ich bleibe auf dem

Gang, am hinteren Empfangstresen, in Reichweite des Notarzttelefons. Von hier aus kann ich sehen, wenn ein Rettungswagen kommt. Gleichzeitig habe ich den Monitor der Überwachungskamera im Ausnüchterungsraum im Blick. Harald Körner hat sich die Decke bis unters Kinn gezogen. Er bewegt sich nicht, scheint weiterzuschlafen. Aus dem Aufenthaltsraum kommt Olaf, ein Pfleger. Er beginnt gerade seinen Spätdienst. Heute ist er der einzige Mann unter den Pflegekräften. Er hat sich für die Ersteinschätzung einteilen lassen. Die Krankenschwestern Nicola und Madeleine sind auch wieder da. Neu in dieser Schicht sind Kerstin und Susanne, die am Vortag Frühdienst hatten.

Ich spreche kurz mit Olaf. Er sieht müde aus, sagt, er habe letzte Nacht so gut wie gar nicht geschlafen. Seine Augen sind rot unterlaufen. Etwas scheint ihn zu bedrücken. Er ist verschlossener als sonst. Nicht, dass er eine Plaudertasche wäre. Aber wir haben einige gute Gespräche geführt in den letzten Wochen. Über seine Arbeit hier und übers Reisen. Er verreist gern, mit Vorliebe in exotische Länder. Auch über unser Privatleben haben wir gesprochen. Ich habe ihm von meinem Sohn erzählt und auch von meiner letzten Beziehung, die gescheitert ist. Olaf hat keine Kinder. Ich glaube, er hätte gern welche, obwohl er manchmal denkt, er sei zu alt dafür. Er ist siebenundvierzig, seine Frau elf Jahre jünger. Sie arbeitet ebenfalls im Krankenhaus, als Schwester auf einer Bettenstation. Einmal brachten wir gemeinsam einen Patienten dorthin, als sie gerade im Dienst war. Drei Wochen ist das her. Danach erzählte er mir, wie sie sich im Krankenhaus kennengelernt hatten und dass es eine Weile gedauert habe, bis sie gemerkt hätten, dass sie zusammengehören. Jetzt wohnen sie in einem schönen Haus jenseits der Stadtgrenze, weil es dort grüner, aber auch erheblich preiswerter ist. Er ist stolz auf sie, das spürt man. Wenn er von ihr spricht, klingt er manchmal wie ein Achtzehnjähriger, der frisch verliebt ist.

Heute ist es anders. Er ist heute anders. Heute möchte er offenbar nicht sprechen, nicht einmal über sie. Als ich ihn frage, ob mit ihm alles in Ordnung sei, schneidet er nur eine Grimasse, zuckt die Achseln und breitet dabei seine Arme aus, als wolle er sagen: »Kann man nichts machen. Ist halt so.« Was er damit meint? Ich weiß es nicht. Vielleicht war ich zu direkt. Ich hake nicht nach. Er muss auch los, am Empfang warten neue Patienten. Später wird sich keine Gelegenheit mehr ergeben, ihn zu fragen, da wir nicht mehr allein sein werden. Aber auch von seinen Kolleginnen wird sich in den nächsten Stunden keine nach seinem Befinden erkundigen, obwohl ihnen auffallen müsste, dass es ihm nicht gut geht.

Es ist schwer einzuschätzen, wie sie zu ihm stehen, ob er bei ihnen beliebt ist. Freundschaften scheint es unter den Pflegekräften nur wenige zu geben. Schwester Susanne und Schwester Tanja fallen mir ein. Jede hat ein Pferd, sie reiten gelegentlich zusammen aus, fahren gemeinsam zu Reitturnieren und treffen sich auch sonst in ihrer Freizeit. Andere sind nicht so eng, jedenfalls nicht, dass ich es mitbekommen hätte. Peter Niebuhr, der pflegerische Leiter der Station, meint, seine Truppe sei ein Club von Individualisten.

Olaf hat mir einmal gestanden, dass er nicht glücklich ist in der Notaufnahme. Das würde vor allem an der Arbeit liegen. Hier habe man zu wenig Kontakt zu den Patienten, könne sich immer nur kurz um sie kümmern. Lieber würde er wieder auf einer Bettenstation arbeiten. Dort ist es anders. Später werde ich erfahren, dass er einen Versetzungsantrag gestellt hat, dem stattgegeben wird. Mit Beginn des neuen Jahres wird er auf eine Bettenstation wechseln.

Kurz darauf wird Bernhard Wollweber, der Patient mit dem Gedächtnisausfall aus Zimmer 2, an mir vorbeigeschoben. Das Kopfende der Trage ist hochgestellt, sodass er fast aufrecht sitzt. In seinem Schoß liegt auf der Decke eine blaue Mappe, die Akte mit den Untersuchungsergebnissen. Damit ist seine Behandlung in der Notaufnahme abgeschlossen. Jetzt kommt er auf eine Bettenstation. Im ZNA-Computer wird er als Ausgang registriert.

Lange wird es nicht dauern, bis ein anderer Patient seinen Platz einnimmt, mit einem anderen Namen, einem anderen

Krankheitsbild. Ein anderes Schicksal. Für das Personal der ZNA ist das der übliche Lauf der Dinge, der sich ständig wiederholt. Im Jahr 2006 registriert die Notaufnahme jeden Tag durchschnittlich hundertsechzehn Patienten. Das macht knapp fünf pro Stunde – alle zwölf Minuten einer. In den seltensten Fällen erfahren Pflegekräfte und Ärzte, was aus ihnen wird, nachdem sie ihre Station verlassen haben. Ich würde das wissen wollen. Aber für mich ist das alles auch neu, aufregend, spannend. Und verglichen mit einem ganzen Arbeitsleben, das manche im Krankenhaus verbringen, bin ich nur für eine sehr überschaubare Zeitspanne hier. Wie viele Patienten habe ich bisher schon gesehen? Zweihundert? Dreihundert vielleicht? Und wer von ihnen wäre mir im Gedächtnis geblieben, hätte ich mir keine Notizen gemacht?

Mit Desinteresse hat das nichts zu tun, bei mir nicht und bei denen, die hier arbeiten, erst recht nicht. Schuld, wenn man das so nennen will, sind eine hohe Durchlauffrequenz und die kurze Verweildauer. Auf anderen Stationen bleiben Kranke mindestens zwei, drei Tage, die meisten länger. Der Durchschnitt liegt in der Klinik bei einer Woche. Pflegepersonal und Ärzte bekommen dadurch häufiger Kontakt zu den Patienten, haben mehr Zeit für sie. Da bleibt schon mal ein Name haften, wird eher das eine oder andere Wort gewechselt, das über Untersuchungsergebnisse, Diagnosen und Behandlungsmethoden hinausgeht. Dagegen verlassen Patienten die Notaufnahme spätestens nach vier, fünf Stunden wieder. Was von ihnen zurückbleibt, ist allenfalls ein flüchtiger Eindruck, der innerhalb weniger Minuten zur Vergangenheit wird. Denn bevor man ihn verarbeiten oder wenigstens in seinem Gehirn speichern kann, hat einen die Gegenwart eingeholt – ein neuer Patient, der versorgt werden muss.

Wollweber ist weg, aber ich denke noch an ihn. Ich finde es unbefriedigend, nicht zu wissen, was er wirklich hat. Ein Schlaganfall war es nicht. Er schwebt auch nicht in Lebensgefahr. Sein Zustand hat sich seit dem Morgen erheblich gebessert. Schön und gut. Die Ärzte der Notaufnahme haben ihren Part erledigt.

Aber was war es dann, das seinem Gedächtnis so übel mitgespielt hat?

Während ich auf dem Gang stehe und meinen Gedanken nachhänge, verlässt Ingeborg Wollweber das Reihenhaus in Norderstedt und macht sich auf den Weg zum Krankenhaus. Die Diele ist trocken gewischt. Die Nachbarn sind wieder in ihren eigenen vier Wänden. Und ihr Mann, denkt sie, müsste inzwischen gründlich untersucht worden sein. Nicht, dass sie wieder ewig warten muss, ehe sie zu ihm kann, wie beim letzten Mal. Damals hatte sie fünf Stunden im Warteraum gesessen, verdammt zum Nichtstun, was nicht ihre Stärke ist.

Da die Zweiundsechzigjährige nicht Auto fahren darf, weil ihre Augen zu schlecht sind, geht sie zu Fuß. Sie kennt die Strecke. Auf dem Weg kann sie ein wenig durchatmen. Das tut ihr gut. Obwohl natürlich die Angst mitläuft, und die Ungewissheit, was sie erwartet. Sie braucht keine zwanzig Minuten bis zum Klinikgelände. In der Notaufnahme erfährt sie, wo sie ihren Mann hingebracht haben.

Wollweber ist als pensionierter Beamter privat krankenversichert. Siebzig Prozent seiner Krankenkosten sind ohnehin durch ein spezielles Beihilfesystem, von dem Beamte und Angestellte des öffentlichen Dienstes profitieren, abgedeckt. Den Rest übernimmt seine Krankenkasse. Als Privatversicherter besitzt er in der Klinik einen gewissen Sonderstatus. Ihm steht zum Beispiel die Behandlung durch einen Chefarzt zu. Außerdem hat er laut Tarif Anspruch darauf, in einem Zweibettzimmer untergebracht zu werden. Trotzdem kommt er in ein Dreibettzimmer, da anderswo kein Bett für ihn frei ist. Warum später auf der Abrechnung die Kosten für ein Zweibettzimmer veranschlagt werden, wird ihm ein Rätsel sein. Auch seine Reklamation wird nicht helfen, es zu lösen. Im Gegenteil: Auf der korrigierten Fassung der beanstandeten Rechnung wird zwar als Berechnungsgrundlage ein Dreibettzimmer stehen, unterm Strich aber die gleiche Summe herauskommen.

Aber damit braucht sich Bernhard Wollweber erst in einigen

Wochen auseinanderzusetzen. An diesem Nachmittag ist er beschäftigt genug, den Schock vom Morgen zu verdauen und die Lücken in seinem Gedächtnis mit den Worten seiner Frau aufzufüllen, die ihm von all dem erzählt, was er nicht hat in Erinnerung behalten können. Während sie miteinander reden, scheint sein Gedächtnis wieder normal zu funktionieren. Doch Ingeborg Wollweber ist immer noch angespannt. Sie merkt, dass sie ihren Mann plötzlich anders sieht, beobachtet, genau hinhört, was er zu ihr sagt und ob er die Wörter auch deutlich ausspricht. Einige Dinge wiederholt er, das fällt ihr auf. Ansonsten wirkt er so, wie sie ihn kennt, etwas erschöpft vielleicht.

Trotzdem würde er am liebsten gleich wieder mit ihr nach Hause gehen. Die Vorstellung, die kommende Nacht mit zwei anderen Patienten im Zimmer verbringen zu müssen, stimmt ihn nicht gerade froh. Die beiden, die in den Betten neben ihm liegen, sind ungefähr in seinem Alter. Ihnen geht es allerdings viel schlechter als ihm: Der eine hat einen Hirntumor und soll in den nächsten Tagen operiert werden. Der andere quält sich mit einer schweren Lungenentzündung herum.

Doch so schnell entlassen die Ärzte den Patienten Wollweber nicht. Heute, am Sonntag, stellen sie mit ihm zwar nichts mehr an. Dafür haben sie für den nächsten Tag eine Reihe von Untersuchungen angesetzt: Mit einem Elektroenzephalogramm (EEG) werden sie die elektrischen Gehirnströme in seinem Kopf messen, um eine mögliche Hirnerkrankung oder einen Tumor auszuschließen. Per Echokardiografie, einer Ultraschalluntersuchung des Herzens, soll außerdem festgestellt werden, ob womöglich eine Herzmuskel- oder Herzklappenerkrankung vorliegt oder ob sich etwa ein Blutgerinnsel an einer Herzklappe gebildet hat, das sich ablösen und ein Gefäß im Gehirn wie ein Pfropfen verschließen kann. Und um nichts zu übersehen, werden sie ihm auch noch ein Kontrastmittel über eine Vene in den Kopf spritzen und ihn anschließend durch den Kernspintomografen schicken.

Erst danach wird ihre Diagnose endgültig feststehen: Transiente globale Amnesie, abgekürzt TGA, eine neurologische Erkrankung, die hauptsächlich bei älteren Menschen auftritt. Das Gute an ihr ist: Bis auf eine Gedächtnislücke, die einen Zeitraum von maximal vierundzwanzig Stunden umfassen kann, hinterlässt sie keine bleibenden Schäden. Beunruhigend hingegen wirkt, dass bisher nicht herausgefunden werden konnte, wodurch sie eigentlich ausgelöst wird. Das jedoch ist etwas, woran Bernhard Wollweber lieber nicht denken mag. Bevor ihn die Ärzte am Dienstag entlassen werden, wird er von ihnen zu hören bekommen, dass eine Störung, wie er sie erlebt hat, normalerweise eine einmalige Sache sei. Mit dieser Aussage kann er viel besser umgehen. Daran wird er sich klammern.

Die Patientenflaute hält an. Die Zeit vergeht zäh. Es ist fünfzehn Uhr dreißig. Erst anderthalb Stunden sind seit Beginn der Spätschicht vergangen. Im »Holsten-Eck« rührt sich etwas. Harald Körner ist aufgewacht, wälzt sich unruhig hin und her. Sein Körper zittert. Die Entzugserscheinungen. Er muss wieder zur Toilette. Diesmal treibt ihn jedoch nicht sein Harndrang, sondern ihm ist übel. Er würgt und röchelt so laut, dass ich es auf dem Gang höre. Es dauert zehn Minuten, bis er seinen Magen gründlich entleert hat.

Danach möchte er nach Hause. Oder doch nicht? Er scheint sich nicht sicher zu sein, überlegt. »Ich weiß ja nicht«, sagt er, »ob die mich da noch haben wollen.« Aber in die »Zelle«, wie er den Ausnüchterungsraum nennt, will er auf keinen Fall zurück. Wäre er klarer im Kopf und etwas sicherer auf den Beinen, könnte er mit dem Bus fahren. Doch in seinem Zustand wäre das zu riskant. In solchen Fällen bestellen die TPA normalerweise ein Taxi für den Patienten, das der allerdings selbst bezahlen muss. Nur scheidet diese Möglichkeit ebenfalls aus: Körner findet keinen Cent in seinen Taschen. Wenigstens kann er sich an die Telefonnummer zu Hause erinnern. Seine Frau erklärt sich auch sofort bereit, ihn mit dem Auto abzuholen.

Eine knappe halbe Stunde später steht sie im Warteraum. Sie

ist kein bisschen aufgeregt. Ihr scheint die Prozedur vertraut zu sein. Und falls die Situation unangenehm für sie sein sollte, lässt sie sich das nicht anmerken. Sie tritt freundlich, zugleich aber bestimmt auf. Ihrem Mann gegenüber verhält sie sich reserviert. Bevor er zu ihr gebracht wird, verlangt sie einen Arzt zu sprechen, doch das geht irgendwie unter. Dafür schreibt ihr eine Schwester die Telefonnummer der Suchtstation in Ochsenzoll auf, damit sie ihn für eine Entgiftung anmelden kann. Die erste wäre das nicht für ihn. Wer einen Blutalkoholpegel von fast 4,8 Promille schafft und dabei nicht ins Gras beißt, muss im Trinken ziemlich geübt sein.

Harald Körner hatte vor ungefähr zehn Jahren damit begonnen und war trotz unzähliger Therapiestunden bei verschiedenen Psychologen und mehrerer Entzugsversuche nicht davon losgekommen. Dennoch gelang es ihm lange Zeit, nach außen hin den Schein von einer heilen Welt zu wahren, in der er angeblich lebte. Er hatte eine gut bezahlte Stelle als Marketingmanager einer Maschinenbaufirma, wohnte mit seiner Familie in einem großen Haus mit idyllisch angelegtem Garten, sie fuhren mindestens zweimal im Jahr in den Urlaub. Doch hinter dieser Fassade spielten sich immer wieder Tragödien ab, kleinere und größere, die das scheinbar intakte Gefüge der Familie ins Wanken brachten. Vor drei Jahren spitzten sich die Konflikte zu. Die Zentrale seiner Firma wurde ins Ausland verlegt, sein Posten einem anderen übertragen. Die Depressionen, derentwegen er seit Jahren behandelt wurde, verstärkten sich wieder. Er fing an, dem Alkohol noch exzessiver zuzusprechen. Selbst Urlaube konnten ihn nicht aus seinen Tiefs holen. Während ihrer letzten Reise nach Portugal schloss er sich tagelang im Hotelzimmer ein, um sich ungestört dem Suff hinzugeben, öffnete nicht mal der Putzfrau.

Trotzdem stand seine Frau all die Jahre zu ihm, versuchte, ihm eine Stütze zu sein, und suchte sich selbst bei einem Therapeuten Hilfe. Doch jetzt schienen ihre Kräfte erschöpft. Wenn sie sich nicht selbst zerstören wolle, hatte ihr der Therapeut zuletzt geraten, müsse sie ihren Mann verlassen. Das sagte sie ihm auch, vor wenigen Tagen erst, in einem seiner klareren Momente, von denen es nur noch selten welche gab. Danach besprach sie ihre Pläne mit den Töchtern und sah sich nach einer neuen Wohnung um. Vielleicht würde ihr Mann sich ja doch noch besinnen, wenn er sehe, dass sie es ernst meinte.

Heute übernimmt sie noch einmal die Verantwortung für ihn. Kurz vor fünf verlässt sie mit ihrem Mann die Notaufnahme. Draußen wird es bereits dunkel. Ich schaue ihnen hinterher, wie sie im Lichtschein der Laternen zum Auto gehen. Sie wirken nicht mehr wie ein Ehepaar. Er läuft vorneweg, unsicher auf den Beinen, noch immer schwankend. Sie geht zwei, drei Schritte hinter ihm und sieht dabei aus wie ein Schäfer, dem es gelungen ist, das schwarze Schaf seiner Herde wieder einzufangen.

Mittlerweile sind alle Behandlungszimmer frei, auch die auf der internistischen Seite. Einen so ruhigen Nachmittag habe ich in der Notaufnahme noch nicht erlebt. Die Leere in den Zimmern und auf den Gängen hat etwas Unwirkliches. Die Stille auch. Nacheinander finden sich alle Schwestern im Aufenthaltsraum ein. Auch Olaf lässt sich kurz blicken, bevor er zum Hinterausgang geht, um vor der Tür eine Zigarette zu rauchen. Maren Sommer, die Internistin, kommt von nebenan aus dem Arztzimmer. Sie hat am Computer Schreibarbeit erledigt, zu der sie sonst selten kommt.

Wir stehen etwas abseits. Ich spreche mit ihr über Harald Körner, noch mehr aber über seine Ehefrau. Wie muss das Leben für sie sein? Nachdem ich Körner im Ausnüchterungsraum erlebt hatte, hatte ich mir seine Frau völlig anders vorgestellt. Aber da wusste ich noch nichts über ihn und seine Familie. Keine Ahnung, warum ich erwartet hatte, dass ihn eine Frau abholen würde, die aussah, als würde sie hin und wieder gern mal ein Schlückchen mittrinken. Wahrscheinlich, weil es in das Klischee gepasst hätte, mit dem ich in der Notaufnahme schon häufiger konfrontiert wurde.

Erst vergangene Woche saß ein solches Pärchen im Behandlungszimmer 4. Er: klein, schmächtig, graue Haare, jenseits der fünfzig, wobei man ihn gut zehn, fünfzehn Jahre älter schätzen konnte. Sein Gesicht, von tiefen Falten zerfurcht, hatte die typische Hautfarbe eines Alkoholikers angenommen. Seit Tagen quälten ihn Kopfschmerzen, die auch durch Tabletten nicht verschwunden waren. Die konnten ihn allerdings nicht davon abhalten, der Krankenschwester und danach auch der Ärztin gegenüber ununterbrochen schlüpfrige Bemerkungen zu machen, obwohl seine Frau mit im Zimmer saß. So lustig er selbst seine Sprüche fand, so peinlich waren sie für alle anderen. Man schämte sich fast für ihn.

Seine Frau schien daran gewöhnt. Sie setzte ein Dauerlächeln auf, das etwas verkrampft wirkte, weshalb ich annahm, dass sie sich nicht wirklich über seine Sprüche amüsierte. Nach Alkohol rochen beide, ansonsten aber war sie komplett das Gegenteil von ihm: groß, korpulent, wortkarg. Nur als die Ärztin ihren Mann fragte, ob er viel und häufig Alkohol trinke, und er sagte, bis auf ein oder zwei Flaschen Bier am Abend würde er kaum etwas anrühren, mischte sie sich ein: »Schatz, ein bisschen mehr ist es schon, was du trinkst.« Woraufhin er sich korrigierte: »Na ja, aber doch nur in letzter Zeit.« Sie: »Du meinst, die letzten zwei, drei Jahre …«

Dabei musste er es mit dem Trinken noch länger übertrieben haben. Denn auf der Aufnahme, die in der Computertomografie von seinem Kopf angefertigt wurde, war deutlich zu sehen, dass der vordere Teil seines Gehirns bereits ein kleines Stück geschrumpft war. Anders ausgedrückt: Er hatte sich einige Millionen seiner grauen Zellen regelrecht weggesoffen. Die Ärztin hatte das Bild auf dem Computerbildschirm vor sich und zeigte mit dem Finger auf die Stelle, damit er sie genau sehen konnte. Ich weiß nicht, wer mehr beeindruckt war – er oder ich. Sollte ihm in diesem Moment ein Licht aufgegangen sein, so ließ er uns zumindest nicht daran teilhaben. Er zog die Sache ins Lächerliche und blödelte weiter. Mir dagegen brannte sich dieser Bildausschnitt ins Gedächtnis ein. Noch nie hatte ich ein überzeugenderes Argument gegen die Trinkerei vorgesetzt bekommen und musste daran denken, wie sich die Lehrer in meiner Schulzeit abgemüht hatten, uns Schüler vor den Folgen übermäßigen Alkoholkonsums zu warnen! Und wie wir immer nur gefeixt hatten, weil wir uns nicht vorstellen konnten, wie Gehirnzellen einfach so verschwinden sollten.

Paare, die diesem ähnelten, habe ich in der Notaufnahme schon einige erlebt. Meistens waren es die Männer, die stärker tranken, manchmal aber auch die Frauen, selten schien es sich die Waage zu halten, sodass es aussah, als seien beide Partner in einen Wettstreit getreten. Deshalb war ich über Körners Ehefrau so erstaunt gewesen. Sie war die Erste, die mir als Partnerin eines Alkoholikers begegnete und so gar nicht in dieses Schema passte. Sie war intelligent, attraktiv und gepflegt. Doch am meisten hatte mich verblüfft, dass sie eine Stärke ausstrahlte, als hätten ihr all die Jahre Leid nichts ausgemacht. Auch Maren Sommer und die Schwestern, die sie gesehen hatten, sind erstaunt. Keiner von uns ahnt, dass diese starke Frau nur ein paar Kilometer entfernt gerade die Hölle durchmacht.

Wir kommen nicht dazu, das Thema weiter zu vertiefen. Es gibt wieder etwas zu tun. An der Aufnahme erscheint ein Mann Anfang vierzig, dessen linker Mittelfinger stark gerötet und geschwollen ist. Das ist nicht erst heute passiert. Er hat den Finger in den letzten Tagen schon mit Salbe bearbeitet. Doch langsam macht er sich Sorgen, da die Schwellung einfach nicht zurückgehen will. Nachdem seine Daten aufgenommen sind, bringe ich ihn in eines der chirurgischen Behandlungszimmer. Auf dem Weg dorthin kommen mir zwei Rettungsassistenten entgegen. Sie bringen eine Rentnerin aus einem Altenheim. Die übliche Diagnose: »AZ-Verschlechterung«. Die Achtundsiebzigjährige ist nicht das erste Mal hier. Die Schwestern begrüßen sie wie eine alte Bekannte.

Kaum ist der Rettungswagen, mit dem sie gekommen war, vom Hof gefahren, rollt der nächste an, mit einem siebzehnjährigen Jungen an Bord, der von einer starken Dosis Schmerzmittel ganz benebelt ist. Er hat sich beim Herumtoben mit Freunden die rechte Schulter ramponiert. Noch ist allerdings unklar, ob das Schultergelenk gebrochen oder ausgekugelt ist. In seinem Fall dürfte beides fast gleich schlimm sein. Er hatte sich früher häufiger das Schultergelenk ausgekugelt und war deshalb vor anderthalb Jahren daran operiert worden. Sollte es jetzt wieder ausgekugelt sein, wäre die Operation praktisch umsonst gewesen. Ist die Schulter gebrochen, müsste sie höchstwahrscheinlich erneut operiert werden.

Erst einmal schieben sie ihn in den Schockraum 1, der für schwerste Notfälle ausgestattet ist. Sie legen ihn auf den Röntgentisch, um seine Schulter zu durchleuchten. Damit sie sich ein genaues Bild vom Ausmaß der Verletzung machen können, müssen sie die Schulterpartie in verschiedenen Stellungen röntgen. Ohne Narkose würde er das nicht aushalten. Bevor jedoch ein Anästhesist ans Werk gehen kann, muss ein Anästhesiebogen ausgefüllt werden. Der junge Mann ahnt offenbar, was auf ihn zukommt. Vielleicht erinnert er sich an die letzte Operation. Bevor er die erste Frage beantwortet, möchte er jedenfalls wissen, ob seine Mutter die Antworten erfahren wird. Die war mit seiner Freundin dem Rettungswagen hinterhergefahren. Beide Frauen sitzen inzwischen im Wartesaal. Als ihm versichert wird, dass die Angaben allein für den Arzt bestimmt sind, damit er die Narkose entsprechend vornehmen kann, erzählt er, dass er in letzter Zeit häufiger kifft, aber nur an den Wochenenden. Außerdem habe er mit dem Rauchen angefangen. Das dürfe seine Mutter aber auch nicht wissen. Sie sei strikt dagegen und würde sich nur Sorgen machen. Er sagt tatsächlich: »Ich möchte ihr nicht wehtun.« Die Ärzte und Schwestern, die sich um ihn versammelt haben, grinsen.

Beim Röntgen kommt heraus, dass die Schulter nicht gebrochen, sondern ausgekugelt ist. Da der Patient einmal unter Narkose steht, nutzen die Chirurgen die Zeit gleich, um das Schultergelenk wieder in die richtige Position zu bringen. Während zwei Mann an der Schulter und dem Oberarm herumkurbeln, zuckt sein Körper einige Male heftig, als würde er Stromschläge bekommen. Selbst betäubt muss er die Schmerzen spüren. Nur, dass er sich daran nicht erinnern wird, wenn er wieder aufwacht. Ob er trotzdem noch einmal operiert werden muss, wollen die Ärzte frühestens am nächsten Tag entscheiden.

Gerade sind die Chirurgen mit der Schulter fertig, da wird ihnen ein sechsjähriger Junge in den Schockraum gefahren, der beim Trampolinspringen umgeknickt ist und sich das linke Fußgelenk gebrochen hat. Dass der kleine Patient nicht weint oder gar schreit, liegt auch bei ihm daran, dass ein starkes Sedativum seine Schmerzen dämpft. In seinem Fall war der Notarzt sogar noch eifriger gewesen. Nachdem die Wirkung des Medikaments eingesetzt hatte, war er selbst zur Tat geschritten und hatte das Gelenk gleich an Ort und Stelle wieder gerichtet.

Keine zehn Minuten später klingelt das Notarzttelefon, das den ganzen Tag über fast stumm geblieben war. Eine Frau wird angekündigt, Jahrgang 1926, die schwere Kreislaufprobleme hat und innerhalb einer knappen Stunde zweimal zusammengebrochen ist. Notarzt und Rettungsassistenten hatten vor Ort Blutdruck und Puls gemessen. Beide Werte waren geradezu kollabiert. Mit Blaulicht rasen Rettungs- und Notarztwagen heran. Es verstreichen etwas mehr als zehn Minuten, bis sie die Notaufnahme erreichen.

Normalerweise schieben die Rettungsassistenten den Patienten auf einer Trage herein, während der Notarzt nebenherläuft oder unmittelbar dahinter. Diesmal hat es der Notarzt besonders eilig. Er kommt hereingelaufen, noch bevor die Sanitäter die Patientin auf der Trage aus dem Wagen gezogen haben. Maren Sommer und Schwester Susanne erwarten ihn bereits. Ich stehe hinter ihnen und höre, was er ihnen zuraunt: »Die Frau steht völlig neben sich. Ihr Sohn hat sich vor einer Stunde das Leben genommen.« Deshalb also die Eile. Sie sollte das nicht hören.

Es ist das zweite Mal, dass ich die Auswirkungen einer Selbsttötung in dieser Weise erlebe. Gleich zum Anfang meiner Zeit in der Notaufnahme war eine Frau um die sechzig mit einem Kreislaufkollaps eingeliefert worden. Der Sohn ihrer Nachbarin und besten Freundin hatte sich vor einen Zug geworfen. Diesmal betraf es sogar den eigenen Sohn. Dabei habe ich mich damals schon gefragt, was in Ärzten und Schwestern vorgeht, die sich um solche Patienten kümmern müssen. Wie nah geht ihnen das fremde Schicksal?

In den Gesichtern von Maren Sommer und Susanne finde ich keine Antwort. Beide scheinen sich ganz auf Carolina Meyer zu konzentrieren. So heißt die Patientin, die von den Rettungsassistenten inzwischen hereingebracht wurde. Die Männer halten nur kurz. Susanne wirft einen Blick auf die Tafel mit der Zimmerbelegung und weist sie an, die Frau in Nummer 4 zu bringen. Dort ist die Krankenschwester erst einmal allein mit ihr, misst ihren Blutdruck, den Puls, die Sauerstoffsättigung des Blutes. Carolina Meyer lässt alles über sich ergehen, ohne ein Wort zu sagen. Sie scheint mit ihren Gedanken weit weg zu sein.

Doch auf einmal fängt sie an zu sprechen – und gleichzeitig auch zu weinen. Warum ihr der Sohn das angetan habe, fragt sie. Und warum ausgerechnet an diesem Tag? Sie habe heute doch Geburtstag. Es sei ihr achtzigster. Sie scheint keine Antwort zu erwarten, sagt es mehr zu sich selbst. Sie steht unter Schock. Gut möglich, dass sie in ihrer Verfassung nicht mitbekommt, dass noch jemand im Raum ist und sie versorgt. Sie wird Susanne sehen. Das muss jedoch nicht bedeuten, dass sie sie auch wahrnimmt.

Nach einer kurzen Pause, in der sie sich die Tränen von den Wangen wischt, sagt sie: »Es ist doch verrückt. Jetzt hat man mich genau dorthin gebracht, wo mein Sohn vorhin gewesen ist, als er noch gelebt hat.« Bei diesem Satz horcht Susanne auf. »Hier?«, fragt sie. Ja, er sei betrunken gewesen, habe 4,8 Promille intus gehabt. Susanne ist schon lange dabei und bestimmt nicht überempfindlich. Aber jetzt muss sie erst mal das Zimmer verlassen. Vor der Tür läuft sie Maren Sommer, die sich gerade die neue Patientin ansehen wollte, direkt in die Arme. »Sie muss die Mutter von Körner sein«, flüstert Susanne, ungewöhnlich bleich im Gesicht, und deutet mit dem Kopf nach hinten. Der achtzigste

Geburtstag, die Promille … »Hat er nicht davon gesprochen, dass seine Mutter heute ihren Achtzigsten feiert? Das passt doch alles zusammen!«

Sie ist es tatsächlich.

Maren Sommer weicht von der Tür zurück. Es sieht aus, als müsste sie noch einmal Anlauf nehmen, um eine Hürde zu überspringen. Die Hürde befindet sich in ihrem Kopf. »Ich muss mich nicht schlecht fühlen, weil es anderen schlecht geht«, hatte sie mir einmal gesagt, als wir darüber sprachen, wie sie mit dem Leid umging, das sie hier täglich zu sehen bekommt. »Damit würde ich den Patienten nicht helfen. Lieber versprühe ich gute Laune, mache ihnen Mut und lege einem auch mal die Hand auf die Schulter, um ihn aufzumuntern.« Eine Einstellung, die mir zuerst etwas kühl erschienen war. Bei der Gelegenheit hatte sie mir aber auch verraten, dass sie mit diesem Standpunkt nicht in den Beruf gegangen sei. Am Anfang sei ihr vieles noch sehr nahegegangen. Besonders als sie während ihrer Ausbildung in der Pädiatrie arbeitete. Damals habe sie alles mit nach Hause genommen und die kranken Kinder noch abends im Bett schreien gehört. Später habe sie gelernt, die Schicksale, die ihr im Krankenhaus begegneten, gedanklich dort zu lassen und auch nicht mehr auf sich und die eigene Familie zu beziehen. Das sei die einzige Möglichkeit, diesen Beruf über einen längeren Zeitraum durchzustehen.

Doch jetzt fühlt sie sich schlecht. Mehr als das: Hundsmiserabel geht es ihr. Man sieht es ihr an. So niedergeschlagen habe ich sie zuvor nie erlebt. Am frühen Nachmittag hatte sie noch Harald Körner behandelt. Und nun steht sie vor seiner Mutter, die seit etwas mehr als einer Stunde keinen Sohn mehr hat. Während sie versucht, als Ärztin zu funktionieren, die ihre Patientin gründlich untersucht und genauestens darauf achtet, dass sie nichts übersieht, muss sie sich anhören, was vorgefallen ist.

Frau Meyer scheint jetzt jemanden zu brauchen, dem sie ihr Leid anvertrauen kann. Die Achtzigjährige muss es sich von der Seele reden. Sie beginnt mit dem Morgen, als sie sich mit ihren anderen Kindern und den Enkelkindern zu einem ausgedehnten Frühstück in einer Gaststätte getroffen hatte. Anschließend war sie mit zu einer ihrer Töchter gefahren, um noch ein wenig weiterzufeiern. Am frühen Abend erreichte sie dann ein Anruf, sie möge sofort zum Haus ihres Sohnes kommen, etwas Schreckliches sei geschehen. Auf dem Weg dorthin hatte sie sich gefragt, ob ihr Sohn in eine Schlägerei verwickelt worden sei oder seine Frau geschlagen habe. Beides war in den letzten Monaten häufiger vorgekommen, wenn er betrunken war. Sogar ihr gegenüber war er handgreiflich geworden. Doch dann sah sie die Polizeifahrzeuge und Rettungswagen vor dem Haus. Das Blaulicht zuckte wie Blitze in der Nacht, zerriss die Dunkelheit. Ihr Sohn hatte sich im Badezimmer eine Pistole in den Mund gesteckt und abgedrückt. Hatte sich einfach »davongemacht«, wie sie es nennt, nicht einmal einen Abschiedsbrief hinterlassen, weder für sie noch für seine Frau und die Kinder.

Eine knappe Stunde bleibt Carolina Meyer in der Notaufnahme. Es sitzt immer jemand bei ihr, hört ihr zu. Allmählich stabilisiert sich ihr Kreislauf, auch Puls und Blutdruck pendeln sich wieder einigermaßen ein. Mehr kann hier für sie nicht getan werden. Nach Hause schicken können sie die Patientin aber auch nicht. Maren Sommer ruft in Ochsenzoll an. Was Frau Meyer wirklich braucht, jetzt und vermutlich auch in den nächsten Wochen, ist psychologische Betreuung. Bevor sie abgeholt wird, schreibt die Internistin einen kurzen Bericht für die Kollegen in der Psychiatrischen Notaufnahme. Darin schildert sie den Fall in wenigen Sätzen. Ihre Diagnose lautet: »Akute traumatische Belastungsreaktion«.

Damit ist für die Ärztin der Dienst auch gleich beendet. Selten war sie so froh darüber wie heute. Als sie nach Hause kommt, liegen ihre beiden Töchter längst im Bett und schlafen. Ihr Mann sitzt im Wohnzimmer vor dem Fernseher. Er arbeitet als Ingenieur in einer Firma, die Medizintechnik herstellt. Sein Arbeitstag war anstrengend. Zu Hause hat er ein wenig mit den Kindern gespielt, ihnen Abendbrot gemacht und sie dann ins Bett gebracht. Jetzt braucht er selbst etwas Zerstreuung, um abschalten zu können. Auf RTL sieht er sich die Verfilmung von *Harry Potter und der Feuerkelch* an.

Die Begrüßung zwischen ihm und seiner Frau fällt kurz aus: »Schatz, du musst mir jetzt erst mal zuhören«, sagt sie. Mehr braucht sie ihm nicht zu erklären. Die beiden kennen sich, seitdem sie sechzehn war. Ihr Mann weiß sofort, dass sie etwas bedrückt und dass ihr mehr auf der Seele lasten muss als eine von den gewöhnlichen Geschichten, die sie ihm manchmal von ihrer Arbeit erzählt.

Andreas Sommer wollte immer eine Frau, die berufstätig ist. Dass es eine Ärztin geworden ist, macht ihn stolz. Als sie vor einem Jahr gefragt wurde, ob sie als Internistin in der Notaufnahme anfangen wolle, riet er ihr zu, weil er spürte, dass sie die neue Aufgabe reizte. Gemeinsam überlegten sie, wie sie Kinder und Schichtdienst vereinbart bekommen.

Jetzt lässt er den Fernseher laufen, stellt aber den Ton ab. Seine größte Sorge ist, dass ihr in der Klinik ein Fehler unterlaufen sein könnte, der einen Patienten das Leben gekostet hat. Er hört ihr aufmerksam zu. Das genügt, mehr braucht sie jetzt nicht. Sie muss die Sache loswerden. Indem sie das Erlebte mit ihm teilt, baut sie den Druck ab, den sie in ihrem Inneren spürt. Am nächsten Tag wird sie es auch noch einem Kollegen erzählen, mit dem sie sich gut versteht. Er arbeitet wie sie als Internist in der Notaufnahme, war am heutigen Tag aber nicht im Dienst. Auch er wird ihr einfach nur zuhören. Das halten sie miteinander so, wenn den anderen Berufliches bedrückt. Danach wird es ihr wieder ein bisschen besser gehen. Irgendwann wird die Erinnerung verblassen. Vergessen wird sie diesen Tag allerdings nie.

Ich vermutlich auch nicht. Ich bin noch weniger geübt darin, traumatische Erlebnisse zu verarbeiten. Die letzte Stunde habe ich wie in Trance verbracht. Halb habe ich Carolina Meyer zugehört. Der andere Teil von mir rief sich die Szenen in Erinnerung, die ich mit ihrem Sohn erlebt hatte. Ich versuchte, mich an jedes einzelne Wort zu erinnern, das er gesagt hatte. Ich fühlte mich schuldig. Ich hatte ihn einmal zur Toilette begleitet und ein paar Sätze mit ihm gewechselt. Hätte ich aus dem, was er sagte, etwas heraushören können? Hätte mir an seinem Verhalten etwas auffallen müssen? Mit keiner Silbe hatte er erwähnt, dass er sterben wollte. Aber das machen Selbstmörder selten, wenn sie einmal den Entschluss gefasst haben, sich das Leben zu nehmen.

Ich fühle mich elend. Und es wäre besser gewesen, ich wäre gleich nach Hause gefahren. Aber einfach hinschmeißen – das wollte ich nicht. Die anderen können das auch nicht. Also versuche ich, Körners Schicksal irgendwie beiseitezuschieben und mich auf den nächsten Patienten zu konzentrieren, der gerade ins Behandlungszimmer 2 geschoben wird: ein fünfundfünfzigjähriger Mann, der bester Laune zu sein scheint. Er tut so, als hätte er nichts. Dabei ist sein Körper voller Metastasen. Krebs im Endstadium, Rettung ausgeschlossen. Das muss er doch wissen! Fünf Minuten halte ich es in dem Zimmer aus, in dem es unangenehm süßlich riecht. Die Schwester sagt, das sei der Patient, sein Körper verströme den typischen Geruch von Krebskranken, denen nicht mehr zu helfen ist.

Das ist zu viel für mich. Noch mehr ertrage ich an diesem Tag nicht. Jetzt gebe ich doch auf. Ich muss weg.

Der dritte Tag

Für die kurze Strecke lohnt es kaum, aufs Fahrrad zu steigen. Bei schönem Wetter läuft Peter Niebuhr auch gern zur Arbeit. Von seiner Haustür bis zum Eingang der Zentralen Notaufnahme braucht er zu Fuß keine sieben Minuten. An diesem Montagmorgen ist es zwar nicht kalt für die Jahreszeit, aber es nieselt. Um nicht unnötig nass zu werden, nimmt er doch das Rad. Er setzt seinen Helm auf, fährt den Wakendorfer Weg entlang, erreicht nach hundert Metern die Tangstedter Landstraße und biegt dort nach links ab. Bevor er richtig in Fahrt kommt, ist er bereits auf Höhe des Klinikgeländes. Er benutzt den Radweg, der unter alten Bäumen hindurch an dem Grundstück und den vorderen Klinkgebäuden vorbeiführt, parallel zur Straße. Unter dem Torbogen schließt er sein Fahrrad an einen Ständer an. Von hier aus sind es noch zwanzig Schritte. Es ist kurz vor sechs. In wenigen Minuten beginnt die Frühschicht.

Peter Niebuhr, der pflegerische Leiter der Notaufnahme, ist für mich ein Unikum. Von seinen Kollegen könnte man sagen: Sie hatten ein Leben vor ihrer Zeit im Krankenhaus. Jetzt haben sie eines, das sie zum größten Teil dort verbringen. Und danach wird es für sie aller Voraussicht nach noch eines geben, in dem sie mit dem Krankenhaus vermutlich nichts mehr zu tun haben werden. Auf Peter Niebuhr trifft das nicht zu. Bei ihm kann man sich das auch gar nicht vorstellen. In einigen Wochen wird er dreiundvierzig Jahre alt. Davon hat er mehr als die Hälfte in der Klinik Nord verbracht, oder dem Krankenhaus Heidberg, wie es früher hieß und wie es von den meisten Anwohnern und älteren Hamburgern noch heute genannt wird. Für ihn scheint das Krankenhaus so etwas wie sein Schicksal zu bedeuten, falls er daran glaubt.

Vom ersten Tag an ist sein Leben mit der Klinik verknüpft. An seine Geburt, die hier im Dezember 1963 stattfand, einen Tag vor Nikolaus, kann er sich natürlich nicht erinnern. Daran, dass er seine Geburtsstätte von da an immer im Blickfeld behielt, schon eher. Denn das Haus seiner Eltern, das inzwischen das Heim seiner eigenen Familie mit Ehefrau und zwei Kindern geworden ist, steht nur ungefähr hundert Meter vom Krankenhausgelände entfernt. Von seinem kleinen Arbeits- und Musizierzimmer im Obergeschoss kann er über eine baumbestandene Wiese hinweg, auf der Pferde weiden, den Landeplatz der Rettungshubschrauber, die Klinikapotheke und den Giebel eines der Verwaltungsgebäude sehen. Es ist die gleiche Aussicht, die er schon als Kind hatte. Nur die Bäume auf der Wiese sind größer geworden, und die Apotheke wurde samt Medikamentenlager in den letzten Jahren neu gebaut. Es dürfte bis heute also kein Tag vergangen sein, mit Ausnahme der Ferien- und später Urlaubszeit, an dem Peter Niebuhr die Klinik nicht in irgendeiner Weise wahrgenommen hat.

Dabei hätte er allen Grund gehabt, um das Gelände einen großen Bogen zu machen, nie mehr aus dem Fenster in diese Richtung zu schauen oder gar weit weg zu ziehen. Als Kind wäre das nicht möglich gewesen, da die Eltern in ihrem Haus bleiben wollten. Doch spätestens nach der Schulzeit hätte er sich davonmachen können. Jeder hätte ihn verstanden. Denn das Krankenhaus steht auch wie ein Mahnmal für das Furchtbarste, was ihm im Leben widerfahren ist. Spricht man mit ihm darüber, muss er keine Sekunde nachdenken, um sich an das Datum zu erinnern, an dem es geschehen ist: »Es war der 2. März 1969. Ein Sonntag.« Er war mit seiner Schwester Susanne auf dem Weg zum Kindergottesdienst. Sie hatten den Bus genommen. Als sie ausstiegen, machten sie den Fehler, vor dem sich alle Eltern fürchten, die ihre Kinder allein losschicken: Sie warteten nicht, bis der Bus abgefahren war und sie freie Sicht auf die Straße hatten. Sie liefen einfach hinter dem haltenden Bus auf die Fahrbahn und achteten nicht auf den Verkehr...

Aus der Gegenrichtung kam ebenfalls ein Bus. Der Fahrer konnte nicht mehr schnell genug bremsen. Peter, der Fünfjährige, wurde durch den Aufprall durch die Luft geschleudert. Sekunden später, einige Meter entfernt, schlug sein Körper auf der Straße auf. Er blieb bewusstlos liegen. Sein rechter Oberschenkel und der rechte Arm, die Rippen, gleich in Serie, und die Schädelbasis waren gebrochen. Sechs Wochen verbrachte er in dem Krankenhaus vor seiner Haustür. Dort flickten sie ihn wieder zusammen. Anschließend musste er das Laufen neu lernen. Als einziges Hilfsmittel bekam er einen kleinen Stock, mit dem er oft hinfiel, nicht zwei Krücken, wie das heutzutage Standard ist.

Seine Schwester Susanne, sie war fünfzehn, wurde nicht in die Luft geschleudert. Der Bus überrollte sie. Sie war auf der Stelle tot.

Ein anderer Unfall, der sich Jahre später ereignete und längst nicht so folgenschwer ausging, sollte für sein Berufsleben eine entscheidende Bedeutung bekommen. Auch diesen Vorfall hat Peter Niebuhr in seinem Gedächtnis gespeichert wie einen Film auf DVD. Er war damals ungefähr zwölf. Sein Vater, der jahrzehntelang als Hausarzt viele Menschen in der Gegend betreut hatte, war an Krebs erkrankt. Die Krankheit befand sich bereits in einem fortgeschrittenen Stadium. Er ging an Krücken. Die geringste Anstrengung bereitete ihm starke Schmerzen.

An besagtem Tag wurde in der Nähe ein Nachbarsjunge von einem Auto angefahren. Als Peter Niebuhrs Vater davon erfuhr, zögerte er keinen Augenblick. Da er seinen weißen BMW nicht mehr selbst steuern konnte, musste ihn der Sohn kutschieren: »Er sagte mir, wie ich den Wagen anlassen und die Gänge schalten muss. Das Lenken kriegte ich alleine hin.« Am Unfallort half er seinem kranken Vater aus dem Wagen. Der humpelte, so schnell er konnte, zu dem verletzten Jungen, der mit dem Kopf auf den Boden aufgeschlagen war. Er ließ seine Krücken fallen, kniete nieder und versorgte ihn. »Ich sehe ihn noch genau vor mir, wie er sich um den Kleinen kümmerte. Dabei muss er selbst höllische Schmerzen gehabt haben«, beschreibt Peter Niebuhr den Moment, den er »prägend« für sein Leben nennt.

Es war aber nicht so, dass er von diesem Tag an Arzt oder Krankenpfleger werden wollte. Dass das Erlebnis in ihm etwas ausgelöst hatte, wurde ihm erst bewusst, als er sich entscheiden musste, zu welchem Beruf er sich berufen fühlte. Damals bewog ihn die Erinnerung an den selbstlosen Einsatz seines Vaters, Krankenpfleger zu werden. Der Beruf des Möbeltischlers hätte ihm zwar auch gefallen. Doch er entschied sich fürs Krankenhaus. Seinem Vater konnte er nicht mehr davon erzählen. Der starb 1977, anderthalb Jahre nach dem Unfalleinsatz. Die Nachbarn im Wohnviertel sagten damals über ihn: »Er war ein Mensch!« Sein Sohn Peter wünscht sich, dass man das später auch einmal über ihn sagen wird.

Mit einundzwanzig – nachdem auch seine Mutter an Krebs gestorben war, hatte er kurz vor dem Abitur die Schule geschmissen und etwas die Orientierung verloren – bewarb er sich um eine Lehrstelle als Krankenpfleger. Dass er ausgerechnet in der Klinik anfing, deren Gebäude er seit frühester Kindheit jeden Tag sehen konnte, war kein Zufall. Ihm wäre nicht einmal in den Sinn gekommen, es in einer anderen Einrichtung zu versuchen. Seine Entscheidung zahlte sich für ihn gleich doppelt aus: Zum einen fand er hier beruflich tatsächlich seine Bestimmung und stieg innerhalb von neun Jahren vom Krankenpfleger-Azubi zum Stationsleiter auf. Zum anderen begegnete ihm durch seine Arbeit die Frau, die sein privates Leben in glückliche Bahnen lenkte. Es wundert mich nicht, dass er auch dafür aus dem Stegreif ein Datum parat hat: »Der 1. April 1993 – da ging es los mit uns beiden.«

Dass er mit seinem Leben im Reinen ist, sieht man ihm auch an diesem Morgen an. Obwohl es so früh ist, betritt er die Notaufnahme mit einem Lächeln auf den Lippen. Dieses Lächeln ist typisch für ihn. So wie sein ruhiger Ton typisch ist, wenn er mit einem spricht. Und eine Gelassenheit, die er wie kein anderer auf der Station ausstrahlt, selbst in kniffligen Situationen. Manchmal fragt man sich, wo er diese Ruhe hernimmt. Ob er jemals laut geworden sei, will ich wissen. Nicht, dass sich jemand daran erinnern könnte. Einige legen ihm seine leise Art als Gutmütigkeit aus, die in seiner Position mitunter zu arglos sei. Vor allem einer der Pfleger, aber der scheint es auf seinen Posten abgesehen zu haben. Warum sollte es in dieser Hinsicht in einer Notaufnahme anders zugehen als in einer gewöhnlichen Firma?

Als Stationsleiter unterstehen Niebuhr fast vierzig Schwestern und Pfleger. Im schlimmsten Fall hat er damit genauso viele Probleme am Hals, im besten Fall ein gut funktionierendes Team hinter sich. Soweit es die eigentliche Arbeit an den Patienten betrifft, und die ist das Wichtigste, dominiert der Teamgedanke. Für ihn ist die ZNA »der interessanteste Arbeitsplatz, den ich mir vorstellen kann«. Zwar entstehe selbst hier eine gewisse Routine, aber die sei mit der bei der pflegerischen Arbeit auf normalen Stationen nicht zu vergleichen. »Die Notaufnahme ist wie ein großes Sammelbecken«, erklärt er. »Hier kommt erst mal alles rein, bevor dann sortiert wird.« Eine Kollegin habe ihm einmal gesagt: »Peter, wir sind doch alle Adrenalin-Junkies.« Tatsächlich müsse man sich in diesem Beruf entscheiden: Will ich pflegen oder retten? Nachdem er bereits während der Ausbildung beides kennengelernt habe, sei ihm die Wahl leicht gefallen: »Eindeutig: retten!« Also Notaufnahme statt Bettenstation.

Trotz seiner Funktion ist Peter Niebuhr keineswegs zum Schreibtischtäter mutiert. Halten ihn administrative Aufgaben nicht davon ab, dann arbeitet er wie ein Pfleger mit. Allerdings nur in der Früh- oder in der Mittelschicht, die von acht bis sechzehn Uhr geht, und nicht an den Wochenenden. Die angenehmen Privilegien eines Chefs.

An diesem Morgen ist nicht viel los. Der Nachtdienst hatte bis zum Schichtwechsel alle Neuzugänge »abgearbeitet«. Thomas Bayer gehört zu den ersten Patienten im internistischen Bereich, um die sich Peter Niebuhr und Pfleger Hendrik kümmern. Im chirurgischen Bereich sind Schwester Sabine und Pfleger Rüdiger zugange. Der zwanzigjährige Bayer war auf dem Weg zur Arbeit in der U-Bahn umgekippt und für einige Sekunden bewusstlos. Bei dem Sturz hat er sich die Unterlippe aufgeschlagen und, wie es aussieht, auch das Nasenbein gebrochen. Daher ist er zugleich ein Fall für den Chirurgen, doch der ist später dran. Erst einmal geht es um die lebenswichtigen Organfunktionen, vor allem um das Herz des jungen Mannes, den Niebuhr und Hendrik sofort an einen Monitor anschließen. Sein Herz schlägt zwar regelmäßig, aber nicht im normalen Rhythmus. Das ist auf dem Bildschirm gut zu sehen. Die Ursache dafür muss noch gefunden werden. Zwar hatte er nichts gegessen und getrunken, bevor er das Haus verließ, doch das allein dürfte eine Herzrhythmusstörung in diesem Ausmaß kaum hervorgerufen haben.

Als Nächster kommt ein dreizehnjähriger Junge dran, der in der Schule beim Radschlagen unglücklich auf den Rücken gefallen ist. Um nichts falsch zu machen, hatte seine Lehrerin sofort einen Rettungswagen gerufen und auch den Vater an seinem Arbeitsplatz informiert. Als der in der Notaufnahme eintrifft, ist der Sohn bereits auf die Kinderstation verlegt. Beim Röntgen hatten sie nichts festgestellt, beim Ultraschall ebenfalls nicht. Trotzdem soll er zur Beobachtung im Krankenhaus bleiben. Falls es durch den Aufprall zu einer inneren Blutung gekommen ist, muss diese nicht so kurz danach schon zu erkennen sein. Auf jeden Fall ist es sicherer, ihn nach ein, zwei Stunden erneut mit dem Ultraschallgerät zu untersuchen und später vielleicht noch einmal.

Kurz vor zehn tritt Maren Sommer ihren Dienst an. Für gewöhnlich macht sie ihrem Namen alle Ehre. Sie scheint ein Gute-Laune-Mensch zu sein. Sie redet gern, und sie lacht gern. So still wie heute habe ich sie noch nicht erlebt. Der Schock von gestern Abend, sagt sie, so ganz habe sie den noch nicht verdaut. Zeitgleich trifft ein Notarztwagen ein, der einen fünfzigjährigen Mann bringt. Möglicherweise hat er einen Schlaganfall erlitten. Sie läuft neben der Trage her, die die Rettungsassistenten hereinschieben. Doch der Patient wird noch nicht ihr Patient.

Ihre Kollegin Katrin Franz, die bereits seit dem frühen Morgen da ist, übernimmt ihn. Praktisch auch, dass Isaak Wontroba, der junge Assistenzarzt von der Neurologie, gerade da ist. Bei Verdacht auf Schlaganfall wird immer ein Neurologe hinzugezogen. Er arbeitet dann konsiliarisch, wie es die Mediziner nennen, was nichts weiter als »beratend« heißt und bedeutet, dass er bei einem unklaren Krankheitsbild vom behandelnden Arzt, in diesem Fall der ZNA-Internistin, zur Beratung hinzugezogen wird.

Zur Stammbesatzung der Notaufnahme gehören nur Internisten und Chirurgen. Der Bedarf an HNO-Ärzten und Mund-Kiefer-Gesichts-Chirurgen ist so hoch beziehungsweise gering, dass sie, über den Tag gesehen, nur gelegentlich hinzugezogen werden müssen. Dagegen könnte man die Neurologen getrost als Dauergäste bezeichnen. Im Plan der Neurologie ist eine halbe Stelle für die ZNA vorgesehen. De facto stellen sie eine ganze, wenn das reicht. Krankenhausintern gibt es deswegen immer mal wieder Diskussionen, ob es nicht sinnvoller wäre, in der Notaufnahme eine feste Planstelle für einen Neurologen zu schaffen. In Zeiten von Sparmaßnahmen und Entlassungen im Gesundheitswesen scheint die Klinikverwaltung von solchen Gedankenspielen nicht gerade angetan. Es funktioniert ja auch so.

Etwa zur gleichen Zeit steigt Elfriede Renner in ihrem Reihenhaus in Norderstedt die Stufen zum ersten Stock hinauf, um ihr Schlafzimmer aufzuräumen. Die Rentnerin ist dreiundachtzig Jahre alt. Ihr Mann Karl, mit dem sie fünfzig Jahre verheiratet war, ist vor sieben Jahren an Darmkrebs gestorben. Seitdem lebt sie allein. Kinder hat sie keine. Ihr Mann, der zwölf Jahre älter war als sie, wollte keine mehr, nachdem seine erste Ehe gescheitert war. Er war aus dem Krieg zurückgekommen und hatte seine damalige Frau mit einem anderen Mann im Bett erwischt. Zu den zwei Söhnen aus dieser Beziehung hatte er kaum Kontakt. Sie leben in einer Kleinstadt in Sachsen-Anhalt. Elfriede Renner hatte seinen Wunsch akzeptiert, weil sie ihn liebte und auch ohne Kinder mit ihm glücklich sein konnte. Es gab schwierige Zeiten in ihrer Ehe. Im Großen und Ganzen jedoch verliefen die Jahre an seiner Seite harmonisch. Ihr Mann betrieb ein kleines Taxiunternehmen. Sie machte die Buchhaltung und kümmerte sich um den Haushalt. Da sie sparsam lebten, konnten sie sich bald ein eigenes Häuschen leisten, das sie hegten und pflegten. Bis heute wendet Elfriede Renner viel Zeit dafür auf, die Wohnung in Ordnung zu halten, sodass Nachbarn und Freunde, die sie besuchen, jedes Mal staunen und meinen, bei ihr könne man vom Fußboden essen. Nur für den Garten hat sie jemanden engagiert, der regelmäßig vorbeischaut. Obwohl sich die Witwe vor einigen Jahren das rechte Sprunggelenk gebrochen hat und seitdem beim Laufen etwas hinkt, ist sie für ihr Alter bestens in Form. Das Herz bereitet ihr keinerlei Probleme. Ihr Gehirn funktioniert zuverlässiger als bei manch Sechzigjährigem.

Für diesen Morgen hat sie sich vorgenommen, ihr Bett frisch zu beziehen. Um sich einen Weg zu sparen, wirft sie das alte Bettzeug im Treppenflur von der kleinen Galerie ins Erdgeschoss hinunter. Sobald sie mit ihrer Arbeit im Schlafzimmer fertig ist, wird sie hinuntergehen, es aufheben und in den Keller tragen, wo die Waschmaschine steht. So macht sie es regelmäßig alle vierzehn Tage, seit Jahren schon. Dass dabei ein Teil der Wäsche auf den untersten beiden Treppenstufen landet, kommt häufiger vor. Sie denkt sich nichts dabei.

Vermutlich wäre alles wie immer abgelaufen, hätte nicht überraschend eine Nachbarin an der Haustür geklingelt. Obwohl Elfriede Renner eine Frau ist, die aus ihrem Herzen keine Mördergrube macht und selbst dann sagt, was sie denkt, wenn sie damit anecken könnte, mögen sie die Nachbarn. Vielleicht auch gerade, weil man bei ihr immer weiß, woran man ist. Mit einigen von ihnen ist sie seit Jahren eng befreundet. Der Frau, die jetzt vor ihrer Tür steht, hat sie sogar einen Hausschlüssel anvertraut, für den Notfall und damit sie nach dem Rechten sehen kann, falls sie mal verreist sein sollte. Aber auch sonst. In ihrem Alter könne schnell etwas passieren, hatte Elfriede Renner gesagt. Deshalb sei es gut, wenn sie immer mal vorbeikäme. Sie hatten vereinbart, dass sie erst klingelt und nur dann die Tür aufschließt, wenn sich im Haus niemand rührt.

Keine zwei Kilometer entfernt, in Norderstedt, in einem Einfamilienhaus am Rosenstieg, liegt Araik Petrossov in einem Bett im Gästezimmer, das die Besitzer für ihn hergerichtet haben. Der Einundfünfzigjährige ist Armenier. Bis Mitte der 1990er-Jahre lebte er in der von Aserbaidschanern und Armeniern blutig umkämpften Region Bergkarabach. Als in diesem Krieg sein minderjähriger Sohn getötet wurde, floh er mit seiner Frau nach Deutschland, stellte einen Asylantrag und suchte sich eine Wohnung in einem Dorf bei Bad Segeberg. Hier begannen sie ein neues Leben. Er, der in seiner Heimat Kirchen gebaut hatte, fand Arbeit als Schreiner. Seine Frau gebar einen zweiten Sohn. Doch vor anderthalb Jahren zerbrach das neue Glück. Die Ärzte diagnostizierten bei Araik Petrossov Magenkrebs. Er unterzog sich einer Chemotherapie, bekam anschließend Bestrahlungen, ohne dass der Krebs gestoppt werden konnte. Während er gegen die tödliche Krankheit ankämpfte, verließ ihn seine Frau mit dem Kind.

Danach habe er aufgehört zu kämpfen, glaubt Armen, ein junger Armenier, der für den Todkranken wie ein Sohn ist. Der Dreiundzwanzigjährige lernte Petrossov 2003 bei einem Rechtsanwalt kennen, für den er Dolmetscherarbeiten erledigt. Seitdem Petrossov in Deutschland niemanden mehr hat, kümmert er sich um ihn. Er begleitete ihn zu Arztterminen, als der Kranke sie noch wahrnehmen konnte, brachte ihn ins Krankenhaus, wenn es ihm besonders schlecht ging. Und vor zwei Wochen, nach der letzten Behandlung, nahm er ihn mit zu sich, in das Haus am Rosenstieg, das er mit seiner Mutter bewohnt. Seitdem teilen die beiden ihre Tage so ein, dass immer einer von ihnen bei ihm ist, um ihn zu pflegen. Lange Zeit hatte Petrossov ihre Gastfreundschaft ausgeschlagen, weil er niemandem zur Last fallen wollte. Doch mittlerweile geht es ihm so schlecht, dass er nicht mehr allein in seiner Wohnung bleiben kann.

Hoffnung hat er schon lange nicht mehr. Er weiß, dass er sterben muss, und dass es bald geschehen wird, sehr bald. Jetzt geht es nur noch darum, seine Schmerzen zu lindern, ihm die letzten Tage so erträglich wie möglich zu machen. Deshalb bekommt er Schmerzpflaster mit einem synthetischen Opioid, die auf den Rücken geklebt werden, neben die Wirbelsäule. Sie geben ihren Wirkstoff zweiundsiebzig Stunden lang kontinuierlich über die Haut ins Blut ab. Danach müssen sie erneuert werden. Der Wirkstoff ist hundertmal stärker als Morphin. Das sagt alles über seine Schmerzen.

Seit zwei Tagen liegt der Todgeweihte vollkommen steif im Bett. Er kann weder laufen noch sitzen, ist nicht einmal zur geringsten Bewegung fähig. Sein Körper ist abgemagert bis auf das Skelett. Er isst nichts mehr. Er kann nicht kauen. Gerade mal ein paar Tropfen Flüssigkeit bekommt er noch hinunter, wenn Armen oder dessen Mutter sie ihm mit einem kleinen Löffel in den Mund träufelt und dabei seinen Kopf hochhält, damit er schlucken kann. Die Ärzte sagen, die Krankheit habe ihn von innen aufgefressen. Die Metastasen hätten sich überall ausgebreitet, selbst im Gehirn, wodurch das Nervensystem gelähmt sei.

Sprechen kann er auch nicht mehr. Er röchelt nur noch. Dabei bilden sich gelbliche Bläschen aus Speichel vor seinem Mund. Armen und seine Mutter ahnen, dass es jetzt nicht mehr lange dauern wird. Wie viel ihr sterbenskranker Gast noch mitbekommt, wissen sie nicht. Wenn sie ihn ansprechen, auf Armenisch, ihrer gemeinsamen Sprache, haben sie das Gefühl, dass er ihre Worte verstehen kann. Aber vielleicht bilden sie sich das nur ein.

In der Notaufnahme ist gerade ein dreijähriger Junge eingeliefert worden, der seine linke Hand in einer Autotür eingeklemmt hat. Die Kuppe des Mittelfingers wurde dabei abgetrennt. Immerhin war der Vater des Jungen so geistesgegenwärtig, sie aufzuheben und mitzunehmen, nachdem er seinen Sohn befreit hatte. Ein Fall für die Handchirurgie, eine Herausforderung. Der Oberarzt nimmt sich persönlich der Angelegenheit an. Nach der kleinen

Operation wird der Junge mit seinen Eltern wieder nach Hause fahren können.

Elfriede Renner hat in der Zwischenzeit im Schlafzimmer das Klingeln an der Haustür gehört. Sie unterbricht das Bettenbeziehen und läuft die Treppe hinunter. Sie hetzt nicht, nimmt jede Stufe einzeln und hält sich dabei am Geländer fest, um nicht das Gleichgewicht zu verlieren. Auf halber Höhe macht die Treppe einen kleinen Bogen. Von hier kann sie die Eingangstür sehen. Es klingelt noch einmal. Sie hat das Erdgeschoss fast erreicht. Noch drei Stufen, zwei – da passiert es: Rutscht sie auf dem Bettzeug aus, oder bleibt sie mit einem Fuß darin hängen? Es geht zu schnell, als dass sie sich in diesen Sekunden darüber klar werden könnte. Die Nachbarin vor der Tür hört ein lautes Poltern und dann Schmerzensschreie, die ihr durch Mark und Bein gehen. Sofort holt sie den Schlüssel hervor und schließt die Tür auf. Weit kann sie die allerdings nicht öffnen, da Elfriede Renner davorgefallen ist und sich nicht mehr rühren kann, ohne dass Schmerzen ihren Körper vom Becken aufwärts durchzucken, ihr fast die Luft zum Atmen nehmen.

Exakt um dreizehn Uhr achtundzwanzig klingelt das Notarzttelefon in der ZNA. Angekündigt wird eine dreiundachtzigjährige Frau. Es ist Elfriede Renner. Nach erster Einschätzung des Notarztes dürfte sie sich bei dem Sturz den Oberschenkelhals gebrochen haben. Er hat ihr Schmerzmittel gegeben, doch die scheinen nicht zu wirken. Im Notarztwagen, auf dem Weg zum Krankenhaus, spürt sie jede Bodenwelle, über die sie fahren. Die ganze Strecke über wimmert sie vor Schmerzen. Die Fahrt dauert gerade zehn Minuten, doch unter diesen Umständen können zehn Minuten unendlich lang sein.

In der Notaufnahme angekommen, wird sie gleich in den Schockraum 1 gebracht. Der Chirurg Jens de Boer und Schwester Nicola stehen bereit, um sie in Empfang zu nehmen. Wer fehlt, ist ein Anästhesist. Offenbar hatte derjenige, der die Anmeldung des Notarztwagens entgegennahm, vergessen, einen herzubeordern. Oder es war so schnell keiner aufzutreiben gewesen, was allerdings nicht passieren dürfte. Minuten vergehen. Als der Narkosearzt endlich erscheint, macht er sich sofort daran, der Patientin eine Infusion mit einem stärkeren Schmerzmittel anzuhängen. Dafür nutzt er die Braunüle, die Nicola ihr zuvor in den rechten Arm gelegt hatte.

Nach dem Röntgen ist klar: Elfriede Renner ist bei ihrem Sturz tatsächlich so unglücklich auf die rechte Seite der Hüfte gefallen, dass sie sich den Oberschenkelhals gebrochen hat. Dass sie damit das Schicksal von mindestens hunderttausend anderen Menschen in Deutschland teilt, denen jedes Jahr das Gleiche widerfährt, wird sie kaum trösten. Sie kommt relativ schnell in den OP. »Relativ« bedeutet, dass es noch einige Stunden dauern, aber noch an diesem Nachmittag geschehen wird. Was wiederum wirklich schnell ist. Ich habe andere Patienten mit Oberschenkelhalsbrüchen gesehen, die nachts eingeliefert wurden und bis zum nächsten oder übernächsten Tag oder gar noch länger warten mussten, ehe sie operiert wurden.

Oberschenkelhalsbrüche landen fast ausnahmslos auf dem OP-Tisch. Je nachdem, wo sich der Bruch genau befindet, werden unterschiedliche Behandlungsmethoden angewendet. In dieser Hinsicht hat Elfriede Renner Glück gehabt. Bei ihr hat es eine Stelle erwischt, die eine sogenannte Marknagelung möglich macht. Dabei wird ein langer Nagel ins Mark des gebrochenen Knochens geschoben und mit kleinen Schrauben befestigt. Das Verfahren hat mehrere Vorteile: Es ist gewebeschonend und hinterlässt nur minimale Narben. Der Nagel kann, muss aber nicht wieder entfernt werden. Bei älteren Menschen bleibt er meistens drin. Vor allem aber wird die Stabilität des Knochens schnell wiederhergestellt, sodass der Patient nicht wochenlang im Bett liegen muss, sondern das Bein nach kurzer Zeit wieder beanspruchen und gleich Reha-Übungen ausführen kann. So zumindest sollte es sein. Bei Elfriede Renner wird es anders laufen.

Während sie noch auf die Operation wartet, trifft Anke Wagner in der Notaufnahme ein. »Nicht schon wieder«, hatte die Fünfundfünfzigjährige auf dem Weg hierher gedacht. Gerade zwei Wochen ist es her, dass sie ihren Arm gebrochen und selbst als Patientin hier gesessen hat. Sie trägt ihn noch in dem Gips, den sie ihr im Gipsraum, gegenüber dem Röntgenbereich, angelegt hatten. Falls Pfleger Rüdiger an diesem Tag im Dienst gewesen sein sollte, wird er das übernommen haben. Er arbeitet eigentlich immer auf der chirurgischen Seite und ist ziemlich gut darin.

Anke Wagner weiß also, wie es im Behandlungsbereich der ZNA hinter der Milchglasscheibe der Doppeltür aussieht, die sie von ihrem Platz im Warteraum aus sehen kann. Sie weiß auch, dass irgendwo dahinter Elfriede Renner auf einer Trage liegt, wahrscheinlich mutterseelenallein. Anke Wagner hatte vor zwei Wochen selbst lange warten müssen, ehe sie an der Reihe war. Für die alte Frau tut es ihr leid. Sie hat sich extra beeilt herzukommen, nun darf sie nicht zu ihr. Eine Verwandte ist sie zwar nicht, da haben die Schwestern schon recht, aber Verwandte hat Elfriede Renner auch keine mehr. Anke Wagner ist ihre engste Bezugsperson. Die beiden Frauen kennen sich seit über fünfunddreißig Jahren. Sie sind mehr als nur befreundet, sind vertraut miteinander wie Mutter und Tochter. In den nächsten Wochen wird sich die Jüngere noch intensiver um die Ältere kümmern und fast jede freie Minute an ihrem Krankenbett verbringen.

Vielleicht hätte Anke Wagner sehen müssen, was sich hinter der Tür zu den Behandlungsräumen abspielt. Ihr wäre vermutlich klar geworden, warum man sie warten lässt. War die Frühschicht vergleichsweise ruhig verlaufen, bricht es jetzt – es ist fünfzehn Uhr – plötzlich wie eine Lawine über die Schwestern und Pfleger herein. Ein Rettungswagen nach dem anderen rollt heran. Innerhalb weniger Minuten sind sämtliche Behandlungszimmer belegt. Bald sind so viele Patienten hier, dass einige von ihnen mit einer Trage auf dem Gang vorliebnehmen müssen. Das ist unangenehm, nicht nur wegen des Zugs und der Kälte, dagegen bekommen sie Decken. Wer mag schon, dass andere sehen, wie dreckig es einem geht? Dem Pflegepersonal schmeckt das aber auch nicht. Es ist viel umständlicher, Patienten auf dem Gang zu versorgen. Besonders beim Blutabnehmen kann man Hektik nicht gebrauchen. Aber anders geht es im Moment nicht. Sie können einen Patienten, der von einem Rettungswagen gebracht wird, schlecht in den Warteraum schicken, bis wieder ein Behandlungszimmer frei wird.

Damit es überhaupt vorwärtsgeht, wird hin und her rangiert: Patienten, die bereits von einem Arzt behandelt wurden und nur noch darauf warten, dass sie auf eine Bettenstation verlegt werden, kommen auf den Flur. Dafür wird einer der Patienten vom Gang in das frei gewordene Zimmer geschoben, zuerst der, dem es am schlechtesten geht. Klingt nach Chaos, ist aber keins, was mich wundert. Irgendwie behalten alle den Überblick. Nur einer der Pfleger scheint angesichts des Andrangs in Hektik zu verfallen. Das kennen die anderen von ihm. Nicht, dass er seine Arbeit nicht mehr ordentlich erledigen würde. Doch zwischendurch, wenn er über den Gang muss, läuft er noch schneller als sonst. Und er läuft so schon nicht langsam. Dann wirkt er hoch konzentriert, beugt den Oberkörper nach vorn, als wolle er jeden Moment vom Gehen zum Laufen wechseln, und rudert auf eigentümliche Weise mit den Unterarmen, was seinem Gang zusätzlich Schwung verleiht. Sein Blick jedoch ist starr geradeaus gerichtet. Und wenn er spricht, mit den Patienten und mehr noch mit seinen Kollegen, wirkt er wie jemand, der eben erfahren hat, dass er die Welt doch allein retten muss. Wenn er so aussieht, geht man ihm besser aus dem Weg.

Der Rettungswagen mit Araik Petrossov war gerade rechtzeitig eingetroffen, damit er noch in eines der freien Behandlungszimmer kam. Sein junger Freund Armen hatte die Sanitäter gerufen, da er und seine Mutter ein ungutes Gefühl bekommen hatten. In den letzten Monaten hatten sie sich an Petrossovs mitleiderregenden Anblick und an den Geruch, den sein Körper verströmte, diesen markanten Geruch eines Krebskranken, gewöhnt, so weit man das als »gewöhnen« bezeichnen konnte. Sie hatten sein Dahinsiechen aushalten können, ohne dass es ihnen selbst schlecht gegangen wäre. Aber zuletzt verschlimmerte sich sein Zustand rasant, Stunde um Stunde. Nur einmal, nachdem er das erste Schmerzpflaster bekommen hatte, registrierten sie eine Besserung. Plötzlich konnte er den linken Arm, der schon lange steif gewesen war, wieder bewegen. Wie ein kleines Wunder sei das gewesen, sagt Armen. Es blieb nur nicht lange so. Und es wurde danach umso schlechter mit ihm.

So schlecht wie in den letzten zwei Tagen war es noch nie gewesen: Als wäre die Totenstarre bereits eingetreten, ohne dass Petrossovs Herz aufgehört hatte zu schlagen. Deshalb glaubten sie, nun sei der Moment gekommen, es sei Zeit, ihn ins Krankenhaus zu bringen.

Er liegt in Zimmer 1. Warum er überhaupt in die Notaufnahme gefahren wurde? Er ist kein Notfall. Gerettet werden kann er nicht. Er wurde zum Sterben hergebracht. Trotzdem unterziehen ihn die Schwestern der für Neuzugänge üblichen Prozedur. Sie messen seine Körpertemperatur. Er hat Fieber, fast vierzig Grad. Sein Blutdruck ist äußerst schwach: fünfundachtzig zu fünfzig. Wenigstens nehmen sie ihm kein Blut ab. Seine Venen würden ohnehin kaum etwas hergeben.

Im Vergleich zu anderen Patienten muss er nicht lange hier liegen. Die Notaufnahme ist in seinem Fall eine reine Durchlaufstation, nur Mittel zum Zweck, der Eingang ins Krankenhaus, die letzte Etappe seiner Lebensreise. Enden soll sie auf der Station Med 3, einer Pflegestation für Patienten wie ihn. Dort hat Armen ein Bett bestellt, vor Wochen schon, als er mit den Stationsärzten die letzten Stunden seines Freundes plante. Damals sprachen die Mediziner von Sterbebegleitung, von Morphin, das sie ihm gegen die Schmerzen spritzen würden, von einem humanen Ende in Würde.

Nach einer Stunde wird Araik Petrossov in ein richtiges Krankenbett gelegt und auf die Station Med 3 gefahren. Armen und seine Mutter bleiben bis zum späten Abend bei ihm. Sie wären auch über Nacht dageblieben, doch einer der Ärzte riet ihnen, nach Hause zu gehen, sich auszuruhen. Er meinte, der Kranke habe noch zwei, drei Tage. Am nächsten Vormittag, gegen elf Uhr, werden sie wiederkommen – und Araik Petrossovs Bett leer vorfinden.

Gegen achtzehn Uhr, nach über vier Stunden Wartezeit, darf Anke Wagner zu ihrer Freundin, die nach der Operation nicht mehr im Schockraum liegt. Sie erkennt sie kaum wieder. Aus der energischen Frau, der man das Alter von dreiundachtzig Jahren kaum angemerkt hatte, ist ein Häufchen Unglück geworden. Sie klagt über Schmerzen und macht sich Sorgen, was bloß aus ihr und ihrem schönen Haus werden soll. Vorher hatte sie selten übers Sterben gesprochen. Abgesehen von ihrem Sprunggelenk, das nach dem Bruch zwar verheilt war, seitdem aber nicht mehr so belastbar ist wie früher, hatte sie sich kerngesund gefühlt. Der Hausarzt hatte ihr nach jeder Untersuchung bescheinigt, dass sie sich keine Sorgen zu machen brauche, ihr Herz sei bestens in Schuss. Auf einmal schien sie ihren ganzen Lebensmut verloren zu haben.

Anke Wagner wird sich später nicht erinnern, wann genau die mütterliche Freundin das erste Mal damit anfing. Vielleicht war es noch in der Notaufnahme oder später auf der Station, an diesem Abend oder erst am nächsten Tag. Jedenfalls bittet Elfriede Renner sie, ihr »so eine Kapsel«, wie sie sagt, zu besorgen. Die gebe es in der Schweiz. Sie habe sich gewundert, wird Anke Wagner hinterher erzählen, denn das sei gar nicht ihre Art gewesen. Deshalb glaube sie, dass die Freundin wirklich furchtbare Schmerzen gelitten haben muss.

Die lassen auch auf Station nicht nach, obwohl ihr dort weiterhin in regelmäßigen Dosen Schmerzmittel verabreicht werden. Mit dem Arzt, der sie behandelt, kommt sie gut zurecht. Doch den Schwestern fehlt es ihrer Meinung nach an Respekt. Sie duzen sie und die anderen Patientinnen. Und das in ihrem Alter! Sie hört Sätze wie: »Nimm mal dein Gebiss raus!« Oder: »Setz dich mal hin, sonst können wir dich nicht waschen!« Oder: »Steh mal auf, damit wir das Bett machen können!« Auch wenn sie mit ihr reden, klingt es, als würden sie sie nicht für voll nehmen. Jedenfalls empfindet sie das so.

Als sie bemerkt, in welcher Verfassung sich die beiden Frauen befinden, zu denen sie ins Zimmer gelegt wurde, geht es ihr gleich noch schlechter. Eine ihrer Zimmernachbarinnen ist demenzkrank, die andere schreit dauernd, sogar die ganze Nacht hindurch, sie müsse auf die Toilette. Obwohl sie Windeln trägt. Oder gerade weil sie ihr Windeln umgelegt haben, sie sich gedemütigt fühlt und das nicht akzeptieren will. Diese Sorge hat Elfriede Renner nicht. Ihr haben sie vor der Operation einen Blasenkatheter gelegt. Noch weiß sie nicht, dass das mit den Windeln auch auf sie zukommen wird.

Die Dreiundachtzigjährige beschäftigt ein anderer Gedanke: Sie wünscht sich nichts mehr, als zu sterben! Dieser Wunsch scheint sich bei ihr zur fixen Idee auszuweiten, wird mit jedem Tag stärker, den sie im Krankenhaus verbringt. Dagegen hilft auch wenig, dass sie, nachdem sie sich mehrmals über ihre Zimmernachbarinnen beschwert hat, weil die ihr zu anstrengend seien, in ein Zweibettzimmer verlegt wird. Zu einer Frau, die sich wie sie mit einem Oberschenkelhalsbruch herumplagt, aber etwas jünger ist und im Gegensatz zu ihr den festen Willen besitzt, schnellstmöglich wieder gesund zu werden. Die neue Leidensgenossin tut ihr zwar gut, da sie freundlich ist und sie auf nette Art zu den Übungen animiert, die beide durchführen sollen. Sie sollen verhindern, dass sie vom vielen Liegen steif werden. Außerdem sollen beide lernen, das gebrochene Bein wieder zu belasten, und überhaupt wieder in Schwung kommen.

Trotzdem sagt Elfriede Renner fast jedem, der sie in nächster Zeit besucht, er möge ihr »so eine Kapsel« aus der Schweiz beschaffen, damit es mit den Schmerzen endlich vorbei sei. Sie sagt es ihrem Gärtner, den befreundeten Nachbarinnen und immer wieder Anke Wagner. Keiner von ihnen denkt daran, ihr diesen Wunsch zu erfüllen. Stattdessen versuchen sie, ihr gut zuzureden: Ein Knochenbruch sei keine tödliche Krankheit. Sie müsse Geduld mit sich haben. Und sie teilen sich so ein, dass jeden Tag mindestens einer von ihnen die kranke Freundin besucht. Damit sie sich nicht alleingelassen fühlt.

Fast einen Monat wird Elfriede Renner im Krankenhaus, auf dieser Station, in diesem Zimmer bleiben. Ausgerechnet sie, die sich vor dem Unfall noch komplett selbst versorgt hat, allein einkaufen gegangen ist und sich mit Freundinnen im Café verabredet hat! Eine Woche vor Weihnachten schicken sie die Ärzte mit einem Krankentransporter zur Reha in eine große Klinik an der Ostsee. Dort muss sie die meiste Zeit ohne die vertrauten Bekannten durchstehen. Nur am Wochenende kommt Besuch.

Ob es daran liegt, dass sich ihr Zustand nicht bessert, oder nur geringfügig, sodass sie es selbst nicht als Verbesserung empfindet? Sie fühlt sich überfordert von dem Übungsprogramm. An selbstständiges Laufen ist gar nicht zu denken. Jede Bewegung macht die Schmerzen nur noch schlimmer. Offenbar kapitulieren auch die Ärzte und Schwestern, als sie sehen, dass es nicht vorangeht, dass ihre Patientin auch gar nicht will.

Heiligabend wird Elfriede Renner erfahren, dass sie am 2. Januar entlassen und nach Hamburg zurückgebracht werden soll. Doch wohin? Allein in ihr Haus zurück, das geht nicht. Das muss ihr niemand erst sagen, das weiß sie selbst am besten. Ohne Hilfe schafft sie es nicht einmal bis ins Badezimmer. Sie braucht jemanden, der sich um sie kümmert. Noch am selben Tag wird sie Anke Wagner anrufen, die ihr anbietet, sie bei sich zu Hause aufzunehmen. Doch das lehnt sie ab. Dann hätte sie ständig das Gefühl, jemandem zur Last zu fallen. Das will sie nicht. Und was sie nicht will, vermag ihr selbst die beste Freundin nicht schönzureden. Elfriede Renner schwebt eine andere Lösung vor. Sie bittet Anke Wagner, ihr ein Zimmer in einer Wohnanlage für betreutes Wohnen zu besorgen. In ein Pflegeheim möchte sie nicht. Dabei ist sie in ihrem Zustand nichts anderes als ein Pflegefall, der mehr als nur betreutes Wohnen benötigt.

An ruhige Feiertage ist für Anke Wagner nicht zu denken. Sie kommt nicht einmal dazu, einen Weihnachtsbaum aufzustellen, macht sich stattdessen gleich auf die Suche nach einer geeigneten Einrichtung. Tatsächlich findet sie eine kleine Seniorenresidenz, in der man bereit ist, Elfriede Renner aufzunehmen. Bis zum Jahreswechsel wird ein dreißig Quadratmeter großes Zimmer mit Bad und Balkon im zweiten Stock renoviert und eingerichtet, mit Möbeln aus Elfriede Renners Haus, damit sie sich ein bisschen heimisch fühlt.

Anfang Januar wird die Dreiundachtzigjährige dort einziehen, widerwillig und verzweifelt, da die Schmerzen nicht weniger geworden sind. Ihre psychische Verfassung hat sich auch nicht verbessert. Anke Wagner besucht sie täglich. An manchen Tagen geht sie sogar zwei- oder dreimal zu ihr, um ihr Mut zu machen. Sie sieht, wie sehr die Freundin darunter leidet, nicht mehr mobil zu sein. Neben dem Bett steht ein Toilettenstuhl, der sie jederzeit an diese Tatsache erinnert, die sie allmählich zermürbt.

Da sie nicht laufen kann, trägt auch sie inzwischen eine Windel. Noch eine Demütigung mehr. Sie, die ihr Leben lang äußerst reinlich gewesen ist, die bis zuletzt ihren Körper gepflegt, auf schöne Kleidung geachtet und auch das Haus stets blitzsauber gehalten hat – sie soll nun einfach einnässen, in die Windeln machen! Und dann soll sie in ihren Exkrementen liegen bleiben, bis eine Pflegerin vorbeischaut, sie davon befreit, ihren Unterleib mit Desinfektionsschaum aus einer Sprühdose säubert und ihr eine neue Windel umbindet, für das nächste Mal! Nach den Pillen aus der Schweiz fragt Elfriede Renner jetzt nicht mehr oft. Dafür sagt sie manchmal: »Wenn mir plötzlich mal etwas zustößt, soll bloß keiner traurig sein.«

Neun Tage wird sie in dem Heim ertragen, was ihr unerträglich erscheint. Am frühen Morgen des zehnten Tages nimmt sie ihre ganze Kraft zusammen. Sie klettert aus dem Bett, stützt sich auf die Griffe des Toilettenstuhls, schiebt ihn langsam vor sich her, zu der Tür, die auf den Balkon hinausführt. Bis dorthin sind es ungefähr fünf Meter. Der Weg muss ihr unendlich lang erscheinen. Seitdem sie in diesem Zimmer lebt, ist sie noch keine fünf Schritte gelaufen. Bevor sie auf den Balkon hinausschlurft, wo ihr ein eisiger Wind entgegenschlägt, zieht sie ihr

Nachthemd aus und lässt es zu Boden fallen. Sie erreicht das Balkongeländer – und stürzt sich hinunter.

Es sollte der letzte Akt in ihrem Leben sein. Er ist es nicht. Elfriede Renner bricht sich den Nackenwirbel, doch sie ist nicht tot. Sie schreit so laut vor Schmerz, dass sie sofort von Heimangestellten entdeckt und mit einem Notarztwagen in die Klinik Nord gebracht wird. Dort kommt sie wieder in die Notaufnahme und danach auf dieselbe Station wie beim letzten Mal. Es ist auch derselbe Arzt, der sie behandelt. Allerdings soll sie nur diesen einen Tag und über Nacht hier bleiben. Sie muss operiert werden. Auf Wirbelsäulenchirurgie hat sich ein Krankenhaus in der Innenstadt spezialisiert. Dorthin soll sie am nächsten Tag gebracht werden. Solange werden ihre Halswirbel mit einer speziellen Manschette stabilisiert, sodass sie den Kopf nicht bewegen kann. Das alles erklärt ihr der Arzt. Und irgendjemand sagt ihr auch, dass sie nach überstandener Operation nach Ochsenzoll verlegt werden soll, in die Gerontopsychiatrie. Das sei nach Suizidversuchen der übliche Weg.

Für Elfriede Renner muss das eine so schlimm wie das andere klingen. Sie will das nicht auch noch über sich ergehen lassen. In der Nacht reißt sie sich die Manschette vom Hals. Der Arzt und die Pfleger, die sie ihr wieder anlegen, wundern sich, woher sie die Kraft nimmt. Kurz darauf gelingt es ihr anscheinend erneut, sich von der Manschette zu befreien. Und bevor das diesmal vom Pflegepersonal entdeckt wird, muss sie den Kopf schnell so heftig hin und her werfen, dass die Verbindung zwischen ihrem Kopf und der Wirbelsäule reißt – und sie stirbt.

Die Situation in der Notaufnahme bleibt bis zum Abend angespannt. Auffällig ist, dass sich heute die schweren Fälle häufen. Erst Elfriede Renner mit ihrem Oberschenkelhalsbruch, dann in Zimmer 1 Araik Petrossov, der in wenigen Stunden sterben wird. Jetzt liegt in Zimmer 6 ein Mann, Jahrgang 1932, dem am vergangenen Freitag aufgefallen ist, dass er schwarzen Stuhlgang hat. Das könnte auf eine Blutung im Magen oder im Darm hindeuten. Diagnostiziert wird eine im Magen. Bleibt zu klären, was die Ursache dafür ist. Das kann vieles sein: Die Nebenwirkung eines Medikaments, eine Entzündung der Magenschleimhaut, ein Magengeschwür. Es könnte aber auch ein Hinweis auf eine Krebserkrankung sein. Bei Petrossov hatte es so angefangen.

Während in Zimmer 6 noch Ungewissheit herrscht, steht die Diagnose für Amalia Schiller, die vierundachtzigjährige Patientin in Behandlungszimmer 2, unumstößlich fest: »Sie wird die Nacht nicht überleben«, sagt die Internistin Nicola Wedde zu der Frau, die vor ihr steht. Es ist die Tochter der Kranken, Gabriele Wiemer, die erst vor wenigen Minuten mit ihrem Mann in der Notaufnahme eingetroffen ist. Die junge Ärztin sagt das nicht einfach so und nicht als Erstes. Sie spricht diesen Satz erst aus, nachdem sie ihr den Zustand der Mutter erklärt und erfahren hat, dass die Tochter ohnehin mit dem Schlimmsten rechnet. Und sie sagt es mit einem Blick, in dem ihr ganzes Mitgefühl steckt. Amalia Schiller kann sich selbst nicht mehr artikulieren. Es ist fraglich, ob sie überhaupt wahrnimmt, dass ihre Tochter neben ihrer Trage steht. Zumindest reagiert sie nicht. In ihrem Mund steckt ein Schlauch, über den sie Sauerstoff bekommt, da die Sauerstoffsättigung ihres Blutes bedrohlich gering ist. Sie hat Wasser in der Lunge und Luft im Bauch. Ihr Körper ist völlig ausgetrocknet. Das Herz schlägt nur noch schwach.

Gabriele Wiemer hatte ihre Mutter am Vortag im Pflegeheim besucht. Da ging es ihr schon schlecht. Heute, am frühen Nachmittag, hatte sie jemand vom Heim auf der Arbeitsstelle angerufen. Gerade sei eine Ärztin da, es sehe nicht gut aus. Sie wolle wissen, ob die Mutter im Heim bleiben oder doch in ein Krankenhaus gebracht werden solle. Die Tochter entschied sich für die Klinik, nachdem man ihr gesagt hatte, dass sie dort besser versorgt werden könne. Dass sie nicht mehr geheilt werden kann, weiß sie. Sie wünscht sich für ihre Mutter nur, dass sie nicht unnötig leiden muss. Sie hat so lange gelitten. »Ich kenne das gar nicht anders«, sagt Gabriele Wiemer. Schon als sie noch ein Kind gewesen sei, habe ihre Mutter immer gekränkelt. Ob der Herzfehler angeboren sei, weiß sie nicht. Eine Herzklappe schließt nicht richtig. Seit Langem habe sie Probleme damit. Vor sechs Jahren, als sie mit einem Oberschenkelhalsbruch im Krankenhaus lag, erlitt sie ihren ersten Schlaganfall. Im Jahr darauf den zweiten. Konnte sie sich anfangs noch mit Hilfe eines Gehwagens fortbewegen, so war sie bald auf einen Rollstuhl angewiesen. Zuletzt, als sie noch sprechen konnte, habe sie immer gesagt: »Der liebe Gott hat mich vergessen.«

Für eine Weile ist unklar, ob Amalia Schiller die Notaufnahme verlassen wird, nachdem alle Untersuchungen abgeschlossen sind. Man will ihr jede Anstrengung ersparen. Ins Heim kommt sie auf keinen Fall zurück, den Transport würde sie nicht überleben. Sie könnte in den »Raum der Stille« gebracht werden, wenn sie nicht diese schlimmen Schmerzen hätte. Der »Raum der Stille« ist kein Behandlungszimmer. So wie die Notaufnahme nicht dafür vorgesehen ist, einen Sterbenden in den Tod zu begleiten. Nicola Wedde erklärt mir, dass es der ausdrückliche Wunsch der Angehörigen sei, dass die Patientin »schmerzfrei gestellt« werde. »Ich würde ihr auch Morphium spritzen«, sagt sie. Das sei doch das Letzte, was man für sie tun könne: ihr das Leiden ersparen.

Als ich das nächste Mal an der Tafel vorbeikomme, auf der die Namen der Patienten stehen, lese ich in dem Feld von Amalia Schiller: »Ab 19.15 – M.«

Eine Stunde danach wird sie auf eine Station verlegt. Dort wird ihr in regelmäßigen Abständen »M.« gespritzt – Morphium. Gabriele Wiemer und ihr Mann bleiben bis halb elf am Bett der Mutter sitzen. Sie beobachten, wie sie immer ruhiger wird. Als sie gehen, bitten sie die Nachtschwester, sie möge anrufen, wenn es zu Ende gehe. Zu Hause stellen sie das Telefon extra neben das Bett, damit sie es nicht überhören. Am frühen Morgen gegen halb fünf wird es klingeln. Frau Schiller, wird dann die Stimme im Hörer sagen, sei gerade eingeschlafen, ganz ruhig, ohne Schmerzen.

In der Notaufnahme geht es weiter im Viertelstundentakt: Zuerst bringt eine Rettungswagenbesatzung eine fünfundachtzigjährige Frau, die allein zu Hause lebt und von einem Pflegedienst betreut wird. Ein Pfleger hatte, wie jeden Abend, ihren Blutdruck gemessen. Da die Werte deutlich über denen lagen, die normal für sie sind, ließ er die Frau vorsorglich in die Klinik bringen. Die nächste Patientin, sie ist vierundfünfzig, klagt über ein Druckgefühl im Brustbereich. Sie kommt mit einer Einweisung ihres Hausarztes, den sie um Hilfe gebeten hatte. Anschließend wird eine Frau hereingerollt, die fast neunzig ist. Ihr wurde vor einigen Tagen ambulant ein Tumor im linken Oberschenkel herausoperiert. Jetzt ist die Wunde wieder aufgebrochen, sie blutet.

So geht das den ganzen Abend. Der Patientenstrom reißt nicht ab. Doch im Gegensatz zu vorhin sind die Beschwerden bei den meisten so harmlos, dass ich mich frage, ob sie damit wirklich in eine Notaufnahme gehören. Bei der alten Frau, die allein zu Hause lebt, verstehe ich es: Sie ist über Nacht im Krankenhaus allemal besser aufgehoben als in ihrer Wohnung. Und auch bei der Sechsundachtzigjährigen, die im Altenheim aus ihrem Bett gefallen ist, leuchtet mir die Vorsicht des Heimpersonals ein. Selbst wenn sie sich nichts gebrochen hat, wie sich kurz vor Mitternacht herausstellen wird, mussten die Verantwortlichen sich absichern. Warum dagegen der Neunzehnjährige, der sich auf dem Weg zur Bushaltestelle den linken Fuß an einem Bordstein gestoßen hat, ausgerechnet hier aufläuft und sich nicht am nächsten Tag bei seinem Hausarzt vorstellt, ist mir schleierhaft. Dass er Schmerzen im Fuß hat, bezweifelt niemand. Nur dürften die nicht so gravierend sein, wenn er noch selbst herlaufen konnte. Mehr als einen Bluterguss wird der Chirurg dann auch nicht finden.

Bestimmt bin ich kein Held und auch kein besonders harter Knochen, was Krankheiten und Verletzungen angeht. Doch wenn ich hier einen Zwei-Meter-Hünen hereinkommen sehe, mit einem Kreuz so breit wie mein alter Kleiderschrank, der mit seiner rechten Riesenpranke das linke Handgelenk umklammert,

145

als hätte jemand mit einer Axt draufgehauen, obwohl er nur einen winzig kleinen Schnitt im Zeigefinger hat, hört mein Verständnis doch auf. Wofür gibt es eigentlich Pflaster? »Den sterbenden Schwan mimen« – so nennen das die Ärzte und Pfleger, allerdings nur hinter vorgehaltener Hand.

Ich erinnere mich an eine Reihe von Patienten, die mit Verletzungen gekommen sind, wie ich sie mir auch schon zugezogen habe. Vor allem, als ich jünger war und regelmäßig Sport trieb, mir mal einen Finger umknickte, mal den Oberschenkel prellte, mal mit dem Kopf aufs Parkett der Sporthalle aufschlug oder mit dem Knie über den glatten Boden schlitterte und mir durch die Reibungshitze ein Stück Haut wegsengte. In ein Krankenhaus bin ich deswegen nie gerannt.

Natürlich ist meine Sichtweise völlig unprofessionell. Krankenschwestern, Pfleger und Ärzte dürfen so nicht denken. Und wenn sie es sich in dem einen oder anderen Fall nicht verkneifen können, dürfen sie es dem Patienten zumindest nicht sagen und es ihn auch nicht spüren lassen. Das ist hier Gebot. Gerade gibt es wieder einen aktuellen Anlass, die Mitarbeiter der ZNA daran zu erinnern. Bei Thomas Möhle-Heinzl, dem leitenden Arzt der Notaufnahme, ist vor einer Woche der Brief einer ehemaligen Patientin eingegangen, die sich darüber beschwert, vom Personal nicht angemessen behandelt worden zu sein. Sie war in einer Nacht Ende Oktober gegen drei Uhr mit einer Alkoholvergiftung eingeliefert worden, nachdem sie bei der Hochzeit von Freunden offenbar mehr zu sich genommen hatte, als gut für sie gewesen war. Nun behauptet die junge Frau, ein Pfleger habe ihr gesagt, er habe sich für seinen Beruf entschieden, um Menschen zu helfen, und nicht, um auf Leute aufzupassen, die sich besaufen. Sie bringt noch mehr Anschuldigungen zur Sprache, die sich gegen das gesamte Team der Nachtschicht, einschließlich des diensthabenden Internisten, richten. Sie hätten ihren Freund nicht oft und nicht lange genug zu ihr gelassen, ihn auch keine Spur freundlicher als sie selbst behandelt und überhaupt alles falsch gemacht.

Eine Kopie des Briefes liegt auf dem Tisch im Aufenthaltsraum. Alle, die in besagter Nacht Dienst hatten, haben eine bekommen. Auch wenn Thomas Möhle-Heinzl und Peter Niebuhr, die beiden Chefs, ihren Mitarbeitern grundsätzlich vertrauen, müssen sie der Sache nachgehen und der Frau eine Antwort schicken. Dabei kennen sie die Situationen selbst zur Genüge, in denen es schwierig wird, einen betrunkenen Patienten im Zaum zu halten. Falls der angemahnte Satz überhaupt gefallen sein sollte, dann sicherlich nicht, weil sich die Patientin völlig korrekt und ruhig verhalten hat.

Doch Krankenhaus ist mittlerweile ein bisschen wie Supermarkt: Der Kunde soll König sein. Die Kunden – das sind die Patienten. Deshalb dürfen Ärzte und Pflegepersonal über sie denken, was sie wollen, solange sie es für sich behalten. Oft habe ich mich gewundert, wie freundlich selbst renitente Patienten behandelt werden. Jetzt verstehe ich es. Mir wäre bei einigen der Kragen geplatzt.

Mittlerweile ist es dreiundzwanzig Uhr fünfundzwanzig. Wie aufs Stichwort wird Marco Rispel ins Behandlungszimmer 2 geschoben. Er ist zwanzig, sieht aber älter aus, soweit man das in seinem Zustand erkennen kann. Sein Gesicht ist blutverschmiert, ohne dass irgendwo eine Wunde zu sehen wäre. Seine Kleidung sieht aus, als hätte er sich auf einem schlammigen Bolzplatz an einer wilden Schlägerei beteiligt. Angeblich hat er vor einer halben Stunde einen Krampfanfall erlitten. Deshalb wird Isaak Wontroba, der Neurologe, gleich dazugeholt. Er telefoniert erst einmal mit der Mutter des jungen Mannes, um sich ein Bild davon zu machen, was vorgefallen ist. Aus dem, was Marco Rispel von sich gibt, wird niemand so richtig schlau. Er faselt wirres Zeug, widerspricht sich in einer Tour.

Zunächst erzählt er, ihm sei am Tag zuvor der Weisheitszahn rechts unten gezogen worden, woraufhin er die Schmerzen mit Tabletten und Alkohol bekämpft habe. Dann wiederum meint er, sein Brustkorb tue ihm weh, und das bereits seit mehreren Wochen. Die letzte Version seiner Krankengeschichte handelt tatsächlich von einer brutalen Schlägerei, bei der ihm jemand auf dem Kiez von Sankt Pauli den Kiefer gebrochen habe. Allerdings sei das vier Tage her. Trotzdem will er in der Zwischenzeit bei keinem Arzt gewesen sein.

Das alles liest sich aufgeschrieben viel klarer, als er es formuliert und als er es auch aussprechen kann. In seinem Mund scheint es wirklich ein Problem zu geben. Er kann ihn beim Sprechen kaum öffnen. Der Alkoholgeruch, den er verströmt, ist trotzdem bis zur Tür zu riechen. Die vier Röhrchen mit Blut, die Schwester Kerstin ihm abgenommen hat, sind auf dem Weg ins Labor. Die Analyse wird ungefähr eine Stunde dauern.

Rispels Mutter berichtet dem Neurologen, was zu Hause geschehen ist. Demnach hat ihr Junge tatsächlich einen Krampfanfall erlitten. Das sei nicht das erste Mal. Unter Alkoholeinfluss, sagt sie, würde er zu Krampfanfällen neigen. Außerdem sei bei ihm vor zwei Jahren Epilepsie festgestellt worden. Damals habe er zwei Wochen hier im Krankenhaus gelegen, sei auf alles Mögliche hin untersucht worden. Bis vor einigen Monaten habe er Medikamente gegen Epilepsie einnehmen müssen.

Die ganze Wahrheit ist aber auch das nicht. Offenbar hat der Sohn ein ernsthaftes Alkoholproblem. Innerhalb der letzten zwölf Monate ist er deswegen bereits zum dritten Mal in der Notaufnahme. So steht es in der Patientenkartei im Computer. Bei seiner ersten Einlieferung Ende 2005 hatte er 2,7 Promille. Im März darauf waren es 3,3 Promille. Heute sind es 3,9, wie das Labor bald melden wird. Bei diesem Wert dürfte er gar nicht mehr stehen können, wenn er nicht seit Längerem regelmäßig trinken würde. Er kann es aber, sogar relativ mühelos.

Der übermäßige Alkoholkonsum bringt noch ein anderes Problem mit sich: Marko Rispel scheint nicht zu begreifen, dass ein Krampfanfall, bei welcher Vorgeschichte auch immer, keinesfalls auf die leichte Schulter zu nehmen ist. Er will partout nicht in der Notaufnahme bleiben. Und erst recht will er die Nacht beziehungsweise das, was davon noch übrig bleibt, nicht in einem Krankenbett auf einer Station zubringen. Er weigert sich sogar, sich im Behandlungszimmer noch einmal auf die Trage zu legen, damit der Neurologe ihn gründlich untersuchen kann. Er will nur nach Hause. Demonstrativ fläzt er sich auf den Stuhl, der neben dem Schreibtisch mit dem Computerbildschirm steht. Je mehr Zeit verstreicht, desto aggressiver wird er. Jetzt will er seine Mutter noch einmal selber anrufen, mit der er in einer Kleinstadt in der Nähe von Hamburg lebt. Sie soll ihn abholen. Er spricht mit ihr, doch sie weigert sich. In seiner Verfassung, meint sie, sei es besser für ihn, in der Obhut von Ärzten zu bleiben.

Während er mit ihr telefoniert und danach auch noch mit seinem Vater, bereitet Pfleger Söhnke nach Absprache mit den Ärzten ein Fixierungsbett vor und schiebt es den Gang entlang bis vor Zimmer 2. Rispel soll angeschnallt werden, damit er nicht randaliert oder ausbüxt. Wäre er nüchtern, würden sie ihn ein Formular unterschreiben lassen, dass er auf eigenen Wunsch, gegen den Rat der Ärzte das Krankenhaus verlassen will. Doch mit 3,9 Promille, so kurz nach einem Krampfanfall, ist die Gefahr, dass ihm etwas zustößt, einfach zu groß. Dafür will keiner die Verantwortung übernehmen. »Außerdem würde eine Unterschrift in seinem Zustand nicht zählen. Bei fast vier Promille gilt er als nicht geschäftsfähig«, erklärt mir Isaak Wontroba. Würde man den Patienten in dieser Verfassung gehen lassen und würde ihm dann etwas passieren, könne er als zuständiger Arzt haftbar gemacht werden.

Inzwischen ist es Mitternacht. Marko Rispel hält Ärzte und Pflegepersonal weiter in Schach. Da er immer wieder droht, das Zimmer und die Klinik zu verlassen, postiert sich die komplette Nachtschichtbesetzung vor beziehungsweise in seinem Zimmer. Der Neurologe und Schwester Kerstin reden auf ihn ein. Sie versuchen ihm bewusst zu machen, dass es nur zu seinem Besten sei hierzubleiben. Er solle sich wenigstens auf die Trage legen und seinen Rausch ausschlafen. Danach könne man immer noch weitersehen.

Während Isaak Wontroba am Computertisch sitzt, baut sich Schwester Kerstin direkt vor Rispel auf, um ihm noch einmal ins

Gewissen zu reden, ihm notfalls auch den Weg nach draußen zu versperren. Kerstin ist eine Frau, die sich von Männern schon aus Prinzip nicht auf der Nase herumtanzen lässt, von Jünglingen wie Rispel erst recht nicht. Sie ist ein dominanter Typ. Selbst für ihren Ehemann – sie ist seit achtzehn Jahren verheiratet – ist das nicht immer einfach. Das sagt sie selbst. Wahrscheinlich liegt es daran, dass sie praktisch auf dem Bau groß geworden ist. Ihre Eltern hatten eine Baufirma und wollten, dass sie von klein auf mithalf. Anfangs war es mehr Spielerei für die Tochter. Später lernte sie mauern, Wände verputzen, Dach decken, Fliesen legen. Und nebenbei lernte sie eben auch, sich gegen die Bauarbeiter und ihre derben Sprüche zu behaupten. Sie sagt, diese Zeit habe sie geprägt und fürs Leben stark gemacht. Sie musste schon oft stark sein, einmal ganz besonders. Das war vor sieben Jahren. Bei ihrem Mann wurde Krebs diagnostiziert. Lungenkrebs. Seine Chancen standen denkbar schlecht. Das Karzinom saß im linken Lungenflügel, im rechten hatten sich bereits Metastasen gebildet. Ihr Verstand habe damals gesagt: Das kann er nicht schaffen! Doch im Bauch habe sie immer das Gefühl gehabt, dass er es packt. Die Zeit war für alle schwer, für ihn, für sie, für die beiden Söhne. Sebastian ist jetzt zwölf, Jan sechzehn. Ihnen hatte sie sagen müssen, dass der Vater so schwer krank sei, dass er sterben könnte. Kerstins Mann besiegte den Krebs und gilt heute als geheilt. Doch wer so etwas wie sie erlebt hat, weiß, was Leid und Angst bedeuten, den kann so leicht nichts erschüttern.

Das strahlt Kerstin auch jetzt aus. Wenn sie will, kann sie sehr resolut wirken. Einfach nur durch ihre Erscheinung. Und sie will gerade. Mit einem Pfleger hätte sich Rispel vielleicht angelegt. Kerstin, die altersmäßig seine Mutter sein könnte, scheint ihn zu verunsichern. Doch selbst wenn er an ihr vorbeikäme – Schwester Nadine, Söhnke und ich stehen wie drei Wachsoldaten vor der geöffneten Tür. Die anderen Patienten müssen warten. Zum Glück sind nur noch drei weitere da, von denen keiner ein Akutfall ist.

Da Marko Rispel nach einer halben Stunde immer noch nicht

einsehen will, was das Beste für ihn ist, wird die Polizei gerufen. Er soll nicht die ganze Nacht den Betrieb in der Notaufnahme blockieren. Die Beamten rücken mit Blaulicht an, in voller Montur, mit Schlagstock und Pistole. Es sind vier Männer und eine Frau. Der älteste von ihnen ist der Einsatzleiter. Er fackelt nicht lange, macht dem jungen Mann, der vor ihm auf dem Stuhl hockt wie ein Häufchen Elend, obwohl er sich anstrengt, gelassen zu wirken, klar, dass er genau zwei Möglichkeiten habe: »Entweder Sie lassen sich hier behandeln und folgen den Anweisungen der Ärzte. Oder wir nehmen Sie mit auf die Wache. Dort untersucht Sie dann ein Amtsarzt. Wenn Sie verwahrfähig sind, können Sie Ihren Rausch in der Ausnüchterungszelle ausschlafen. Falls nicht, bringen wir Sie ins Krankenhaus zurück.«

Rispel entscheidet sich für den Streifenwagen und die Polizeiwache. Nach dem ganzen Hickhack, den er hier veranstaltet hat, scheint ihm das der coolere Abgang zu sein. Es wird aber nicht das letzte Mal bleiben, dass die Polizei in dieser Nacht in der Notaufnahme anrückt.

Der vierte Tag

Der neue Tag, inzwischen ist Dienstag, ist noch keine zwei Stunden alt, da tauchen erneut zwei Polizeibeamte in Uniform auf. Sie interessieren sich für einen Mann, der zur gleichen Zeit von der Besatzung eines Rettungswagens hereingeschoben wird. Er stinkt fürchterlich. Entsprechend sieht seine Kleidung aus, besonders die Hose. Vorn ist sie nur nass, hintenherum auch bräunlich verfärbt. Offensichtlich sind seinem Körper alle denkbaren Exkremente entwichen. Die Sanitäter tragen Latexhandschuhe. Als sie sehen und vor allem riechen, was da auf sie zukommt, streifen sich auch die Krankenschwestern Kerstin und Nadine sowie Pfleger Söhnke schnell Handschuhe über. Mit bloßen Händen möchte keiner von ihnen den Neuzugang anrühren. Es dauert keine zwei Minuten, bis sich sein Gestank auf dem Gang ausbreitet wie eine Giftwolke. Ich drehe mich weg, muss würgen. An die üblen Gerüche kann ich mich einfach nicht gewöhnen. Zum Glück gibt es Raumluft-Desinfektionsspray. In jedem Behandlungszimmer steht eine große Dose davon. Am hinteren Empfangstresen finde ich auch eine. Sobald der Neue in ein Zimmer verfrachtet ist, werde ich die halbe Dose versprühen. Normalerweise müsste man ihn erst einmal von seinen verschmutzten Kleidungsstücken befreien und unter eine Dusche stellen. Doch dafür ist er zu betrunken. Stehen kann er nicht mehr.

Die Polizisten sind aus zwei Gründen mitgekommen: Erstens wüssten sie gern, wer dieser Mann überhaupt ist, wo er herkommt, wo er wohnt, was er sonst so treibt. Und zweitens würden sie von ihm allzu gern erfahren, was das für ein graues Pulver in der Tüte ist, die sie aus seiner Hosentasche gefischt haben, als sie, vergeblich, nach seinem Ausweis suchten. Um diese Auskünfte von ihm zu erhalten, sind sie allerdings entschieden zu früh dran. Mit dem Sprechen klappt es bei ihm nämlich auch noch nicht wieder, jedenfalls nicht so, dass man ihn verstehen könnte. Wobei unklar ist, ob das ausschließlich auf die Menge an Alkohol zurückzuführen ist, die er sich einverleibt haben muss. Oder ob es vielleicht daran liegt, dass er der deutschen Sprache gar nicht mächtig ist.

Bisher wissen die Polizisten nur, was sie gesehen haben: Dass er am U-Bahnhof Langenhorn auf einer Bank lag, nicht ansprechbar und nur »schwer erweckbar«, wie es die Rettungsassistenten im Einsatzprotokoll festgehalten haben. Und was sie jetzt hier, auf dem hell erleuchteten Gang der Notaufnahme, sehen und hören können: Demnach dürfte der Mann um die fünfzig sein und mit hoher Wahrscheinlichkeit aus dem Ausland stammen. Sie tippen auf Osteuropa. Dem Aussehen nach und falls sie sich nicht verhört haben. Die wenigen Laute, die er von sich gegeben hat, unverständliche Wortfetzen, klangen zumindest nach einer slawischen Sprache.

Gleich darauf sinkt der Mann wieder in einen Schlaf, der ziemlich fest sein muss. Die Pfleger messen Blutdruck und Puls und nehmen ihm Blut ab, ohne dass er etwas davon mitzubekommen scheint. Seine Vitalfunktionen – Bewusstsein, Atmung und Kreislauf – sind seinem Zustand entsprechend, aber nicht besorgniserregend. Offenbar ist es wirklich nur der Alkohol, der ihn dermaßen außer Gefecht gesetzt hat.

Nachdem sie damit fertig sind, schieben sie ihn mit der Trage Richtung Ausgang, dann links den kurzen Gang entlang, der vor dem »Holsten-Eck« endet. Vielleicht wird er kurz wach, als die Pfleger ihn in den Ausnüchterungsraum bugsieren. Immerhin muss er, gestützt von ihnen, ein paar Schritte gehen, bevor er sich auf die Matratze am Boden fallen lassen kann. Sie decken ihn zu. Er scheint sofort weiterzuschlafen. Sie schalten die Überwachungskamera über der Tür ein und den Monitor im hinteren

Empfangsbereich, um ihn im Blick zu behalten. Die beiden Polizisten sind inzwischen verschwunden. Hier kommen sie momentan nicht weiter. Sie hinterlassen die Telefonnummer ihrer Wache. Sobald der Unbekannte ansprechbar ist, soll der Diensthabende dort informiert werden.

Gerade mal vierzehn Jahre alt ist die Patientin, die den nächsten Polizeieinsatz zur Notaufnahme auslöst. Offenbar hatte der Kinder- und Jugendnotdienst, wo das Mädchen kurzfristig untergebracht ist, die Beamten alarmiert. Allerdings sind sie schneller hier als die junge Patientin. Als sie eintreffen, ist von ihr noch nichts zu sehen. TPA und Pflegepersonal wissen gar nicht, dass jemand kommen wird, auf den die Beschreibung »Suizidlady«, von der die Polizisten sprechen, passen könnte.

Zehn Minuten später ist das Rätsel gelöst: Anna-Sophie Holtz wird mit einem Rettungswagen gebracht. Den hatte sie selbst gerufen, nachdem sie sich auf dem rechten Unterarm mehrere Schnitte mit ihrem Taschenmesser zugefügt hatte. Deshalb läuft der Einsatz auch unter dem Stichwort »Suizidversuch«. Wie sich herausstellt, ist die Haut durch die Schnitte jedoch nur oberflächlich verletzt. Keine der Wunden ist annähernd tief genug, um sie dem Tode nahe zu bringen. Vielleicht hat sie im letzten Moment der Mut verlassen. Sterben aber will sie angeblich immer noch. Jedenfalls spricht sie die ganze Zeit davon, sie werde sich umbringen, sobald sie hier herauskomme: »Ich werfe mich vor die U-Bahn!«, droht sie.

Die Polizisten warten, bis die Wunden desinfiziert und verbunden sind. Dann nehmen sie das Mädchen mit zur Wache, zu seinem eigenen Schutz. Ein psychiatrieerfahrener Arzt, der extra für sie dorthin bestellt wird, soll sich mit ihr befassen. Er wird sie vermutlich in eine psychiatrische Klinik einweisen, höchstwahrscheinlich nach Ochsenzoll. So läuft es in der Regel ab, wenn jemand versucht hat oder noch beabsichtigt, sich umzubringen.

Warum sich ausgerechnet in dieser Nacht die Fälle von psychisch Verwirrten häufen, frage ich mich. Ich nehme an, es ist reiner Zufall. Es gibt aber auch Menschen, die meinen, besondere Planetenkonstellationen könnten dafür verantwortlich sein. Es ist gerade Neumond. Eine alte indische Lehre besagt, dass viele Menschen in dieser Mondphase erschöpft seien, auch psychisch. Und diese Erschöpfung würde es ihnen erschweren, auf erlernte Verhaltensweisen zurückzugreifen, sodass die »rohe« oder »nackte« Seite ihrer Persönlichkeit zum Vorschein komme. Das habe ich irgendwo gelesen. Vermutlich gibt es genügend Mondforscher, die das Gegenteil behaupten oder noch etwas anderes. Als ich vor Jahren in der Lokalredaktion einer Zeitung in Nordrhein-Westfalen arbeitete, bekam ich von der Polizei jeden Tag einen Pressebericht zugefaxt, in dem die wichtigsten Ereignisse der zurückliegenden vierundzwanzig Stunden aufgelistet waren. Nach Vollmondnächten konnte ich darauf warten, dass mindestens eine der verübten Straftaten genau damit in Zusammenhang gebracht wurde. Damals habe ich mich ein wenig damit beschäftigt und herausgefunden, dass es wissenschaftlich keinerlei Belege dafür gibt, dass das eine mit dem anderen in Verbindung stehen könnte. Nicht einmal der Zusammenhang von Vollmond und schlechtem Schlaf soll in irgendeiner Weise nachweisbar sein, obwohl Millionen Menschen schwören, dass es bei ihnen so ist.

Wer weiß, wo meine Gedanken noch hingewandert wären. Es ist mitten in der Nacht. Ich bin es nicht gewöhnt, um diese Uhrzeit auf zu sein. Seitdem ich mir einige Nächte in der Notaufnahme um die Ohren geschlagen habe, weiß ich mein halbwegs geregeltes Leben und vor allem durchgeschlafene Nächte im Bett noch mehr zu schätzen. Vielleicht liegt es an der Müdigkeit, dass ich über Vollmond und Neumond ins Philosophieren gerate. Das ist nichts, worüber ich mir sonst den Kopf zerbreche. Vielleicht ist es aber auch die spezielle Klientel dieser Nacht, die mich auf seltsame Gedanken bringt.

Es ist zwei Uhr zwanzig, und die dritte Patientin, die in diese Kategorie passt, ist bereits unterwegs hierher. Keine halbe Stunde nach dem vierzehnjährigen Mädchen mit dem aufgeschnittenen Arm rollen zwei Rettungssanitäter Lucia Anderson herein. Sie ist sechsundzwanzig und lebt normalerweise in Düsseldorf. Angeblich hält sie sich erst seit zwei Tagen in Hamburg auf. Da sie hier keine Wohnung hat, ist sie in einer Obdachlosen-Auffangstation im Stadtteil Alsterdorf untergekommen. Am späten Abend habe sie sich mit einem Mitbewohner gestritten, weil der ihr keine Zigarette geben wollte. Daraufhin habe sie starke Schmerzen im Bauch bekommen. So jedenfalls hat sie es den Rettungsassistenten erzählt, als die sie dort wegen ihrer Bauchschmerzen abholten.

Was die junge Frau ihnen sagte, muss nicht unbedingt stimmen. Sie leidet an einer schizophrenen Psychose. Das geht aus den Arztunterlagen hervor, die sie bei sich hat. Einerseits würde es durchaus zu ihrem Krankheitsbild passen. Menschen mit schizophrenen Psychosen sind meist extrem empfindlich und neigen dazu, überzureagieren, Geschehnisse, die gesunde Menschen einfach wegstecken, zu einem Drama hochzustilisieren. Andererseits nehmen sie Dinge wahr, die in der Realität gar nicht existieren. Wahnvorstellungen, Halluzinationen und sogenannte Ich-Störungen sind typische Symptome dieser Krankheit. Betroffene können beispielsweise felsenfest davon überzeugt sein, dass andere hören, was sie denken, und dass sie umgekehrt hören, was in den Köpfen anderer vorgeht. Oder sie glauben, was in ihrem Inneren, ihrer Seele passiert, werde nicht von ihnen selbst, sondern von anderen bestimmt. Die Ursachen dafür sind nicht eindeutig erforscht. Am wahrscheinlichsten scheint vielen Wissenschaftlern, dass die Krankheit durch eine Stoffwechselstörung im Gehirn ausgelöst wird, die vererbt werden kann. Dieser These nach herrscht bei Erkrankten ein Ungleichgewicht an Botenstoffen wie Dopamin, Glutaminsäure und Serotonin, die für die Übermittlung von Informationen im Gehirn verantwortlich sind. Dadurch ist das Gehirn mit der Verarbeitung der ständig im Übermaß einströmenden Informationen und Reize überfordert, sodass die Realität im wahrsten Sinn des Wortes *ver-rückt* wahrgenommen wird. Bei den meisten tritt die Krankheit in Phasen auf.

Lucia Anderson scheint sich damit auszukennen. Auf dem Weg hierher, im Rettungswagen, hatte sie behauptet, heute sei sie mal nicht verrückt – sie habe noch keine Sachen umherfliegen sehen. Trotzdem wird sie nach einer Reihe von Untersuchungen, bei denen zumindest keine körperlichen Ursachen für ihre Bauchschmerzen gefunden werden, in der Psychiatrie im Ochsenzoller Teil der Klinik landen.

Patientin Nummer vier trifft fast auf die Minute eine Stunde später ein. Die Geschichte, die sie über sich zum Besten gibt, klingt noch absonderlicher. Und doch ist sie wahr, wie ich später mit einiger Mühe herausbekommen werde. Darin geht es um eine vierunddreißigjährige Frau mit dunkelblondem Haar. Sie ist hochgewachsen, fast einen Meter achtzig, und so schlank, dass man sie besser dünn nennen sollte, ungesund dünn. Sie möchte, dass ich sie Biggi nenne, obwohl sie Birgit heißt und erwachsene Patienten in der Notaufnahme grundsätzlich gesiezt werden. In ihren Kreisen, meint sie, duze jeder den anderen, das sei viel lockerer.

Biggi also hat die letzten zwei Jahre im Gefängnis zugebracht, in einer Frauenhaftanstalt in Norddeutschland. Seit Ende September ist sie wieder draußen. Ihre Tochter war die ganze Zeit bei ihr. Sie ist jetzt zweieinhalb. Über den Vater möchte Biggi nicht sprechen. Zu ihm hat sie keinen Kontakt mehr. Er soll einer von den Männern gewesen sein, die vor ihrer Inhaftierung mehr oder weniger regelmäßig zu ihr in die Wohnung kamen, mit ihr schliefen oder anderen Sex praktizierten und dafür bezahlten. Sie brauchte das Geld für Drogen und Alkohol. Reichte es nicht fürs Heroin, betäubte sie sich mit billigem Fusel. Und das, obwohl sie seit acht Jahren im Zuge eines Methadonprogramms, quasi staatlich verordnet, Drogenersatzmittel bekommt. Im Knast sei sie clean geworden, behauptet sie, wenngleich sie nicht danach aussieht und auch nicht so spricht. Deswegen werde sie das mit den Männern auch nicht mehr machen, obwohl sie nicht wisse, wie sie mit dem wenigen Geld klarkommen solle, das ihr der Staat zahle.

Biggi erzählt auch noch von einer schrecklichen Kindheit in einem Dorf im Münsterland, vom Missbrauch durch den Vater und Schlägen von ihrer Mutter, die nicht wahrhaben wollte, dass sich ihr Mann an der eigenen Tochter vergriff. Was sie erzählt, erinnert mich an die Geschichten, die ich von anderen Drogensüchtigen kenne. Sie klingen alle so auffallend ähnlich, dass man sie am liebsten nicht glauben möchte. Ob Biggis Version von ihrer Kindheit den Tatsachen entspricht, werde ich später nicht überprüfen können. In dem Ort, in dem ihre Eltern angeblich wohnen, sind sie nicht zu finden, in den Orten drum herum auch nicht. Vielleicht sind sie weggezogen. Oder Biggi hat mir absichtlich die falschen Namen und eine falsche Adresse genannt.

Dafür ist das, was seit gestern Abend in ihrem Leben geschehen ist, aktenkundig – bei der Polizei. Von dort kommt sie her. Die Beamten haben sie aufgelesen, weil sie auf der Straße herumgetorkelt ist, scheinbar orientierungslos, den Buggy mit ihrer Tochter vor sich herschiebend, sich daran festklammernd. Sie haben beide mit auf die Wache genommen. Biggi steckten sie in eine Ausnüchterungszelle. Das kleine Mädchen ist jetzt beim Kindernotdienst, wo es die Nacht über bleiben wird. Danach muss die Jugendbehörde entscheiden, ob Mutter und Kind weiter zusammensein dürfen. Momentan sieht es eher schlecht für die beiden aus. In der Zelle hat sich Biggi anscheinend nicht gerade so aufgeführt, als könnte sie Verantwortung für ein zweijähriges Kind übernehmen. Sie soll so lange getobt und gedroht haben, ihren Kopf gegen die Wand zu stoßen, bis die Polizisten sie laufen ließen, um zu verhindern, dass sie sich womöglich tatsächlich den Schädel einschlägt. Das hätte nur unschöne Untersuchungen der Innenbehörde nach sich gezogen. Darauf konnten sie verzichten. Hätte sie eine Straftat begangen, wäre es etwas anderes gewesen. Aber so? Das Kind war in Sicherheit, also konnten sie sie ruhig gehen lassen. Doch draußen war sie dann zusammengesackt, kaum dass sie die Wache verlassen hatte.

Auch als Patientin ist Biggi ein schwieriger Fall, obwohl sie sich gegenüber den Ärzten und Pflegern vergleichsweise zahm verhält. Doch was soll man jemandem glauben, der seit fünfzehn Jahren harte Drogen und Alkohol konsumiert, sich fast genauso lange in psychiatrischer Behandlung befindet und insgesamt über zwanzig Entzüge beziehungsweise Entgiftungen hinter sich hat? Sie sagt, sie habe keine Kraft in den Beinen und könne sie auch nicht mehr bewegen. Am Alkohol kann das nicht liegen. Die 0,63 Promille, die in ihrem Blut gemessen werden, dürfte sie bei ihren Konsumgewohnheiten kaum spüren. Simuliert sie nur, weil sie zwar nicht im Polizeigewahrsam bleiben wollte, jetzt aber auch nicht weiß, wo sie hin soll? Die Anschrift, die sie als Wohnadresse angibt, in einem Stadtteil im Westen Hamburgs, existiert nicht. Zwar gibt es die Straße, sie liegt ungefähr zwanzig Kilometer entfernt von hier, die Hausnummer allerdings nicht. Doch selbst wenn sie sich nur in der Nummer vertan hätte, wie soll sie mitten in der Nacht dorthin kommen? Für ein Taxi fehlt ihr das Geld.

Söhnke, Kerstin und Nadine, der Internist und der Neurologe, der auf seiner Station Bereitschaftsdienst hat und extra geweckt wurde – sie alle gehen gelassen mit der Situation um. Es scheint ihnen vollkommen egal, dass Biggi zwischendurch irgendwelchen Unsinn von sich gibt. Sie konzentrieren sich auf ihre Arbeit, geben ihr dabei trotzdem das Gefühl, ihr zuzuhören, sodass sie sich verstanden fühlen muss. Doch was sie bei ihr auch untersuchen, sie finden nichts. Da Biggi jedoch weiter hartnäckig darauf beharrt, weder stehen noch ihre Beine bewegen zu können, entschließt sich der Neurologe, ihren Kopf vom Computertomografen röntgen zu lassen. Da das ebenfalls keinen besonderen Befund erbringt, die Ursache ihrer Beschwerden aber ebenso gut in der Wirbelsäule zu finden sein könnte, schickt er die Patientin auch noch zur Kernspintomografie – um ganz sicherzugehen. Die Kernspintomografie liefert eine noch genauere Darstellung des Körpers, vor allem der Teile, die nicht aus Knochen bestehen. Auf diese Weise können bereits geringfügige Veränderungen, kleinste Entzündungsherde entdeckt werden. Aber auch hierbei wird nichts gefunden. Und mehr können sie für sie nicht tun. Mit ihrem Drogen- und Alkoholproblem ist Biggi allerdings ein Fall für die Suchtaufnahmestation, die sich in Ochsenzoll befindet. Dort kommt sie am frühen Morgen auch hin. Danach kehrt hier Ruhe ein, zum ersten Mal in dieser Nacht. Noch eine Stunde bis zum Schichtwechsel.

Mit Beginn der Frühschicht treffe ich Pfleger Olaf wieder. Er sieht nicht so aus, als hätte er in den letzten beiden Nächten besser geschlafen. Wieder wundert es mich, dass keiner der anderen ihn anspricht. Dabei ist es nicht zu übersehen: Es scheint ihm noch schlechter zu gehen. Vielleicht bilde ich mir das ein, aber er wirkt abgemagert, als hätte er seit Tagen nichts Richtiges gegessen. Da im Moment nichts los ist, können wir uns ein bisschen unterhalten. Was ihn bedrückt, verrät er mir nicht. Eine private Geschichte, sagt er nur. Über die mangelnde Anteilnahme seiner Kollegen können wir dagegen sprechen. Das sei nicht neu für ihn, sagt er. Im April sei sein Vater gestorben, hier im Krankenhaus. Sogar in der Notaufnahme sei der gewesen – trotzdem habe anschließend kaum jemand von den Kollegen reagiert. Drei Tage sei er, Olaf, nicht auf Arbeit gewesen, danach hätten die meisten dennoch so getan, als wäre nichts vorgefallen. »Liegt das daran, dass alle hier es gewöhnt sind, mit dem Tod umzugehen?«, frage ich. Olaf zuckt die Achseln. Vielleicht ist das mit seinem Vater aus irgendeinem Grund wieder hochgekommen. Vielleicht ist er deswegen so geknickt.

Also rede ich von mir, von meinen privaten Problemen, von der Trennung von meiner Freundin zum Beispiel, vielleicht hilft ihm das. Ich erkläre ihm, dass mir die Zeit in der Notaufnahme geholfen hat, das Leben wieder in den richtigen Relationen zu sehen. Vielleicht hatte ich die wesentlichen Dinge etwas aus dem Blick verloren. Gesundheit kann einem so selbstverständlich werden. Wie banal erscheinen dagegen viele Probleme, mit denen man sich herumgeschlagen hat, wenn man erst einmal mit Krankheit und Tod konfrontiert worden ist. Hatte ich mich mit der Verflossenen wirklich darüber gestritten, dass wir zu wenig

Zeit füreinander hätten, wenn sie jeden Tag zwölf Stunden im Büro hockte, um ihrem Chef zu imponieren, und anschließend unbedingt noch mit einer Kollegin ins Fitnessstudio rennen musste, weil das gerade angesagt war? Absurd.

Olaf sieht mich an und nickt. Ob er mir zuhört oder die ganze Zeit mit den Gedanken woanders ist – schwer zu sagen. Ich wüsste gern, was in ihm vorgeht. Womöglich ist ihm das alles zu pathetisch: Krankheit und Tod und die wesentlichen Dinge. Wie lange macht er diesen Beruf jetzt? Fast fünfzehn Jahre. Für ihn muss das alles Alltag sein, Routine, das ganz Normale eben. Doch kann ein Alltag, der sich zwischen Leben und Tod abspielt, überhaupt das ganz Normale sein? Kann er das jemals werden? Muss man nur lange genug dabei sein?

Ich erinnere mich an die ersten Tage, die ich in der Notaufnahme verbracht habe. In jeder Schicht erlebte ich etwas, das mir unter die Haut ging.

Wie sehr hatte es mich gleich am zweiten Tag mitgenommen, eine Frau mit einer schweren Hirnblutung sterben zu sehen. Dabei hatte ich sie nicht einmal gekannt.

Wie viel Überwindung hatte es mich am dritten Tag gekostet, eine alte Frau nur festzuhalten, damit eine Krankenschwester sie waschen konnte. Obwohl die Patientin aus einem Altenheim gebracht worden war, hatte sie eine Ganzkörperreinigung dringend nötig. Wenn es nur ihr Geruch gewesen wäre. Aber in ihren Achselhöhlen, unter ihren Brüsten und zwischen den Zehen hatte sich so viel Schmutz angesammelt, dass die Schwester von »Vogelnestern« sprach.

Am vierten Tag war es ein siebenjähriges Mädchen, das sich Elle und Speiche des rechten Unterarms gebrochen hatte. Die Kleine war so süß und gleichzeitig so unglücklich, dass es mir wehtat, sie in dieser Verfassung zu sehen.

Am fünften Tag wurde eine Frau, Anfang siebzig, gebracht, die über Schmerzen im Becken klagte und sofort hysterisch zu schreien anfing, sobald man sie berührte, und wenn man noch so vorsichtig war.

Am sechsten Tag begegnete ich einem Mann, der allen Ernstes behauptete, die Mitbewohner seiner WG hätten ihm in der Nacht Blumenerde und Kaffeesatz eingetrichtert.

Am siebten Tag war es die Mutter eines Jungen, der sich den Oberarm gebrochen hatte. Der Sechsjährige hielt sich tapfer, aber seine Mutter fiel vor lauter Angst um ihren Filius vor dem Gipsraum fast in Ohnmacht, während er drinnen eine Vollnarkose erhielt und fürs Reponieren vorbereitet wurde. Ich konnte sie gerade noch festhalten und auf einen Stuhl setzen. Das war kurz vor Ende der Spätschicht geschehen. Zuvor hatte ich mich lange mit dem Jungen beschäftigt, mit ihm über alles Mögliche gesprochen und ein bisschen herumgealbert, um ihn von seinem gebrochenen Arm abzulenken. Ich mochte den kleinen Kerl. Als ich zum Dienstende dann nach Hause ging, fühlte ich mich schlecht. Jetzt lässt du ihn allein, dachte ich. Noch im Bett war ich mit meinen Gedanken bei ihm. Sich gefühlsmäßig auf einen Patienten einzulassen ist wahrscheinlich ein typischer Anfängerfehler.

Am achten Tag erlebte ich, wie ein schwerstbehinderter junger Mann bei einer Zahnoperation fast gestorben wäre, während seine Eltern auf dem Gang auf ihn warteten. Sein Körper hatte auf das Narkosemittel allergisch reagiert. Er kam sofort auf die Intensivstation, wurde gerettet.

Am neunten Tag kämpfte ein Hobbygärtner, Mitte sechzig, um sein Leben. Er war von einem Baum gefallen, aus ungefähr zwei Metern Höhe, und hatte sich dabei einen Schädelbasisbruch zugezogen.

Am zehnten Tag machte mich das Schicksal einer Frau betroffen, die mit starkem Kopfweh kam. Die Schmerzen saßen hinter der Stirn. Sie quälten die Sechsunddreißigjährige seit acht Tagen und waren immer stärker geworden. Die ersten Untersuchungen deuteten darauf hin, dass sie Meningitis haben könnte. Vorsichtshalber wurde sie im Isolationszimmer untergebracht. Meningitis wäre schlimm gewesen, die endgültige Diagnose fiel noch viel schlimmer aus: Auf den Aufnahmen der Computertomografie konnte man deutlich einen Tumor und dazu noch Blutungen im Kopf erkennen. Für die Frau muss sich der Befund wie ein Todesurteil angehört haben.

Das ist jetzt, während ich mit Olaf rede, gut vier Monate her. Und es ging die ganze Zeit so weiter. Wie oft habe ich zwischendurch überlegt, ob ich mich eines Tages an das Leid gewöhnen würde. Ich hätte nicht gewusst, wie man es auf Dauer anders aushalten soll. Und? Hat sich seither etwas verändert? Ich kann inzwischen das Blut von anderen sehen. Das konnte ich vorher nicht. Manchmal macht es mir auch jetzt noch etwas aus. Das hängt von meiner Tagesform ab. Generell aber kann ich hinsehen. Ich kann sogar zusehen, wenn ein Chirurg die Wunde eines Patienten näht oder einen gebrochenen Knochen reponiert, also wieder zurechtrückt, ohne dass mir gleich schlecht wird.

Es macht mir auch nichts aus, einen Neurologen zu beobachten, wie er bei einem Patienten eine Lumbalpunktion vornimmt. Und das ist wirklich nicht ohne. Denn dabei muss er eine lange und sehr dünne Hohlnadel in den Rücken stechen, zwischen dem vierten und fünften Lendenwirbel hindurch bis in den Rückenmarkskanal, um ein paar Tropfen Nervenwasser entnehmen zu können, das sich an dieser Stelle, unterhalb des Rückenmarks, befindet. Und das Ganze ohne Narkose oder örtliche Betäubung! Seitdem ich das gesehen habe, muss ich mir im Kino oder vorm Fernseher auch nicht mehr die Augen zuhalten, wenn in Großaufnahme gezeigt wird, wie jemand eine Spritze bekommt oder sich selbst eine setzt. Aber bin ich deswegen abgestumpft?

Psychisch sind die Schichten für mich noch genauso anstrengend wie am Anfang. Was mich berührt und belastet, sind die Schicksale der Patienten. Sie führen mir jedes Mal wieder vor Augen, was ich daran habe, eben nichts zu haben, einfach gesund zu sein. Und dass sich alles andere irgendwie regeln lässt.

Nachdem ich meine ersten Schichten absolviert hatte, fragte mich eine der Krankenschwestern, ob ich mir den Alltag in der Notaufnahme so vorgestellt hätte und wie es für mich sei, das alles hier zu erleben. Ich wusste nicht, welche Antwort sie erwartete, und erwiderte, dass ich ihre Arbeit sehr erfüllend fände. Und dass sie nach ihrem Dienst doch mit dem Gefühl nach Hause fahren müsse, etwas wirklich Sinnvolles getan zu haben. Damit wollte ich mich nicht einschmeicheln. »Erfüllend« und »sinnvoll« – das waren tatsächlich die Wörter, die mir in den Sinn gekommen waren, gleich nach meiner ersten Frühschicht. Darüber hatte ich sogar meinen Liebeskummer vergessen. Der war ohnehin wie weggeblasen, solange ich mich im Krankenhaus aufhielt. Allerdings hatte ich nicht den Eindruck, dass die Schwester mit meiner Antwort zufrieden war. Wirkte sie enttäuscht?

Inzwischen haben mir andere Schwestern und Pfleger die gleiche Frage gestellt. Jedem habe ich auf ähnliche Weise geantwortet. Und heute würde ich auch nichts anderes sagen. Nur frage ich mich, ob ich das noch so sehen könnte, wäre ich zwei Jahre hier, fünf oder gar zehn. Es ist ja auch nicht so, dass dauernd jemand vorbeikommt, den Leuten auf die Schulter klopft und sagt: »Habt ihr toll gemacht!« Hin und wieder stecken Angehörige von Patienten einer Schwester oder einem Pfleger ein Päckchen Kaffee zu, eine Schachtel Pralinen oder ein paar Euro für die Kaffeekasse. Manchmal, sehr selten, kommen Karten oder Briefe von ehemaligen Patienten, die sich bedanken, weil es ihnen wieder gut geht. Das ist dann aber schon alles an Anerkennung. Der monatliche Gehaltszettel ist ja auch nicht gerade dazu angetan, die Mitarbeiter der Notaufnahme übermäßig zu motivieren. Wenn einem vierzigjährigen Pfleger, der zwanzig Berufsjahre auf dem Buckel hat, unterm Strich tausendfünfhundert Euro netto bleiben, inklusive Schicht-, Wochenend- und Ortszulage, ist das schon viel.

So gesehen kann ich mir durchaus vorstellen, dass einem in diesem Beruf der anfängliche Idealismus irgendwann abhanden kommen kann. Und Olaf ist siebenundvierzig. Deswegen wird es nicht viel helfen, ihm von der Bedeutung und dem Sinn seiner Arbeit vorzuschwärmen. Auch nicht als Ablenkungsmanöver, um ihm wenigstens das Gefühl zu vermitteln, dass nicht alles in seinem Leben nur schrecklich ist. Vielleicht wäre ein anderer besser geeignet, ihn aufzurichten, ein Kollege, dem Ähnliches widerfahren ist. Oder auch eine Kollegin. Aber von denen scheint sich niemand für seinen Gemütszustand zu interessieren.

Eine Schwester, die ich später darauf anspreche, will noch gar nicht mitbekommen haben, wie dreckig es Olaf geht. Mit dem Zwischenmenschlichen sei es in der Notaufnahme eben schwierig, sagt sie, da selten Zeit bliebe, sich mal zusammenzusetzen und miteinander zu reden. Auf den normalen Stationen gehe es wesentlich geregelter zu. Dort würde man zum Beispiel gemeinsam essen, was es hier so gut wie nie gebe. Ihr fehle das.

Das glaube ich ihr aufs Wort. Was das Sprechen betrifft, wirkt sie, sobald sie einmal loslegt, wie ein Springbrunnen. Dann sprudeln die Worte nur so aus ihr heraus, dass man schon genau zuhören muss, um den Faden nicht zu verlieren. Dinge aus ihrem Privatleben kommen dabei allerdings selten zur Sprache. Vielleicht gibt es da nicht viel zu berichten. Der ständige Schichtdienst. Kinder hat sie keine. Und einen Mann scheint es in ihrem Leben gerade auch nicht zu geben. Obwohl man sich bestimmt leicht in ihre Art verlieben könnte. Sie wirkt angenehm dynamisch und verbreitet positive Energie, wenn sie lächelnd durch die Notaufnahme wirbelt. Anders kann man es nicht bezeichnen: Keinen Moment scheint sie still auf einer Stelle zu stehen. Sie läuft mehr als die anderen und schneller sowieso. Sind einmal keine Patienten zu versorgen, erledigt sie Arbeiten, die sonst für die nächste Schicht bleiben würden. Und bei all dem strahlt sie eine Fröhlichkeit aus, die ansteckend wirkt.

Die Zusammenarbeit in der Notaufnahme kann sehr intensiv sein. Mitunter findet sie auf engstem Raum statt. Innerhalb weniger Minuten werden Maßnahmen getroffen, die über Leben und Tod eines Patienten entscheiden. Dabei müssen sich Ärzte, Schwestern und Pfleger fast blind aufeinander verlassen können. Ich erinnere mich an eine Nachtschicht Mitte September, als mir das besonders deutlich vor Augen geführt wurde: Die ersten Stunden der Schicht waren nicht besonders aufregend gewesen.

Doch am frühen Morgen, gegen drei Uhr, wurde ein zwanzigjähriger Türke mit Notarztwagen und Blaulicht eingeliefert. Keiner wusste, was ihm wirklich zugestoßen war. Notarzt und Rettungsassistenten waren in eine Fabrikhalle nach Norderstedt gerufen worden. Dort hatte er regungslos auf dem Boden gelegen, war nicht ansprechbar gewesen. Angeblich hatte er das erste Mal und nur zur Probe in der Firma gearbeitet. Warum er dabei mitten in der Nacht von einem Hochregal aus zirka zehn Metern in die Tiefe stürzte, konnte keiner von den anderen Arbeitern erklären. Niemand wollte etwas gesehen haben.

Nachdem er in die Notaufnahme eingeliefert worden war, meldeten sich sechs Männer, alle ungefähr in seinem Alter, am Empfang. Sie gaben sich als Angehörige aus und wollten unbedingt zu ihm. Als ihnen erklärt wurde, dass daran in den nächsten Stunden überhaupt nicht zu denken sei, da er in Lebensgefahr schwebe, sagten sie, dann würden sie eben warten, und wenn es den ganzen Tag oder noch länger dauern sollte. Ich dachte noch: Bestimmt sind nicht alle mit ihm verwandt, aber gute Freunde sind es auf jeden Fall. Doch dann sagte einer von ihnen in verschwörerischem Ton, dass es fast wie eine Drohung klang: »Seine Eltern dürfen auf keinen Fall etwas erfahren! Und die Polizei auch nicht! Keine Polizei, ja?!«

Aber das nur zur Begleitmusik. Der Zwanzigjährige kam also sofort in Schockraum 1. Es stand schlecht um ihn. Er hing an einer Beatmungsmaschine, außerdem hatte ihn der Notarzt auf dem Weg hierher mit Schmerzmitteln vollgepumpt. Als ich den Patienten sah, verstand ich sofort, warum. Sein Kopf schien äußerlich nichts abbekommen zu haben. Auch der Oberkörper und die Arme wirkten unversehrt, was jedoch kaum möglich sein konnte. Sollte seine Wirbelsäule einen solchen Sturz unbeschadet überstanden haben? Es wäre ein Wunder gewesen. Ob es wirklich eines war, würde man erst auf den Röntgenbildern sehen.

Etwas anderes war dagegen sofort offensichtlich, und ich konnte mir beim besten Willen nicht erklären, wie er das geschafft hatte: Irgendwie musste es ihm gelungen sein, trotz der großen Fallhöhe seinen Körper aufrecht zu halten, bis er auf dem Hallenboden aufgekommen war. Seine Füße sahen aus, als sei er von einem Zehnmeterturm kerzengerade in ein Wasserbecken gesprungen – allerdings ohne dass Wasser darin gewesen wäre. Von ihnen waren nur noch zwei Klumpen aus Haut, Fleisch, Knochensplittern und Blut übrig.

In diesem Zustand lag er auf dem Tisch unter dem schwenkbaren Röntgengerät. Ich stand hinter dem Fußende, ungefähr einen Meter entfernt, und konnte das intensive Miteinander des medizinischen Personals genau beobachten. Erstaunlich, wie viele Personen sich dicht um den Tisch drängten, ohne einander gegenseitig im Weg zu stehen. So viele Ärzte hatte ich selten auf einem Fleck erlebt. Der diensthabende Chirurg der Notaufnahme war da, die Internistin der Station, dazu ein Neurologe. Den Anästhesisten, seinen Assistenten und die Anästhesieschwester erkannte ich ebenfalls. Sie hantierten am Kopfende, überwachten die Narkose. Auch die Gesichter der anderen drei Ärzte hatte ich zuvor schon gesehen. Zwei gehörten zur chirurgischen Station, der dritte war Radiologe. Dazu hatte sich das gesamte ZNA-Pflegepersonal dieser Schicht eingefunden. Während zwei Schwestern damit beschäftigt waren, dem Patienten die Kleidung vom Leib zu schneiden, bereitete ein Pfleger alles vor, um ihm einen Blasenkatheter zu legen. Zwei Röntgenassistentinnen kamen etwas später herein.

Es war beeindruckend, zu sehen, wie sich die Handgriffe der Einzelnen ergänzten. Jeder wusste, was zu tun war. Keine einzige Bewegung schien umständlich oder überflüssig. Wenn da nicht Menschen zugange gewesen wären, hätte man sagen können, zusammen funktionierte alles wie ein Uhrwerk. Wahrscheinlich waren es dieses Ineinandergreifen, die gemeinsam erlebte Anspannung und die körperliche Nähe der Beteiligten, die sich so oder ähnlich täglich wiederholen und mich deshalb zu der Annahme verleiteten, bei dieser Arbeit müsse ein hohes Maß an Intimität entstehen. Gewissermaßen zwangsläufig. Dass sich diese Intimität automatisch auf die Privatsphäre übertragen würde, schien mir deshalb nur logisch.

Inzwischen weiß ich, dass das ein Trugschluss war. Es mag auf den ersten Blick etwas abwegig klingen, aber in gewisser Weise kann man es durchaus mit einer Fußballmannschaft vergleichen: Da stehen elf Spieler auf dem Platz, schwitzen gemeinsam für einen Sieg und treffen sich danach sogar unter der Dusche oder im Entspannungsbecken wieder. Doch das alles bedeutet nicht automatisch, dass sich auch nur ein Spieler für das Leben eines anderen interessiert. Natürlich kann es Freundschaften geben. Sie müssen aber nicht entstehen. Und falls sie entstehen, bilden sie sogar die Ausnahme. Für die Ärzte in einem Krankenhaus ist das Fußballfeld ihre Station oder ein OP-Saal. Für die Ärzte und das Pflegepersonal in der Notaufnahme sind es die Behandlungszimmer, in den schlimmsten Fällen die Schockräume.

Und – um im Bild zu bleiben – was für die Fußballer die Kabine, ist für das ZNA-Personal der Aufenthaltsraum. Was sich dort abspielt, hat mit Intimität denkbar wenig zu tun. Worüber sprechen Ärzte, Pfleger und Krankenschwestern, wenn sie die Übergabe hinter sich gebracht haben und noch etwas Zeit bleibt? Einer redet immer irgendetwas. Schwester Susanne spricht meistens über ihr Reitpferd. Das ist ihr absolutes Lieblingsthema. Sie ist so vernarrt in das Tier, dass sie sogar ein Bild von ihm an eine Wand auf dem Gang gehängt hat. Pfleger Peer beschäftigt in letzter Zeit vor allem die Wohnung, die er sucht. Mehr als ein WG-Zimmer könne er sich bei seinem Gehalt nicht leisten, sagt er. Einer der Chirurgen sucht dagegen einen Käufer für seine Eigentumswohnung im feinen Stadtteil Eppendorf. Der Internist, dessen Frau gerade ihr erstes Kind bekommen hat, bräuchte eine größere Wohnung. Aber die könne er sich nicht leisten, sagt er. Er will auch lieber aufs Land, da bekommt er für weniger Geld ein Haus mit Garten. Wenn Pfleger Söhnke da ist, geht es oft um Dinge, die sich im Krankenhaus ereignet haben. Hin und wieder spricht er auch darüber, was man seiner Meinung nach in der Notaufnahme verbessern könnte. Oder es diskutieren alle, die gerade im Raum sind, über einen Artikel, der in der Zeitung steht. Über die Ermittlungen gegen den privaten Klinikbetreiber zum Beispiel, der bei der Übernahme von städtischen Kliniken im großen Stil betrogen haben soll. Darüber steht beinahe täglich etwas im *Hamburger Abendblatt* und der *Welt*. Die beiden Blätter hat die Klinik abonniert. Sämtliche Vorwürfe sollen sich bald als böse Unterstellungen erweisen. Falls auch die *Bild*-Zeitung auf dem Tisch liegt, weiß jeder, dass Pfleger Nico im Dienst ist. Er ist der Einzige, der sie immer mitbringt und dann allen zur Verfügung stellt. Für ihn ist vor allem der Sportteil wichtig. Besonders Fußball interessiert ihn. Obwohl er gebürtiger Berliner ist, schwört er auf Bayern München. Solche Dinge erfährt man. Über das eigene Privatleben spricht selten jemand.

Heiße Affären? Heimliche Liebschaften? Unerfüllte Sehnsüchte? Etwa so wie in »Emergency Room«? Fehlanzeige. Solche Gefühle kommen höchstens als Gerüchte vor. Günter und Nicola sind da die Ausnahme. Sie wohnen zusammen und stehen zu ihrer Liebe. Damals, als das mit ihnen anfing, haben sie es nicht jedem auf die Nase gebunden. Sie haben aber auch nie ein Geheimnis daraus gemacht. Es soll noch ein weiteres Pärchen geben, Krankenschwester und Arzt, beide nicht mehr ganz jung und beide nicht unerfahren in Eheangelegenheiten. Vielleicht wollen sie es deshalb geheim halten, obwohl es längst nicht mehr geheim ist, wenn es doch jeder weiß. Es gibt welche, die machen sich manchmal einen Spaß aus der Geheimniskrämerei: Ist auf den Dienstplänen für beide die gleiche Zeit für Urlaub eingetragen, fragen sie erst ihn, dann sie, oder auch umgekehrt, wo es denn hingehen wird. Aber darauf muss man erst mal kommen, denn die Dienst- beziehungsweise Freizeiten für Ärzte und Pflegepersonal werden in zwei unterschiedliche Pläne eingetragen. Angeblich bahnt sich gerade eine neue Affäre an. Jedenfalls wird kräftig gemunkelt, obgleich ich es mir nicht vorstellen kann. Als Indiz für die heimliche Liaison muss die Tatsache herhalten, dass beide, Schwester und Pfleger, ihre Dienste abstimmen, damit ihre Nachtschichten so oft wie möglich zusammenfallen.

Dass sie sich mögen, daraus machen beide keinen Hehl. Nur: Sie ist verheiratet, und er lebt in einer festen Beziehung, beide absolut glücklich, wie sie sagen. Was viel bedeuten kann, wiederum aber auch gar nichts bedeuten muss.

Inzwischen ist es acht Uhr. Der Unbekannte im »Holsten-Eck« scheint gerade aufzuwachen. Er schält sich aus der Decke, versucht sich aufzusetzen. Dabei wird ein Stück des Lakens unter ihm sichtbar. Es ist klitschnass. Mit dem Hintern schiebt er sich bis zum Fußende der Matratze. Er bleibt einen Moment sitzen, fingert an dem Pflaster herum, das ihm nach der Blutentnahme auf die Oberfläche seiner rechten Hand geklebt wurde, reißt es herunter. Dann krabbelt er auf allen vieren bis zur gegenüberliegenden Wand, kniet sich auf den Boden, öffnet seine Hose und pinkelt gegen die Fliesen. Da der Fußboden Gefälle hat, läuft der Urin direkt wieder zu ihm zurück, bis zu seinen Knien, wo der Stoff seiner Hose ihn aufsaugt. Er scheint es nicht einmal zu bemerken. Von den 4,69 Promille Alkohol im Blut, die bei ihm gemessen wurden, scheint erst wenig abgebaut zu sein. Ohne seine Hose zu schließen, kriecht er zur Matratze zurück, legt sich auf das nasse Laken, zieht die Decke, die sich in der Mitte ebenfalls dunkel verfärbt hat, über seinen Körper.

Kurz darauf überkommt ihn der Harndrang erneut. Diesmal bleibt er jedoch am unteren Ende der Matratze sitzen, sodass ihn die Überwachungskamera direkt von vorn aufnimmt. Wieder nestelt er an seinem Hosenschlitz herum. Doch sein Strahl ist so kraftlos, dass das meiste in der Hose landet. Der Mann kann einem leidtun.

Die ersten Patienten in der Frühschicht treffen ein. In kurzen Abständen fahren mehrere Rettungswagen auf den Hof. Es ist unerklärlich, aber wenn Neuzugänge kommen, dann meistens gleich schubweise. Man kann die Tage zählen, an denen die Patienten gleichmäßig über den Tag verteilt gebracht werden. Das würde vieles erleichtern, nur ist es seltsamerweise fast nie der Fall. Ein anderes Phänomen, das nicht weniger seltsam ist:

Manchmal scheinen die Patienten auch gleich thematisch sortiert zu sein. Letzte Nacht die Psychofälle, ein andermal kommt ein Schwung Kinder, dann wieder tauchen hintereinander mehrere Patienten mit Schnittverletzungen auf. Zurzeit sind es Patienten in der Altersgruppe zwischen fünfundsiebzig und fünfundachtzig, die deutlich in der Überzahl sind.

In Zimmer 5 liegt Martha Wolfschläger. Sie ist dreiundachtzig Jahre, lebt in einem Pflegeheim. Ihr Gesicht kommt mir bekannt vor. Die Internistin Maren Sommer, die gerade bei ihr ist, bestätigt meine Vermutung: Zwar kann sie sich an die alte Dame selbst nicht erinnern. Trotzdem muss sie gestern schon einmal in der Notaufnahme gewesen sein, allerdings auf der chirurgischen Seite. Das geht aus ihrer Krankenakte hervor. Demnach war sie am Vortag im Heim gestürzt und hatte sich dabei den rechten Unterarm aufgeschlagen. An ihrem Ellbogen war außerdem ein großer Bluterguss festgestellt worden. Doch der hatte sich bereits rot-gelb-blau verfärbt, dürfte also schon mehrere Tage alt gewesen sein.

Heute Morgen war sie in ihrem Heimzimmer erneut gestürzt. Der hinzugerufene Notarzt meinte, sie hätte allem Anschein nach einen Krampfanfall erlitten. Deshalb liegt sie jetzt auch in einem internistischen Zimmer, obwohl einem ihre Kopfverletzung als Erstes ins Auge springt. Wenige Zentimeter neben ihrer rechten Schläfe quillt Blut aus einer Platzwunde.

Für die Internistin ist der Fall jedoch nicht so klar. Aus ihrer Sicht deutet wenig bis nichts auf einen Krampfanfall hin. Vom Behandlungszimmer aus telefoniert sie mit dem Pflegeheim, um sich den Hergang des Unfalls genau schildern zu lassen. Da von den Mitarbeitern des Heimes keiner dabei war, als Martha Wolfschläger gefallen ist, und die alte Frau erst danach von einer Pflegerin auf dem Boden ihres Zimmers liegend vorgefunden wurde, bleiben die Angaben ungenau. Es heißt, die Heimbewohnerin leide zwar unter Demenz, sei beim Auffinden aber ohne Weiteres ansprechbar, also nicht bewusstlos gewesen. Auch die für einen Krampfanfall typischen Muskelanspannungen und die darauf folgenden Muskelzuckungen habe niemand beobachtet.

Trotzdem zieht Maren Sommer zur Sicherheit einen Neurologen hinzu. Der entscheidet, dass zunächst ein EKG gemacht wird. Anschließend soll die Patientin zur Computertomografie, damit ihr Kopf geröntgt wird. Die Untersuchungsergebnisse sprechen gegen einen Krampfanfall. Und auch sonst liegt nichts vor, weshalb es ratsam wäre, die Frau im Krankenhaus zu behalten. Gegen Mittag wird Martha Wolfschläger wieder ins Pflegeheim zurückgebracht. Obwohl sie nun zweimal gefallen war, so kurz hintereinander, hält es dort anscheinend niemand für angebracht, ab jetzt besser auf sie zu achten, wie sich später zeigen wird.

Etwa um die gleiche Zeit macht sich ein Radiologe in der Röntgenabteilung auf den Weg zu Kurt Lehnsbach. Er will ihm das Ergebnis der Computertomografie-Untersuchung seines Kopfes mitteilen. Lehnsbach, Jahrgang 1922, liegt seit kurz nach zehn in Zimmer 1. Er muss liegen, das hat ihm die Ärztin verordnet, obwohl er lieber sitzen würde. Und am allerliebsten wäre er gar nicht hier.

Lehnsbach ist ein eigenwilliger, störrischer alter Herr, man kann es nicht anders sagen. Nur kann er das gerade nicht so richtig ausleben, da seine Sprechfähigkeit erheblich eingeschränkt ist. Es bereitet ihm Schwierigkeiten, die Wörter zu finden, die er sagen will. Ab und zu gelingt ihm das, doch selbst dann kann er sie kaum artikulieren. Er kann nur lallen, als wäre er volltrunken. Dabei hat er keinen Tropfen Alkohol angerührt, seit Längerem nicht mehr.

Drei Tage geht das mit dem Sprechen nun schon so, sagt er. Und er sagt auch, dass er vor drei Tagen wahrscheinlich einen Schlaganfall erlitten habe. Das bringt er so hervor, als spreche er über einen harmlosen Schnupfen. Ich schaue ihn entgeistert an, traue meinen Ohren kaum. Na ja, hundertprozentig sicher sei er sich nicht gewesen, sagt er. Aber er habe schon einmal einen Schlaganfall gehabt. Und vor drei Tagen – das habe sich genauso angefühlt. Zum Arzt sei er deswegen trotzdem nicht gegangen. Weil er gedacht habe, das mit dem Sprechen gebe sich schon wieder. Ansonsten tat ihm nur der Kopf ein wenig weh, aber das habe er öfter mal.

An der Tafel mit den Patientennamen ist Lehnsbachs Name mit dem Zusatz *Dr.* versehen. Mediziner ist er zwar nicht, doch auch als Doktor der Mathematik hätte er wissen müssen, ja, er hätte es sich gewissermaßen ausrechnen können, dass er mit seinem Leben spielt. Die Chancen, nach einem Schlaganfall erfolgreich behandelt zu werden, stehen am besten, wenn die Patienten innerhalb von zwei, höchstens drei Stunden medizinisch versorgt werden. Je schneller, desto besser. Jede Minute zählt. Jede Minute, in der das Gehirn eines Menschen unzureichend durchblutet wird, ist gefährlich und schädlich, egal, ob es die zehnte oder die hundertste Minute ist. Je länger man wartet, je länger das Gehirn nicht ausreichend mit Blut und damit auch Sauerstoff versorgt wird, desto größer die Schäden, die im Gehirn entstehen, und desto größer die Gefahr, dass diese Schäden irreversibel sind. Das hätte auch Lehnsbach wissen müssen. Vielleicht wusste er es, ignorierte es nur einfach. Wie sonst wäre sein Verhalten zu erklären?

Der Radiologe hält sich mit Mutmaßungen nicht auf. Für ihn zählt nur das, was auf den Bildern der Computertomografie zu sehen ist. Und das sind eindeutige Beweise dafür, dass der Patient, den er vor sich hat, eine Blutung im Kopf hat. Ein Gefäß muss geplatzt sein. Durch die Blutung wurde gesundes Hirngewebe verdrängt und geschädigt. Das muss den Schlaganfall ausgelöst haben. Herr Lehnsbach soll so schnell wie möglich auf die Intensivstation gebracht werden. Dort sollen sein Blutkreislauf und alle anderen lebenswichtigen Körperfunktionen ständig überwacht werden. Unterstützend soll er blutdrucksenkende Medikamente bekommen. Doch das will er alles gar nicht. Er will nach Hause. »Ich habe mit dem Leben abgeschlossen«, erklärt er kategorisch, »auch wenn ich kein Pessimist bin.« Trotzdem wird er natürlich wie geplant verlegt und behandelt. Später erfahre ich, dass er entgegen seinem Willen (bei jedem zweiten Schlaganfallpatienten treten anschließend Depressionen auf), aber auch entgegen der Prognose der Ärzte ein halbes Jahr nach seinem Krankenhausaufenthalt und der anschließenden Reha-Behandlung immer noch am Leben sein wird.

Gegen Mittag kreuzen erneut zwei uniformierte Polizisten auf. So viele wie heute habe ich hier noch an keinem anderen Tag erlebt. Sie kommen, um den Unbekannten aus dem »Holsten-Eck« abzuholen. Jemand muss der Wache Bescheid gegeben haben, dass er zwar noch lange nicht nüchtern, aber fürs Erste schon mal transportfähig ist. Was derjenige den Polizisten allerdings verschwiegen hat: Es wäre ratsam gewesen, die hintere Sitzbank des Streifenwagens mit Plastikfolie abzudecken.

Die Beamten weichen angewidert zurück, als die Tür zum Ausnüchterungsraum geöffnet wird und ihnen eine Geruchswolke entgegenschlägt, die beiden fast den Magen umdreht. Noch ehe sich der Unbekannte aufgerappelt hat, haben sie ihre Handschuhe angezogen. Sie führen ihn nach draußen, auf den Hof, wo die Rettungswagen ankommen, um sich mit ihm unterhalten zu können, ohne dass ihnen von seinem Gestank übel wird. Als sie merken, dass er sich absolut friedfertig verhält und keinerlei Anstalten macht, auszubüxen, lassen sie seine Arme los und gehen noch einen Schritt weiter auf Distanz. Ein richtiges Gespräch können sie mit ihm aber auch so nicht führen. Dafür ist sein Deutsch zu schlecht und die Sprache, die er spricht – offenbar Polnisch –, den Polizisten nicht ansatzweise geläufig. Er buchstabiert ihnen zuerst seinen Namen, radebrecht dann halb Deutsch, halb Polnisch, vermischt mit ein paar Brocken Englisch, sodass sie mehr erraten als verstehen können, dass er am Hauptbahnhof wohnt, bei den Obdachlosen, und keine Papiere mehr besitzt. Die seien ihm gestohlen worden. Den Rest werden sie auf der Wache klären. Dort sollte sich ein Dolmetscher auftreiben lassen.

Heute scheint wirklich ein »blauer Tag« zu sein: Keine zwei Stunden nachdem die beiden Polizisten – in Hamburg sind die

Polizeiuniformen blau – mit dem Unbekannten abgefahren sind, parkt erneut ein Streifenwagen vor der Tür. Es müsste der sechste oder siebte sein, falls ich keinen verpasst habe. Diesmal wollen die Beamten niemanden abholen. Stattdessen bringen sie Werner Hahnemann, sechzig Jahre alt, der orientierungslos durch die Gegend geirrt ist. Sein Hausarzt hatte die Polizei verständigt, nachdem er während einer Untersuchung einfach weggelaufen war. Hahnemann hatte vor einem halben Jahr eine Tumoroperation im Kopf. Seitdem ist er nicht mehr der Alte, beklagt Gedächtnisausfälle und verliert manchmal, so wie heute, den Orientierungssinn. Sein Hausarzt wollte ihn ins Krankenhaus überweisen, auf die Neurologische Station. Dort soll er in den nächsten Tagen noch einmal gründlich durchgecheckt werden.

Gleich ist wieder Schichtwechsel. Kurz vor der Übergabe die Bestandsaufnahme:

Zimmer 1 wird gerade frei. Der »Patientenbegleitservice«, so heißt das tatsächlich, holt in diesem Moment Kurt Lehnsbach ab, bringt ihn auf eine Bettenstation.

In Zimmer 2 liegt eine Patientin mit Brustkrebs im fortgeschrittenen Stadium. Sie glaubt nicht an die Schulmedizin, hat sich deshalb weder operieren noch mit Chemotherapie oder Bestrahlungen behandeln lassen. Befallen ist die rechte Brust. Die aggressiven Krebszellen haben das Gewebe regelrecht zerfressen, von innen nach außen, und eine braune Kraterlandschaft hinterlassen. Von der Brust ist fast nichts mehr übrig.

Die Patientin in Zimmer 3, Jahrgang 1925, ist seit gut einer Stunde hier. Sie kommt aus einem Heim, wurde mit einer Blutzuckerentgleisung eingeliefert. Sie sagt, sie hätte am ganzen Körper Schmerzen.

Auch in Zimmer 4 liegt eine Frau. Sie ist ein Jahr älter als die Patientin in Nummer 3. Die linke Hälfte ihrer Stirn ist rot angeschwollen. Auf der Haut haben sich kleine Pusteln gebildet, die wie Herpesbläschen aussehen. Sie hatte das noch nie, sagt sie. Möglicherweise eine allergische Reaktion. Nur worauf?

Zimmer 5 ist leer.

175

Mit Übelkeit und Schwindel quält sich die Frau in Zimmer 6 herum. Vielleicht sind die Nüsse daran schuld, die sie gestern Abend zu einem Glas Rotwein gegessen hat. Gegen einige Nusssorten ist sie allergisch.

In Zimmer 7, mit dem der chirurgische Bereich beginnt, sitzt der kleine Junge, der sich vor zwei Tagen die Finger in der Autotür eingeklemmt hatte. Er ist mit seinem Vater zur Nachschau hier. Der Chirurg will sehen, ob die Wunde gut verheilt.

Zimmer 8 wurde gerade erst mit einem älteren Mann belegt, der zu Hause die Treppe hinaufgefallen ist. Wahrscheinlich hat er sich das Sprunggelenk gebrochen. Sein Fuß muss erst noch geröntgt werden.

In Zimmer 9 ist niemand.

Der kleine Jesper liegt in Zimmer 10 auf der Trage. Der elfjährige Blondschopf ist auf dem Nachhauseweg von der Schule mit dem Fahrrad gestürzt, hat sich dabei das linke Knie aufgeschlagen. Obwohl das schon eine halbe Stunde her ist, weint und wimmert er immer noch.

Belegt ist auch das Isolationszimmer. Das kommt eher selten vor. Es liegt neben dem Ausgang zum Hof, am Anfang des kurzen Ganges zum »Holsten-Eck«. Von der jungen Frau, die darin von den anderen Patienten abgeschottet wird, ist noch nicht viel bekannt. Nur Name, Geburtsdatum und dass der Verdacht besteht, sie könnte an bakterieller Meningitis erkrankt sein. Aber dazu sind die Untersuchungen gerade erst angelaufen.

Damit weiß die Besetzung der Spätschicht, dass reichlich Arbeit auf sie zukommt. Auch die leeren Behandlungszimmer werden bald belegt sein. Das Frühschichtpersonal kann nach Hause gehen. Ich bleibe.

Nur wenige Kilometer vom Krankenhaus entfernt kommt es im Laufe dieses Nachmittags zu einer Parallelität der Ereignisse. Sie wird zwei Menschen unter dem Dach der Notaufnahme zusammenführen, die in jeglicher Hinsicht grundverschieden und einander vermutlich noch nie begegnet sind, zumindest nicht, dass es einer von beiden bewusst registriert hätte. Obwohl sie seit Jahren nur zwei Straßenzüge voneinander entfernt wohnen.

Bei der einen Person handelt es sich um Mathilda Wacholder. Sie ist 1916 geboren, mitten im Ersten Weltkrieg, und wohnt allein in einem kleinen Einfamilienhäuschen mit Garten in Poppenbüttel, einem der gepflegten, gutbürgerlichen Stadtteile Hamburgs. Trotz ihres hohen Alters erfreute sie sich bisher guter Gesundheit, von kleineren Zipperlein abgesehen. Ihre beiden Söhne kümmern sich abwechselnd um sie. Fast täglich besucht sie einer von ihnen, hilft ihr beim Einkauf und im Garten. Die normale Hausarbeit bewältigt sie allein. Einmal die Woche kommt eine junge Portugiesin zum Saubermachen.

Die andere Person ist Lars-Uwe Jenssen, ein elfjähriger Junge, der mit seinen Eltern und der Schwester Anika ebenfalls in einem Einfamilienhaus wohnt. Es ist etwas größer und moderner als das von Mathilda Wacholder. Der Junge geht in die fünfte Klasse. Er ist ein guter Schüler. Da die Lehrer mit seinen Leistungen zufrieden sind, können es die Eltern auch sein. Die Mutter ist als Beamtin bei der Stadt angestellt, der Vater arbeitet in einem Ingenieurbüro. Dienstags ist Lars-Uwe immer lange unterwegs. Vor halb sieben kommt er selten nach Hause, da er nach dem Unterricht noch zum Sport geht. Meistens fährt er mit dem Fahrrad. Seine Eltern haben ihm beigebracht, wie er sich im Straßenverkehr zu verhalten hat. Außerdem nahm er in der Schule am Verkehrserziehungsunterricht teil.

Als er sich auf den Nachhauseweg macht, schwebt Mathilda Wacholder, die Frau aus der Nachbarschaft, bereits in Lebensgefahr: Verdacht auf Schlaganfall! Vor ihrem Haus stehen Notarzt- und Rettungswagen. Sie liegt im Wohnzimmer auf der Couch, kalte Schweißperlen auf der Stirn. Ihr rechter Arm fühlt sich kalt an, und er kribbelt unangenehm, als wäre er »eingeschlafen«. Er scheint kaum noch durchblutet zu werden. Während der Puls an ihrem linken Handgelenk deutlich zu fühlen ist, kann man ihn am rechten Handgelenk nur noch äußerst schwach spüren. Mit Blaulicht und Sirene wird sie in die Notaufnahme gefahren. Ihre Ankunft wird übers Notarzttelefon angemeldet. Als sie eintrifft, stehen eine Internistin, ein Neurologe, ein Chirurg und ein Spezialist für Gefäßchirurgie bereit, um sich ihrer sofort anzunehmen.

Der Schüler Lars-Uwe ist zu dieser Zeit noch mit dem Fahrrad unterwegs. Ungefähr fünfundzwanzig Minuten müsste er brauchen, bis er zu Hause ist. Er trägt einen Fahrradhelm, obwohl er den nicht besonders schick findet. Doch seine Eltern bestehen darauf. Da es bereits dunkel ist, hat er die Beleuchtung eingeschaltet. Der Nieselregen weht ihm winzige Wassertropfen entgegen, als würde jemand mit einer Sprühflasche sein Gesicht besprühen. Der Elfjährige tritt in die Pedale, er achtet auf den Verkehr, hält an den Ampeln und bleibt stehen, bis sie Grün anzeigen. Auch an der großen Kreuzung, die er als Nächstes erreicht, verhält er sich vorschriftsmäßig. Er schon.

Eine Autofahrerin, die von links kommt und nach rechts abbiegt, macht das nicht: Sie übersieht den Jungen, erwischt mit der Stoßstange sein Fahrrad. Er fliegt über den Lenker, wird auf die Straße geschleudert. Dabei schlägt er wohl mit dem Kopf auf die Fahrbahn auf, da sein Helm zerbricht. Doch es geht alles so schnell, dass er sich hinterher an nichts erinnern wird, nur an das silberfarbene Auto, das ihn erfasst hat.

Eine Frau, die in dem Fahrzeug hinter dem der Unfallverursacherin sitzt, schaltet am schnellsten. Sie zückt ihr Handy, wählt jedoch nicht den Notruf 112 oder die 110 der Polizei. Da Lars-Uwe schon wieder auf den Beinen steht und ihr sagt, er habe nur an der rechten Hand und am rechten Arm etwas abbekommen, ruft sie dessen Mutter an. Die fährt sofort zu ihrem Jungen. Lars-Uwe wirkt etwas verstört. Er steht unter Schock, scheint ansonsten aber nicht ernsthaft verletzt zu sein. Ihre innere Stimme rät ihr jedoch, trotzdem einen Rettungswagen anzufordern, nur zur Sicherheit. Es ist der Instinkt einer besorgten Mutter. Sie ahnt noch nicht, was geschehen wäre, hätte sie sich anders entschieden.

Zwei Röntgenassistentinnen sind gerade damit fertig, den

Oberkörper von Mathilda Wacholder und ihre Arme im Computertomografen zu durchleuchten, als die Sanitäter mit dem Jungen eintreffen. Seine Mutter ist bei ihm. Sie durfte ihn im Rettungswagen begleiten. Die Fahrt von der Unfallstelle hierher dauerte keine zehn Minuten.

Für den neuen Patienten ist die Chirurgin Deborah Döscher zuständig. Die junge Assistenzärztin ist erst seit Anfang des Monats hier. Einerseits war es ihr Wunsch, die Arbeit in der ZNA kennenzulernen. Andererseits möchte sie Fachärztin für Chirurgie werden. Dafür muss sie sechs Monate Erfahrung in einer Notaufnahme nachweisen. Nebenbei bastelt sie an ihrer Doktorarbeit. Es sei ein völlig anderes Arbeiten als auf einer chirurgischen Station, sagt sie. Dort habe sie mit Patienten zu tun, die bereits diagnostiziert oder zumindest vordiagnostiziert wurden. Hier muss sie das selbst machen. Aber gerade das gefällt ihr: der erste Kontakt mit den Patienten. Die erste Diagnostik. Selbst Entscheidungen treffen, und das möglichst schnell. Das Auf-sich-allein-gestellt-Sein.

Unter den Chirurgen in der ZNA ist Deborah Döscher die einzige Frau. Bei den Internisten ist es genau andersherum: Neben Thomas Möhle-Heinzl, dem ärztlichen Leiter der Station, gibt es lediglich zwei Männer. Einer von ihnen wird bald auf die Kinderstation wechseln. Es ist für Deborah Döscher bestimmt nicht einfach, sich unter all den Männern Respekt zu verschaffen. Zumal die meisten ihrer Kollegen alte Hasen sind. Einige von ihnen lassen sie das gelegentlich auch spüren. Die üblichen Spielchen, die kennt sie schon von anderen Stationen. »Gerade als Frau, noch dazu als junge Frau, muss man sich durchsetzen können«, sagt sie. Ihr ist wichtig, dass die älteren Ärzte ihr fachlich etwas beibringen. Die Achtundzwanzigjährige steckt einiges weg. Sie lässt sich aber nicht unterbuttern, sagt ihre Meinung. Und sie ist sich auch nicht zu schade, einen erfahrenen Kollegen um Rat zu bitten, falls sie sich bei der Untersuchung eines Patienten einmal nicht sicher ist.

Dass Lars-Uwe nicht gleich wieder mit seiner Mutter nach

Hause darf, entscheidet Deborah Döscher ganz allein. Äußerlich ist er kaum verletzt. Hand und Arm sind nur geprellt, nichts ist gebrochen. Das ergibt die Röntgenuntersuchung. Und auch im Inneren seines Oberkörpers, den sie mit einem Ultraschallkopf Stück für Stück abtastet, entdeckt sie keine Verletzungen. Trotzdem zögert sie, den Jungen gehen zu lassen. Es ist die Blässe seiner Haut, die ihr ungewöhnlich erscheint, die sie noch nicht deuten kann, die sie aber zur Vorsicht mahnt. Das könnte ein Zeichen für Blutarmut sein. Und Blutarmut kann verschiedene Ursachen haben: Fehlernährung, eine Krankheit, aber auch Blutverlust durch eine Wunde. Es wäre also möglich, dass er sich ein inneres Organ verletzt hat und die Blutung nur noch nicht ausgeprägt genug ist, um sie im Ultraschallbild sehen zu können.

Manchmal muss sich ein Arzt bei der ersten Diagnose auch auf sein Gefühl verlassen. »Er sieht so seltsam blass aus. Das gefällt mir nicht«, sagt Deborah Döscher zu Lars-Uwes Mutter, die nicht recht einsehen will, warum ihr Sohn im Krankenhaus bleiben soll. Sie findet nicht, dass er anders aussieht als sonst. Ein wenig farbloser vielleicht, da mag die Ärztin recht haben. Aber ist das verwunderlich nach dem Schock?

Mittlerweile ist es neunzehn Uhr fünfzehn. Die Aufnahmen, die von Mathilda Wacholder in der Computertomografie gemacht wurden, zeigen deutlich, dass in ihrem rechten Arm ein Blutgefäß verstopft ist. Hatte sich der Pfropfen gelöst und war ins Gehirn gewandert? Hatte sie dadurch einen Schlaganfall erlitten? Im Eiltempo wird ihr ein Bett auf der Intensivstation zugewiesen, zum Glück ist gerade eines frei. Sobald Platz im OP ist, soll sie operiert werden, noch an diesem Abend.

Lars-Uwe verlässt fast gleichzeitig die Notaufnahme und wird auf die Kinderstation gebracht. Die Mutter weicht nicht von seiner Seite. Sie hat in der Zwischenzeit ihren Mann informiert, der mit der kleinen Tochter ins Krankenhaus kommt. Sie bringen ihm ein paar Sachen mit, einen Schlafanzug, Waschutensilien, Hausschuhe. Kaum hat er es sich in seinem neuen Bett bequem gemacht, in dem er die Nacht verbringen soll, wird er von einer Schwester zur nächsten Ultraschalluntersuchung abgeholt.

Und plötzlich geht wieder alles ganz schnell. Denn diesmal ist auf dem Bildschirm gut zu erkennen, dass Flüssigkeit in seine Bauchhöhle gelaufen ist. Diese Flüssigkeit – das muss Blut sein. Es ist nur noch nicht klar, woher es stammt. Wahrscheinlich von der Milz. Sie befindet sich in der linken Körperhälfte, unterhalb des Herzens. In genau dieser Gegend ist die Blutung zu sehen. Das erklärt auch die Blässe des Jungen. Die Milz ist ein stark durchblutetes Organ. Schon eine kleine Verletzung kann zu einem beträchtlichen Blutverlust führen. Dadurch nimmt der Blutdruck in den Gefäßen ab, es kommt zur Minderversorgung, ein Kreislaufzusammenbruch droht. Kurz gesagt: Der kleine Blondschopf schwebt in akuter Lebensgefahr!

Sofort wird auch er auf die Intensivstation gebracht, die sich direkt im Stockwerk darüber befindet. Die ganze Nacht bleibt er an einen Monitor angeschlossen, der die lebenswichtigen Körperfunktionen überwacht. Seine Eltern sind geschockt, und die Mutter ist heilfroh, dass sie sich vorhin am Unfallort auf ihre innere Stimme verlassen hat und den Jungen ins Krankenhaus bringen ließ.

Am nächsten Tag, bei der Kernspintomografie, wird sich die Vermutung bestätigen: Die Milz des Jungen ist angerissen. Offenbar war er bei dem Unfall genau mit dieser Stelle auf den Lenker seines Fahrrads gestürzt. Wäre Lars-Uwe erwachsen, würde man ihn schnellstmöglich operieren und dabei wahrscheinlich die komplette Milz entfernen, da die Blutung anders kaum zu stoppen wäre. Bei Kindern wird versucht, das Organ zu erhalten, da es in diesem Alter wichtig ist für ein intaktes Immunsystem, zur Abwehr vieler Infektionskrankheiten. Das ist jedoch nur möglich, wenn der Riss nicht groß ist und dadurch nicht allzu viel Blut austritt. Andernfalls muss auch hier operiert werden.

Lars-Uwe hat Glück gehabt. Die Aufnahmen der Kernspintomografie zeigen, dass bei ihm nur die innere Kapsel der Milz angerissen wurde. Die äußere ist unverletzt geblieben. Eine Woche muss er strengste Bettruhe halten. Danach soll er sich noch mindestens sechs Wochen lang möglichst wenig bewegen, keinen Sport treiben und erst recht nicht herumtoben. Obwohl er sonst keineswegs bewegungsfaul ist, wird er sich daran halten. Eine Operation wird ihm erspart bleiben. Die Wunde wird auch ohne Eingriff verheilen.

In der Notaufnahme reißt der Patientenstrom bis zum späten Abend nicht ab, aber es herrscht weder Chaos noch Hektik. Es sind auch nicht durchgehend sämtliche Behandlungszimmer belegt. Doch Pflegekräfte und Ärzte haben die ganze Zeit gut zu tun. Gerade rätseln Maren Sommer und Nicola Wedde, die beiden Internistinnen, in Zimmer 1, ob die Patientin, die auf der Trage neben ihnen liegt, innere Verletzungen hat oder doch nicht. Es ist dunkel im Zimmer. Die einzige Lichtquelle ist der Bildschirm des Ultraschallgeräts. In ihrem Schein kann man die Gesichtszüge der Patientin erahnen. Von den Ärztinnen sind nur die Umrisse auszumachen, wie sie sich zu dem Bildschirm hinunterbeugen, um besser erkennen zu können, was darauf zu sehen ist. Gleichzeitig führt Maren Sommer mit ihrer rechten Hand den Ultraschallkopf über den Bauch der Frau. An einer Stelle im oberen Bauchbereich, direkt unter der Brust, verharrt sie mit der Sonde etwas länger, schiebt sie um einen Punkt herum wenige Zentimeter nach rechts und links, nach oben und unten. »Hier«, sagt sie zögerlich, »hier sieht es so aus.« Dabei deutet sie mit dem linken Zeigefinger auf den Bildschirm, auf einen kleinen dunkelgrauen Punkt, der aussieht wie eine Blase. »Da könnte etwas sein.« Sie meint, eine Flüssigkeit zu sehen, die dort nicht hingehört. Das könnte Blut sein. Aber sicher ist sie sich nicht.

Ihre Kollegin auch nicht. Jetzt nimmt sie den Ultraschallkopf, begibt sich noch einmal auf die Suche. Danach bitten sie Deborah Döscher, die Chirurgin, sich die betreffende Stelle anzusehen. Sechs Augen entdecken vielleicht mehr als vier. Am Ende ziehen sie noch einen Chirurgen hinzu, einen von den altgedienten, der immer ein bisschen knorrig und traurig wirkt, weil er wenig spricht und noch seltener lacht, auf seine Art aber durchaus liebenswürdig mit den Patienten umgeht. Für ihn ist der Fall schnell klar. Anscheinend ist sein Auge geübter. »Blut sieht im Ultraschall dunkel, fast schwarz aus«, doziert er, während er die Sonde über den Oberbrauch der Frau gleiten lässt. »Wo ist hier etwas schwarz? Für mich ist definitiv kein Blut zu sehen.«

Nachdem das geklärt wurde, ist zumindest ausgeschlossen, dass die Patientin in Lebensgefahr schwebt. Jetzt können sich die Chirurgen um ihre Verletzungen kümmern. Zwei Rippen sind gebrochen, ihr linker Daumen ebenfalls. Sie sei gefallen, sagt sie. Normalerweise würde sich niemand etwas dabei denken. Die Frau ist Anfang siebzig, in diesem Alter kann das leicht passieren. Zumal sie alles andere als kerngesund aussieht. Doch die Rettungsassistenten, die sie gebracht haben, sagten gleich, sie müsse stationär versorgt werden. Ich hatte mich schon gewundert, woher sie das so genau wissen wollten. Ihren medizinischen Fachverstand in allen Ehren – aber ohne Röntgen, Ultraschall oder Computertomografie? Bis mir eine Schwester erklärte, was damit in Wirklichkeit gemeint war: Wenn Rettungsassistenten ihnen rieten, einen Patienten stationär zu versorgen, unabhängig vom eigentlichen Grund seiner Einlieferung, sei das eine unverfängliche Umschreibung für das Wort »Versorgungsmissstand«. Den Rest könnten sie sich dann denken.

Dabei lebt die Frau nicht einmal allein. Ihr Sohn, seine Frau und ihre beiden Kinder haben sie bei sich aufgenommen. Zu fünft wohnen sie in einem Haus, in dem man sich nicht gerade verlaufen kann. Zudem war es den Sanitätern ungewöhnlich schlecht gelüftet und unaufgeräumt erschienen. Doch das muss nichts heißen. Vielleicht war sie ja wirklich nur gestürzt.

Ihre Hand mit dem gebrochenen Daumen wird eingegipst. Die Rippen müssen ohne Schienung verheilen. Sie werden ihr noch eine Weile Schmerzen bereiten. Über Nacht bleibt sie auf der Kurzliegerstation. Das Krankenhaus als Sozialeinrichtung. Morgen wird es dafür keinen plausiblen Grund mehr geben.

Auch Martha Wolfschläger wäre anderswo offensichtlich besser aufgehoben als in dem Pflegeheim, in dem sie untergebracht ist. Dass die Dreiundachtzigjährige, die am Vormittag bereits hier gewesen war, heute noch einmal eingeliefert wird – damit hätte niemand gerechnet. Innerhalb von zwei Tagen wird sie jetzt das dritte Mal in der Notaufnahme verarztet, weil sie genauso oft gestürzt ist. Die Wunde am Arm, die von ihrem ersten Sturz herrührte, war nicht weiter Besorgnis erregend gewesen. Bei den Stürzen zwei und drei jedoch war sie auf den Kopf gefallen, jeweils auf genau dieselbe empfindliche Stelle unmittelbar neben der rechten Schläfe.

Im Vergleich zu heute Vormittag ist der Bereich um die Wunde herum stark angeschwollen. Es hat sich ein Hämatom gebildet. Die Schwellung zieht sich bis zum rechten Auge. Auch Ober- und Unterlid sind betroffen. Zudem scheint sich der Zustand der alten Frau deutlich verschlechtert zu haben. Am Vormittag wirkte sie noch hellwach. Das kann man jetzt nicht mehr behaupten. Im Pflegebericht des Heimes, den die Rettungsassistenten in Kopie dabeihaben, steht, dass sie nach der Rückkehr aus der Klinik sehr aktiv gewesen sei. Sie habe die ganze Zeit herumlaufen wollen und auch Küchenarbeit verrichtet. Dabei sei sie dann gestürzt. Es liest sich so, als wäre das nicht zu verhindern gewesen, ohne sie ans Bett zu fesseln. Das soll es wohl auch.

Obwohl die Rentnerin erst am frühen Nachmittag die Notaufnahme verlassen hat, müssen die Ärzte und Pflegekräfte sie jetzt behandeln wie jemanden, der noch nie hier war. Es wird sozusagen alles wieder auf null gestellt. Die Untersuchungen beginnen von vorn. Erst röntgen, damit sie feststellen können, ob sie sich einen Schädelknochen gebrochen hat. Anschließend bekommt sie noch eine Strahlendosis bei der Computertomografie, um mögliche Blutungen im Gehirn zu finden. Die Ergebnisse werden die gleichen sein wie vor einigen Stunden.

Eine »Wiederholungstäterin« könnte man auch Martina Lindner nennen, wenngleich auf ganz andere Weise als die gebrechliche Heimbewohnerin. Die Verletzungen, derentwegen die Sechsundzwanzigjährige des Öfteren hier landet, fügt sie sich jedes Mal selbst zu. Mit Absicht und in dem vollen Bewusstsein, was sie tut. Die junge Frau leidet seit Jahren an einer Borderline-Persönlichkeitsstörung. Sobald sie in eine Krise gerät, schneidet sie sich die Haut auf, um den Druck loszuwerden, wie sie sagt, ohne dass sie dieses Druckgefühl näher beschreiben kann: »So ein Druck eben, dass ich es nicht mehr aushalte.«

In ihrem jungen Leben muss es schon viele Krisen gegeben haben. Ihre Ober- und Unterarme sind eine einzige Ansammlung von Narben. Auf der Haut gibt es keine Stelle mehr, die sie noch nicht malträtiert hätte – mit einem Messer, einer Rasierklinge, einer Glasscherbe oder irgendeinem anderen spitzen Gegenstand, den sie gerade zu fassen bekam und für geeignet hielt. Ihr Bauch sehe ähnlich aus, sagt sie, nur dass die Narben dort länger seien, sich die Spuren ihrer Schnitte quer über die Bauchdecke zögen. Neuerdings ist sie dazu übergegangen, sich die Beine aufzuschneiden.

Für Psychologen, die sich mit dem Borderline-Phänomen befassen, dürfte Martina Lindner ein Paradeexemplar von Patientin sein. Wissenschaftliche Abhandlungen gehen davon aus, dass mindestens siebzig Prozent der von einer Borderline-Störung Betroffenen traumatische Erlebnisse in ihrer frühen Kindheit oder Jugend durchgemacht haben, die in den meisten Fällen mit den eigenen Eltern zusammenhängen. Wobei als Trauma auslösende Vorfälle längst nicht nur sexuelle Misshandlungen und körperliche Züchtigungen gesehen werden. Empfindsame Kinder können demnach auch durch zu wenig beziehungsweise zu viel elterliche Zuneigung, den Tod eines Elternteils oder die Trennung der Eltern psychische Wunden davontragen.

Die junge Patientin in Zimmer 9 hat von allem etwas zu bieten: Gerade fünf Jahre alt war sie, als sie ihren Vater verlor. Für sie war er nur plötzlich weg. Dass er sterben wollte und sich deswegen vor einen Zug geworfen hatte, verriet ihr die Mutter erst, als sie zwölf war. Zu diesem Zeitpunkt war das Verhältnis zur Mutter bereits schwer zerrüttet. Ohne den Vater sei die Mutter mit ihr und ihrer Schwester völlig überfordert gewesen, erzählt die junge Frau, sie habe beide ständig geschlagen. Bis die Mädchen eines Tages von zu Hause wegliefen und erst von der Polizei wiedergefunden wurden. Daraufhin wurde die Jugendbehörde eingeschaltet, das beide in einem Heim unterbrachte. Später wurden die Geschwister getrennt, kamen zu Pflegefamilien. Während sich die jüngere Schwester mit ihrem neuen Zuhause arrangierte und noch heute dort lebt, kam Martina Lindner mit ihrer ersten Pflegefamilie nicht zurecht und die zweite nicht mit ihr. Zwischendurch unternahm sie einen Suizidversuch. Inzwischen wohnt sie in einer Wohngemeinschaft, die von Sozialarbeitern betreut wird. Falls sie sich nicht gerade einer Therapie unterzieht wie zurzeit auch.

Dort geriet sie vorhin wieder in eine ihrer Krisen, aus einem für gesunde Menschen geradezu nichtigen Anlass: Sie fühlte sich nicht gut, wollte deshalb unbedingt Musik hören, die sie abgelenkt, auf andere Gedanken gebracht hätte. Doch ihre Mitbewohnerin war dagegen, sie wollte ihre Ruhe haben. Dickköpfig, wie beide sind, stritten sie sich. Und dabei spürte Martina Lindner schon, wie es sich langsam aufbaute, dieses Druckgefühl in ihrem Inneren. Vielleicht hätte sie es diesmal noch in den Griff bekommen, wäre gleich jemand von den Betreuern für sie da gewesen. Doch im Stationszimmer sagten sie ihr, dass gerade Pause sei, man werde sich später um ihr Problem kümmern.

Das genügte, um den Druck anschwellen zu lassen, bis er so stark war, dass sie das Gefühl hatte, ihn nicht mehr aushalten zu können. Sie kramte eine Rasierklinge hervor, die sie gut versteckt hatte, für Notfälle wie diesen. Dann lief sie ins Bad, verriegelte die Tür, hockte sich auf den Toilettendeckel, nahm die Rasierklinge und setzte sie am rechten Unterschenkel an, ungefähr dort, wo von unten die Wade beginnt, an der Außenseite des Beins. Beim letzten Mal hatte sie sich auf gleicher Höhe die Innenseite aufgeschnitten. Sie drückte, bis das Fleisch nachgab und Blut herauslief. Nachdem die Klinge ungefähr einen Zentimeter tief eingedrungen war, zog sie sie nach oben, in einem

Zug, aber nicht hastig. Noch während sie geschnitten habe, sagt sie, habe sie gemerkt, wie der Druck in ihr nachgelassen habe, die ersehnte Erleichterung eingetreten sei.

Die Wunde, die der Chirurg jetzt vor sich hat, um sie zu nähen, ist fünfzehn Zentimeter lang. Sie blutet, aber nicht stark. Es ist ein gerader, sauberer Schnitt mit glatten Wundrändern. Pfleger Martin hat bereits alles vorbereitet. Er hat den Wundbereich vorsichtig desinfiziert, sterile OP-Tücher aus grünem Papier um die Wunde herum ausgebreitet und die sterilen Instrumente bereitgelegt. Für den Arzt ist das keine große Sache. Eine Viertelstunde und dreizehn Stiche später ist der Fall für ihn erledigt. Jetzt muss er sich noch um den Patienten mit dem Oberschenkelhalsbruch kümmern, der nebenan liegt. Danach hat er Feierabend.

Der fünfte Tag

Als Bernd Wengler mit seinen drei Kollegen auf das Dach eines Privathauses in Norderstedt steigt, ist es noch nicht richtig hell. Auch sonst sind die Arbeitsbedingungen für die Handwerker an diesem Mittwoch alles andere als optimal. Der Wind weht unangenehm kühl. Die Dachpfannen, auf denen die Männer balancieren müssen, sind feucht vom Regen der Nacht und dadurch ziemlich glatt. Aber so ist es meistens, wenn sie in dieser Jahreszeit auf einer Baustelle beschäftigt sind. Schlechtes Wetter gehört zu ihrem Beruf wie die schwarze Zimmermannskluft. Bernd Wengler macht das auch nichts aus. Die Jahre auf dem Bau haben ihn abgehärtet. Sowieso ist der Siebenunddreißigjährige ein Naturbursche, wie er im Buche steht: Er ist auf dem Land aufgewachsen, in einem Tausend-Seelen-Dorf in Schleswig-Holstein, im einsamen Niemandsland zwischen Husum, Heide und Rendsburg, über hundert Kilometer von der Großstadt Hamburg entfernt. Und dort lebt er auch heute noch, nur einige Meter von seinem Elternhaus entfernt. Das Dorf ist so klein, dass es bis zu jedem Nachbarn nur wenige Schritte sind. Wer dort lebt, lebt mit der Natur. Wengler mochte es schon immer, sich an der frischen Luft aufzuhalten. Er mag es heute noch, bei der Arbeit und auch sonst, ganz gleich, ob es regnet oder die Sonne scheint. Einer wie er ist wie geschaffen für die Arbeit auf dem Bau.

Dennoch fällt es schwer, sich diesen Mann vorzustellen, wie er auf einem Hausdach in sieben Metern Höhe herumklettert und seine Arbeit verrichtet. Wengler ist das, was man landläufig einen »Kerl wie ein Baum« nennt. Bei einem Meter neunzig Körpergröße bringt er stattliche hundertdreißig Kilogramm auf die Waage. Er hat Oberarme, die so dick sind wie bei anderen die Oberschenkel. Über dem Hosenbund wölbt sich ein ansehnlicher Bauch. Die Füße stecken in Schuhen, die ohne Weiteres die Bezeichnung »Elbkähne« verdient hätten. Und mit seinen Händen könnte er mühelos die Schlagfläche eines Tennisschlägers abdecken. Seine robuste Statur sieht imposant aus. Manchmal wird sie ihm eine Last sein. An diesem Morgen rettet sie ihm das Leben.

Es ist kurz nach halb neun, als Bernd Wengler sein Unglück kommen sieht. Zentimeterweise. Es beginnt damit, dass er mit seinen schweren Arbeitsschuhen auf den glitschigen Dachziegeln wegrutscht. Dadurch verliert sein massiger Körper das Gleichgewicht. Instinktiv lässt er sich nach vorn fallen, auf den Bauch, in der Hoffnung, Halt zu finden. Dazu versucht er, sich mit den Händen irgendwo festzuklammern. Doch da ist nichts, was ihm Halt böte, nichts, was seine hundertdreißig Kilogramm aufhalten könnte, nachdem sie sich einmal in Bewegung gesetzt haben, der Erdanziehungskraft folgend. Er rutscht bis zum Ende des Daches. Es geschieht nicht einmal besonders schnell. Wie in Zeitlupe sieht Wengler, dass er sich immer weiter vom Dachfirst entfernt. Dann fällt er.

Bis zum Boden, der an dieser Stelle mit Steinen gepflastert ist, sind es fast vier Meter. Er kommt zuerst mit den Füßen auf. Seine Beine federn die Wucht des Aufpralls ein wenig ab. Trotzdem kippt er in derselben Sekunde nach hinten. Er versucht noch, sich irgendwie mit dem linken Arm abzustützen, was ihm jedoch nicht gelingt. Ungebremst schlägt er mit dem Rücken auf. Zuletzt prallt sein Kopf auf die Steine.

Ungefähr zur gleichen Zeit steigt Eduard Sandert in Kaltenkirchen aus seinem Bett. Der Rentner ist dreiundsiebzig Jahre alt. Er leidet an chronischer Bronchitis, muss regelmäßig inhalieren und dreimal am Tag Tabletten nehmen. Sandert geht in die Küche, es ist Zeit für die morgendliche Dosis Medikamente. Er setzt sich auf die Bettkante, schlüpft in seine Hauspantoffeln.

Neben dem Bett steht ein Gehwagen. Ohne ihn schafft er selbst das kurze Stück bis zum Küchenschrank nicht mehr. Die Beine! Seit Jahren quält ihn eine Nervenentzündung. Ständig hat er das Gefühl, seine Beine und vor allem die Kniegelenke seien angeschwollen, obwohl sie das gar nicht sind. Wie oft ist er deswegen schon beim Arzt gewesen, ohne dass ihm richtig geholfen werden konnte! Inzwischen hat er sich damit abgefunden. Vom Schlafzimmer schlurft er in den Flur, von dort bis in die Küche. Seine Frau ist auch wach. Sie bleibt liegen. Fürs Frühstück ist es noch zu zeitig. Ihr Mann will auch wieder ins Bett zurück.

Eduard Sandert erreicht den Küchenschrank, auf dem die Schachtel mit den Tabletten liegt. Doch ehe er eine davon mit einem Schluck Wasser aus der Leitung hinunterschlucken kann, wird ihm schwarz vor Augen. Gleichzeitig spürt er, wie die Kraft aus seinen Beinen schwindet, die Knie puddingweich werden. Er schafft es gerade noch, nach seiner Frau zu rufen: »Hilde, kommst du mal…« Dann versagt ihm die Stimme.

Hildegard Sandert springt sofort aus dem Bett. Sie hatte ohnehin auf jedes Geräusch geachtet, das ihr Mann machte. Darin ist sie trainiert. Sie weiß nicht mehr, wann genau sie damit angefangen hat, dafür ist er schon zu lange krank, fast dreißig Jahre. Aber mittlerweile ist sie sich dessen gar nicht mehr bewusst. Auf jede Bewegung ihres Mannes zu achten ist ihr in Fleisch und Blut übergegangen. Als gäbe es Sensoren in ihrem Gehirn, die sich automatisch einschalten, sobald er sich einige Schritte entfernt oder sich in einem anderen Zimmer der Wohnung aufhält als sie. Deshalb genügt ihr jetzt auch der Klang seiner Stimme, um zu erahnen, was in der Küche mit ihm geschieht, noch bevor sie das Schlafzimmer verlassen hat. Vor allem weiß sie, dass sie sich beeilen muss.

Keine Sekunde hätte sie später kommen dürfen. Ihr Mann ist gerade dabei, zusammenzusacken. Jegliche Kraft scheint aus seinem Körper gewichen. Seine Augen starren geradeaus, ohne etwas zu sehen. Er kann nicht mehr sprechen, reagiert auch nicht auf ihre Worte. Auf der Schlafanzughose, in Höhe seines Unterleibs, bildet sich ein feuchter Fleck. Sie riecht Urin. Im letzten Moment gelingt es ihr, einen Stuhl unter seinen Hintern zu schieben. Auf diese Weise kann sie verhindern, dass er rückwärts auf den Boden fällt, sich etwas bricht oder den Kopf aufschlägt.

Für die meisten Menschen wäre Eduard Sanderts Zustand ein Grund gewesen, in Panik zu verfallen oder wenigstens schleunigst zum Telefonhörer zu greifen, um einen Notarzt zu rufen. Hildegard Sandert bleibt ganz ruhig. Sie sieht ihrem Mann ins Gesicht, beobachtet, ob sich darin etwas regt. Doch seine Gesichtszüge bleiben starr, auch sonst verändert sich nichts: Er atmet, bleibt aber apathisch, wirkt wie weggetreten, reagiert auf nichts. Auch als aus seinem Mund kleine Bläschen aus Speichel quellen, wird sie nicht unruhig, denkt sich aber, dass es wahrscheinlich besser wäre, ihn auf den Fußboden zu legen, damit sich sein Körper entspannen kann. Sie tut das vorsichtig, legt ihn auf den Rücken, nimmt das Kissen von einem der Küchenstühle, hebt seinen Kopf an und schiebt es darunter. Sie bleibt neben ihm hocken, sieht auf die Uhr an der Wand – und wartet: fünf Minuten, acht, zehn …

Hildegard Sandert ist nicht verrückt. Sie beabsichtigt auch keineswegs, ihren Mann auf subtile Weise ins Jenseits zu befördern. Im Gegenteil: Sie weiß, dass er von ihr abhängig ist. Deshalb fühlt sie sich für ihn verantwortlich. Niemals würde sie ihn im Stich lassen. Das hat sie in dreiunddreißig Jahren an keinem einzigen Tag getan. So lange sind sie verheiratet. Für beide ist es der zweite Versuch. Zusammen haben sie sechs Kinder, aber keine gemeinsamen. Sie brachte vier mit in die Ehe. Er hat zwei mit seiner ersten Frau. Enkelkinder gibt es inzwischen ein Dutzend. Gern würden sie mehr für die Kleinen da sein. Und gern wären sie im Alter durch die Welt gereist. Hildegard Sandert ist acht Jahre jünger als ihr Mann und hat extra ihren Beruf aufgegeben, als sie sechzig wurde, damit sie gemeinsam mehr Zeit für ihre Träume haben. So schön haben sie sich das ausgemalt! Doch aus dem Reisen ist dann nichts geworden. Die Krankheiten ihres Mannes verschlimmerten sich.

Bis vor einem Jahr konnten sie wenigstens noch in ihrem geliebten Reihenhaus mit kleinem Garten in Schleswig wohnen, das idyllisch gelegen und zwei Stockwerke hoch war. Dann wurden die Treppen für ihn zu einem unüberwindbaren Hindernis. Seitdem leben sie hier in Kaltenkirchen, in einer Mietwohnung im Erdgeschoss, die behindertengerecht ausgestattet ist.

Vor Kurzem wurde Eduard Sandert von seiner Krankenkasse als Pflegefall der Pflegestufe I anerkannt. Der Pflegezuschuss, den sie erhalten, beträgt monatlich 205 Euro. An guten Tagen spazieren sie morgens gemeinsam durchs Wohnviertel. Er hält sich dabei an seinem Gehwagen fest, sie läuft neben ihm. An normalen Tagen schiebt sie ihn die gleiche Strecke im Rollstuhl vor sich her. An schlechten würde er am liebsten nur noch sterben.

Dass Hildegard Sandert jetzt, in der Küche, so besonnen reagiert, liegt daran, dass sie Situationen wie diese zur Genüge kennt. 1976, sie waren damals gerade drei Jahre verheiratet, war ihr Mann das erste Mal umgekippt und bewusstlos geworden, einfach so, schlagartig, ohne dass er einen Vorboten bemerkt hätte. Von diesem Tag an ist es immer mal wieder passiert, in unregelmäßigen Abständen, meistens im Herbst oder im Winter, seltener im Frühjahr, niemals in den Sommermonaten. Und jedes Mal rief sie einen Notarzt, der ihn in ein Krankenhaus bringen ließ, wo sie ihn auf alles Mögliche hin untersuchten, für zwei oder drei Wochen dabehielten, früher auch mal für vier, was heute nicht mehr vorkommt. Aber nie fand jemand heraus, wodurch die Anfälle ausgelöst wurden, was man unternehmen könnte, um sie in Zukunft zu verhindern.

Für gewöhnlich kommt ihr Mann nach solchen Anfällen von allein wieder zu sich. Nicht schlagartig, sondern allmählich, als würde er aus dem Schlaf erwachen. Einmal, da wohnten sie noch in Schleswig, war er ganze zehn Minuten weggetreten, so lange wie nie zuvor und seither nicht wieder. Damals hatte er während seiner »Abwesenheit« hübsche Frauen gesehen, woran er sich hinterher sogar erinnern konnte. Das passiert sonst nie. Normalerweise bleibt von dieser Zeit nur Leere in seinem Gedächtnis.

Heute ist das auch so. Als er wieder zu sich kommt, atmet seine Frau auf. Plötzlich merkt sie, wie sie selbst schwach auf den Beinen wird, am ganzen Körper zu zittern beginnt. Sie nennt es »einen Flattermann kriegen«. Die Anspannung! Sie lässt jetzt nach. Auch das kennt sie schon. Einen Notarzt ruft sie trotzdem noch. Gemeinsam überlegen sie, ob es nicht sinnvoll wäre, ihn diesmal in ein großes Krankenhaus nach Hamburg zu bringen statt in eine der Provinzkliniken, in denen er schon war. Das ist allerdings nicht der nächste Weg. Für die kürzeste Strecke in die Hansestadt, über Landstraßen, bräuchte der Rettungswagen mindestens eine halbe Stunde. Doch vielleicht lohnt sich das, vielleicht finden die Ärzte dort ja mehr heraus.

Immer noch die gleiche Zeit. Wieder ein Schlafzimmer. Diesmal befindet es sich im dritten Obergeschoss eines Mehrfamilienhauses. Das steht auf der Dorfstraße eines unscheinbaren Ortes nördlich von Hamburg, der von der viel befahrenen Bundesstraße 432 durchschnitten wird, die nach Bad Segeberg führt und von dort weiter nach Scharbeutz, wo sie am Ufer der Lübecker Bucht endet. Ein Ehepaar liegt im Bett, beide sind gerade aufgewacht. Der Mann will als Erster aufstehen ... Die morgendliche Szenerie ähnelt der bei den Sanderts in Kaltenkirchen. Nur, dass es diesmal bereits im Schlafzimmer passiert – und einen deutlich Jüngeren erwischt.

Konrad Albert ist zweiundfünfzig Jahre alt und stammt aus Russland. Er schlägt die Decke beiseite und schiebt die Beine über die Matratze, aus dem Bett hinaus, bis seine Füße den Teppichboden berühren. Dann stützt er sich auf einen Arm, drückt seinen Oberkörper hoch, setzt sich auf die Bettkante. Gerade will er das Gewicht auf die Beine verlagern, um aufzustehen, da verlässt ihn die Kraft.

Er versucht es wieder und danach gleich noch einmal, weil er es nicht wahrhaben will. Das kann doch nicht sein! So sehr er sich bemüht, er schafft es nicht. Nicht einen Zentimeter kriegt er den Körper hoch. Hinterher wird er nicht mehr wissen, was er zuerst spürte: den stechenden Schmerz in seinem Kopf, wie sich die Muskeln in seinem Körper verkrampften oder dass sein Kopf, ohne dass er etwas dagegen tun konnte, auf einmal zu zucken begann, als würde jemand Stromstöße hindurchjagen.

Wenn er doch wenigstens seiner Frau erklären könnte, was mit ihm los ist, auf ihre Fragen antworten könnte, damit sie aufhört, ihn erschrocken anzustarren, und etwas unternimmt. Doch er bekommt kein Wort heraus. Nicht ein einziges will ihm gelingen, als wüsste er gar nicht, wie Worte im Mund zu formen sind, als hätte er niemals sprechen gelernt. Dabei versucht er es immer wieder, öffnet den Mund, schließt ihn, presst mühsam Laute hervor, dass ihm Schweiß auf die Stirn tritt: »Mmh… mmh… mmh…« Später wird er sagen, dass sie wie das lang gezogene Brummen eines Ochsen geklungen hätten.

Inzwischen ist es neun Uhr. In der Notaufnahme geht es noch gemächlich zu. Die meisten Behandlungszimmer sind leer, nachdem auch die Nacht relativ ruhig gewesen war. In Zimmer 1 liegt eine Frau mit einem grippalen Infekt. Warum sie ausgerechnet hier ist und sich nicht von ihrem Hausarzt behandeln lässt – keine Ahnung. Der Krankenschwester und dem Pfleger, die auf der internistischen Seite arbeiten, leuchtet das offenbar auch nicht ein. Im Gang sprechen wir kurz darüber, ohne dass es die Patientin hören kann. Wieder im Behandlungszimmer, lassen sie sich nichts anmerken, erledigen einfach ihre Arbeit.

Schwester Antje und Pfleger Rüdiger – wie immer, wenn sie im Dienst sind, für den chirurgischen Bereich zuständig – sind mit einem Chirurgen und einem Anästhesisten im Gipsraum zugange. Auf dem Röntgentisch vor ihnen liegt ein fünfjähriger Junge, der im Kindergarten von einer Ritterburg gestürzt ist und sich dabei den linken Unterarm gebrochen hat. Der Bruch scheint nicht kompliziert zu sein. Die beiden Knochenhälften stehen noch aufeinander, sind nur etwas geknickt. Entsprechend ist der Unterarm verformt.

Der Junge wird unter Narkose gesetzt. Sobald die wirkt, macht sich der Chirurg daran, den Knochen zu richten. Obwohl es ein völlig unblutiger Vorgang ist und obwohl der Arzt behutsam vorgeht, kann ich kaum hinschauen. Es sieht trotzdem brachial aus, wie er mit seinen großen Händen an dem dünnen Ärmchen herumbiegt, als sei es aus Gummi. Bei Erwachsenen bereitet mir das keine Schwierigkeiten.

Nachdem der Chirurg sein Werk vollbracht hat, es dauerte keine fünf Minuten, überprüft er durch eine Röntgenaufnahme, ob es ihm auch geglückt ist. Er sieht das Ergebnis auf dem Bildschirm oberhalb des Behandlungstisches, zoomt auf die gebrochene Stelle, sodass er sie in Großaufnahme betrachten kann. Dann nickt er. Er scheint zufrieden. Um den Gipsverband kümmern sich Rüdiger und Antje. Der Arzt kontrolliert hinterher nur, ob die Knochenhälften beim Bandagieren in der richtigen Stellung geblieben sind. Das ist der Fall. Der kleine Patient merkt von all dem nichts. Sobald er aus der Narkose erwacht sein wird und sich einigermaßen davon erholt hat, kann er mit seiner Mutter nach Hause gehen.

Von den Männern, deren Leben an diesem Morgen an drei unterschiedlichen Orten nahezu zeitgleich aus den Fugen geriet, wird zuerst Bernd Wengler gebracht, der Hüne vom Bau. Er lebt! Wie es aussieht, schwebt er nicht mal in Lebensgefahr. Es wird aber Tage dauern, bis er selbst begreifen wird, dass er da oben auf dem Dach eine ganze Armee von Schutzengeln gehabt haben muss. Wengler kann sogar noch sprechen, ist bei vollem Bewusstsein. Deshalb spürt er auch die Schmerzen in der Wirbelsäule und noch mehr die im linken Handgelenk. Dagegen scheint die Platzwunde, die er sich am Hinterkopf zugezogen hat, als der auf die Steine aufgeschlagen ist, nur eine Lappalie zu sein.

Nach dem Röntgen und einer Skelett-Computertomografie sind seine Schmerzen auch erklärbar: Zwei Wirbel der Lendenwirbelsäule, der erste und der fünfte, sind gebrochen. Und das Handgelenk ist völlig deformiert. Gleich an mehreren Stellen sind Brüche zu sehen. Außerdem sind die einzelnen Knochenteile erheblich verschoben. Wenn man nicht wüsste, dass es das

Gelenk einer Hand darstellen soll, man würde es schwerlich als solches erkennen. Ohne Operation ist da nichts mehr zu machen. Ein Fall für einen Spezialisten. Der Handchirurg wird informiert. Er hat immer einen vollen Terminkalender, aber da Wengler ein Notfall ist, wird er ihn dazwischenschieben, wahrscheinlich in der Mittagszeit.

Zehn Minuten nach Wengler trifft der Rettungswagen mit Eduard Sandert aus Kaltenkirchen ein. Dafür, dass er zuvor über das Notarzttelefon als akuter Notfall angekündigt worden war, befindet er sich in einer Verfassung, die man überraschend gut nennen könnte. Ärzte und Pfleger hatten sich auf etwas anderes eingestellt. Aber sein Anfall liegt mittlerweile auch fast eine Stunde zurück.

Der Notarzt hatte ihn zu Hause versorgt, hatte ihm vor allem Sauerstoff gegeben und ständig seine Atmung kontrolliert, Blutdruck, Puls und Körpertemperatur gemessen, die Blutzuckerwerte überprüft. Jetzt geht es Eduard Sandert deutlich besser. Jedenfalls fühlt er sich nur unwesentlich schlechter als an anderen Tagen, denn richtig gut fühlt er sich seit Jahren nicht mehr.

Trotzdem steht die Diagnose des Notarztes im Raum: »Verdacht auf Krampfanfall«. Da Eduard Sandert zuvor noch nie in diesem Krankenhaus war und dadurch im Computer auch keine Patientenakte von ihm existierte, erfährt niemand etwas von der Vorgeschichte seiner Krankheit. Daran hätte der Notarzt denken sollen, als er den Transport nach Hamburg veranlasste. Womöglich wären die Ärzte in der Notaufnahme dann anders herangegangen. So aber wird Sandert behandelt, als hätte er zum ersten Mal einen Krampfanfall erlitten. Was für ihn nicht gefährlich ist, prinzipiell auch nicht schaden kann, da jede Behandlung erst einmal darauf ausgerichtet ist, die lebenswichtigen Körperfunktionen eines Patienten zu stabilisieren. Seine eigentliche Problematik bleibt dadurch aber zunächst unberücksichtigt.

Wenigstens wird sich das später auf der Bettenstation klären. Dort wird er zwei Wochen bleiben, nachdem er gleich am ersten Abend erneut einen Anfall erleiden wird. So kurz hintereinander war das noch nie vorgekommen. Vor der Entlassung wird ihm eine Ärztin erklären, dass die Krampfanfälle bei ihm ein Zeichen für Epilepsie sein könnten. Mit absoluter Sicherheit könne sie das zwar nicht sagen, trotz aller Untersuchungen, die sie an ihm vorgenommen hätten. Aber eine andere Erklärung gebe es aus ihrer Sicht dafür nicht.

Als Letzter der drei Männer wird Konrad Albert eingeliefert. Nach dem ersten Schreck hatte seine Frau doch noch einen Notarzt verständigt. Für den deuteten alle Symptome auf einen Schlaganfall hin: die starken Schmerzen, die Albert nur in der rechten Hälfte seines Kopfes spürte. Die Sprachstörungen, die jegliche Artikulation unmöglich machten. Die Verkrampfung der Muskelstränge. Das eingetrübte Bewusstsein.

Nach diesem ersten Befund hatte der Arzt zugesehen, dass er Konrad Albert so schnell wie möglich in ein Krankenhaus bekam. Früher herrschte die Meinung: Gib einem Schlaganfall Zeit, sich zu legen. Heute gilt der Faktor Zeit als eminent wichtig für eine erfolgreiche Behandlung von Schlaganfallpatienten. Nur bei rechtzeitiger Behandlung können neurologische Schäden weitgehend vermieden werden. Die Klinik liegt dem kleinen Dorf, in dem die Alberts leben, am nächsten.

Der Notarztwagen war mit Blaulicht losgerast, hatte den kürzesten und schnellsten Weg gewählt: Über die Bundesstraße 432 bis kurz vor die Stadtgrenze Hamburgs. Dann links ab auf die Tangstedter Landstraße, in südliche Richtung. Von hier waren es noch anderthalb Kilometer bis vor die Tür der Notaufnahme.

Konrad Albert wird ins Zimmer 6 gelegt. Auf der internistischen Seite ist es das letzte Behandlungszimmer, das noch frei war. Auch heute kommen die Patienten wieder stoßweise. Krankenschwester Sonja und Pfleger Hendrik versorgen Konrad Albert sofort. Das Wichtigste ist, die Vitalfunktionen seines Körpers zu stabilisieren und zu überwachen: Herz-Kreislauf, Atmung, Nierenfunktion, Körpertemperatur, Elektrolythaushalt. Blutdruck, Blutzucker und die Körpertemperatur des Patienten müssen möglichst schnell auf Normalwerte reguliert werden, damit das Gehirn wieder ordentlich durchblutet wird. Die Überprüfung der Hirnfunktionen gehört ebenfalls zu einer Akutbehandlung. Damit wird sich gleich ein Neurologe befassen. Bei Verdacht auf Schlaganfall ist die Hinzuziehung eines Nervenspezialisten obligatorisch. Assistenzarzt Isaak Wontroba ist bereits benachrichtigt und auf dem Weg hierher.

Parallel zu den Pflegekräften kümmert sich die Internistin Kathrin Franz um den Patienten. Sie hat gleich ein ungutes Gefühl. Die Diagnose des Notarztes scheint richtig zu sein. Auch in ihren Augen sieht Konrad Albert aus, als hätte er gerade einen Schlaganfall hinter sich. Inzwischen kann er zwar wieder sprechen, doch man merkt ihm an, wie viel Mühe ihm das bereitet. Die wenigen Worte, die er herausbringt, kommen nur stockend und undeutlich über seine Lippen. Sie muss genau hinhören, um sie zu verstehen. Es klingt so, als sei er betrunken und würde lallen. Dabei könnte er nüchterner nicht sein. Kopfschmerzen, sagt er zum Beispiel, habe er schon seit Jahren. Dagegen würde er Schmerztabletten nehmen, die er ohne Rezept in der Apotheke bekomme. Als Kind habe er einen Schädelbruch gehabt. In welchem Alter und wobei er sich den zugezogen habe, wisse er nicht mehr genau. Er habe aber immer gedacht, die Kopfschmerzen würden irgendwie damit zusammenhängen.

Auf Fragen, die ihm die Internistin stellt, reagiert er zeitverzögert, als bräuchte er eine Weile, um sie zu verstehen und sich eine Antwort zurechtzubuchstabieren. Woher die Wunde an seinem Kopf stamme, will sie unter anderem wissen. Sie hat sie unter seinen Haaren entdeckt, auf der linken Schädelseite, einige Zentimeter über dem Ohr. Die Verletzung, so groß wie ein Ein-Euro-Stück, muss geblutet haben, sie ist verschorft, vermutlich noch nicht lange. Es verstreichen einige Sekunden, bis er »Krebs... Haut« sagt. Und kurz darauf: »Rausoperiert... vor einer Woche... ein paar Tage.«

Kathrin Franz versucht, den morgendlichen Vorfall im Schlafzimmer zu rekapitulieren, um sich ein genaues Bild machen zu können. Der Patient ist ihr dabei keine große Hilfe. Nicht, dass er unkooperativ wäre. Konrad Albert bemüht sich. Man sieht, wie sehr er sich anstrengt. Er will alles richtig machen. Doch er wirkt noch immer verwirrt. Für die Ärztin ist es schwer einzuschätzen, ob er ihre Fragen versteht und, falls er sie versteht, ob seine Antworten mit dem übereinstimmen, was geschehen ist, ob er sich überhaupt gut genug erinnern kann, ob er nicht einfach irgendetwas von sich gibt, um das Durcheinander in seinem Kopf vor ihr zu kaschieren. Dass seine Sprachkenntnisse im Deutschen vorher schon limitiert waren, macht es ihm nicht leichter.

Ich habe gelernt, dass es für Schlaganfälle zwei Ursachen gibt: Entweder ist plötzlich ein Blutgefäß verstopft, durch ein Blutgerinnsel etwa, das sich wie ein Pfropfen festsetzt. Dadurch wird das Gehirn nicht mehr ausreichend mit Blut und damit auch Sauerstoff versorgt. Die Mediziner sprechen in einem solchen Fall von Ischämie beziehungsweise von einer Mangeldurchblutung. Oder es kommt im Gehirn zu einer Blutung – letztendlich mit den gleichen Folgen: Das Blut breitet sich im Gehirn aus, wo normalerweise kein Platz dafür vorgesehen ist. Um sich diesen Platz zu verschaffen, drückt es Blutgefäße ab, wodurch die Blut- und Sauerstoffzufuhr ins Gehirn verringert oder vollständig unterbrochen wird, wie bei einer Gefäßverstopfung. Auf Sauerstoffmangel wiederum reagieren Nervenzellen überaus empfindlich. Bekommen sie zu wenig Sauerstoff, setzt ihre Funktion aus. Bekommen sie überhaupt keinen mehr, sterben sie ab. Besonders kritisch wird es, wenn das Blut auf Teile des zentral gelegenen Hirnstamms drückt. Dort verlaufen die meisten der Blutgefäße, die das Gehirn mit Sauerstoff versorgen. Außerdem liegen an dieser Stelle die vegetativen Zentren, lebensnotwendige Nervenzellen, die zum Beispiel Atmung und Blutdruck regulieren, und alle Nervenbahnen, die vom Gehirn zu den restlichen Körperpartien verlaufen und unter anderem für Gefühle, Motorik und Sensorik verantwortlich sind. Damit ist der Hirnstamm die Schaltzentrale für die Lebensfunktionen eines Menschen.

Kommt es dort zu Beeinträchtigungen, kann das für den Betroffenen schnell lebensbedrohlich werden.

So gesehen hat Konrad Albert noch Glück. Die zentrale Sauerstoffversorgung des Gehirns scheint bei ihm nicht betroffen, so viel dürfte feststehen. Andernfalls würde es ihm erheblich schlechter gehen. Unklar ist dagegen noch, welche der beiden Ursachen bei ihm zu dem Schlaganfall geführt hat. Dass es ein Schlaganfall war, daran zweifelt Isaak Wontroba immer weniger, je weiter er mit der neurologischen Untersuchung fortschreitet. Er geht dabei geradezu lehrbuchmäßig vor, arbeitet die einzelnen Körperregionen ab, vom Kopf beginnend bis hinunter zu den Beinen. Schon oft habe ich ihm dabei zugesehen. Und jedes Mal gerate ich erneut ins Staunen.

Die Übungen, die er auch Konrad Albert abverlangt, sehen simpel aus. In Zeiten modernster Medizintechnik wirken sie wie aus einer längst vergangenen Epoche, rückständig, antiquiert. Vor allem, da sie ohne komplizierte Hilfsmittel und technische Messgeräte durchgeführt werden. Man kann sich schwer vorstellen, dass die einzelnen Übungen nicht nur genaue Informationen über bestimmte Gehirn- und Nervenerkrankungen liefern, sondern auch verraten, welches Organ beziehungsweise welcher Bereich eines Organs betroffen sein könnte. Aber es ist so.

Isaak Wontroba ist selbst ganz fasziniert davon, obwohl er die Untersuchungsmethode bereits während des Studiums gelernt hat und seit einigen Jahren als Arzt täglich praktiziert. »Im Grunde«, sagt er, »gehe ich dabei vor wie ein Kriminalkommissar: Indizien sammeln, nach Fehlern suchen – und dann kombinieren.« In den unterschiedlichen Regionen des Gehirns sitzen bestimmte Funktionszentren und Hirnnerven. Sind diese krank, arbeiten sie nicht mehr richtig. Und das schlägt sich in Symptomen nieder, die er durch die verschiedenen Übungen erkennt. Dazu muss er natürlich wissen, durch welche Symptome sich die jeweilige Krankheit äußert, um das eine dem anderen zuordnen zu können. Spannend sei das, jedes Mal wieder. »Sorgfältig durchgeführt, kann man durch diese Untersuchung, kombiniert mit einer verlässlichen Befragung, zu neunzig Prozent herausbekommen, woran ein Patient erkrankt ist.« Diese Effizienz sei einer der Beweggründe gewesen, weshalb er sich überhaupt für die Neurologie entschieden habe.

Jetzt zum Beispiel fordert er Konrad Albert auf, die Augen zu schließen und die Zeigefinger, erst den linken, danach den rechten, in einem weit ausholenden Bogen zur Nasenspitze zu führen. Ein gesunder Mensch bekommt das ohne Schwierigkeiten hin. Gelingt es einem Patienten allerdings nicht, weicht er von der normalen Bewegungslinie ab, findet er das Ziel nicht oder nur nach mehrmaligen Bewegungskorrekturen, so deutet das auf eine Ataxie hin, eine Störung der Gleichgewichtsregulation und der Bewegungskoordination. Darauf hätte man vielleicht auch als Nichtmediziner kommen können, ohne die Fachbegriffe zu beherrschen. Viel interessanter für den Arzt, der einen Schlaganfallpatienten vor sich hat, ist dann auch die Ursache, die eine solche Ataxie auslöst: In vielen Fällen liegt eine Erkrankung des Kleinhirns vor. Das Kleinhirn managt die motorischen Bewegungsabläufe, von der Aufnahme und Verkopplung der unterschiedlichen Informationen bis zur Ausführung der einzelnen Bewegungen. Der Neurologe weiß damit also, dass die Durchblutungsstörung oder die Blutung im Kleinhirn aufgetreten sein könnte, und kann dann gezielt weitersuchen. Bei Konrad Albert ist das allerdings nicht der Fall. Er findet mit seinen Fingern problemlos den Weg zur Nasenspitze.

Nach dem gleichen Prinzip funktionieren auch die meisten anderen Übungen und Untersuchungen. Isaak Wontroba exerziert sie nacheinander mit Konrad Albert durch. Oft muss er seine Anweisungen wiederholen, da Albert sie entweder falsch oder gar nicht ausführt. Beim abschließenden Mentaltest offenbart sich, dass auch seine psychischen Funktionen (dazu gehören Wahrnehmung, Denken und die Fähigkeit, Informationen im Gedächtnis zu speichern) beeinträchtigt sind. Er kann nicht sagen, welcher Wochentag heute ist. Auch das richtige Datum und selbst der Monat fallen ihm nicht ein. Nur, dass wir das Jahr

2006 schreiben, weiß er, aber auch nicht sofort. Dafür muss er erst nachdenken.

Letzte Gewissheit bringt die Computertomografie, die anschließend durchgeführt wird. Sie ist darüber hinaus wichtig, um herauszufinden, ob Alberts Schlaganfall durch eine Blutung oder die Verstopfung eines Blutgefäßes verursacht wurde. Davon hängt die weitere Behandlung ab. Gegen Blutgerinnsel, die ein Gefäß verstopft haben, wird mit Medikamenten vorgegangen, die auflösend wirken. Sie werden entweder mit Hilfe eines Katheters so dicht wie möglich an das Blutgerinnsel heranbefördert, oder sie gelangen durch eine Infusion in den Blutkreislauf des Patienten. Zu welcher Variante sich der Arzt entschließt, hängt vom Einzelfall ab. Entscheidend ist, dass der Betroffene in einem Zeitfenster von drei bis sechs Stunden seit Auftreten der ersten Schlaganfallsymptome damit behandelt wird. Nur mit der Kathetervariante kann auch danach noch etwas bewirkt werden.

Wird bei der Computertomografie jedoch eine Blutung im Gehirn festgestellt, dürfen diese Medikamente auf keinen Fall angewendet werden. Dann sind blutdrucksenkende Mittel angeraten. Durch eine Senkung des Blutdrucks verringert sich auch der Blutdruck im Gehirn. Ansonsten hängen die Behandlungsmaßnahmen von der Lage und vor allem der Größe der Blutung ab. Größere Blutansammlungen müssen meistens operativ entfernt werden. Kleinere bilden sich manchmal auch von selbst zurück. Prinzipiell gilt: Je größer die Blutung, desto geringer die Heilungschancen.

Bei Eduard Albert ist ein Blutgefäß verstopft, in der rechten Hälfte des Gehirns. Daher auch die Kopfschmerzen auf dieser Seite. Isaak Wontroba sagt es ihm. Gleichzeitig teilt er ihm mit, dass er ihn sofort auf die Intensivstation verlegen wird. Dort wurde Anfang 2005 eine zertifizierte *Stroke Unit* nach US-amerikanischem Vorbild eingerichtet. Hier werden ausschließlich Patienten behandelt, die einen Schlaganfall erlitten haben. Schlaganfälle sind die dritthäufigste Todesursache in Deutschland.

Angemeldet hat er den Neuzugang auf der Station bereits. Es

muss jetzt schnell gehen, damit noch vor Ablauf der Drei-Stunden-Frist mit der Lyse-Therapie (»Lyse« ist die Kurzbezeichnung für Thrombolyse – und das wiederum ist das Fachwort für die medikamentöse Auflösung einer Blutgefäßverstopfung) begonnen werden kann. Gemeinsam mit einem Pfleger bringt Isaak Wontroba den Patienten selbst nach oben. Patienten, die auf die Intensivstation müssen, werden immer von dem Arzt dorthin begleitet, der sie in der Notaufnahme behandelt hat. Bis sie angekommen sind, ist alles vorbereitet.

Zwei Wochen wird Konrad Albert noch in der Klinik behandelt werden. Die Therapie wird anschlagen, die Lyse-Medikamente werden das Blutgerinnsel in seinem Gehirn zersetzen. Danach werden sie ihn zur Nachversorgung in ein anderes Krankenhaus verlegen. Dort wird er noch einmal zwei Wochen bleiben, ehe sie ihn kurz vor dem Jahreswechsel entlassen werden.

Danach wird er wieder zu Hause leben, in jener Wohnung an der Dorfstraße, im dritten Stock, gemeinsam mit seiner Frau und der jüngeren Tochter. Die ältere ist bereits aus dem Haus. Auf den ersten Blick wird sein Leben wieder so aussehen wie vor dem Schlaganfall. Und doch wird für ihn alles anders sein. Körperlich wird er sich an den meisten Tagen nicht schlechter fühlen als vorher. Die Knie werden manchmal schmerzen, nachdem er die Treppen zur Wohnung hinaufgestiegen ist. Und in seinem linken Schultergelenk wird es auch gelegentlich zwicken. Aber diese Beschwerden hatte er früher schon. Es wird vor allem die Angst sein, die sein Leben verändert. Eine Angst, die er zuvor nicht kannte. Und die er dann nicht mehr verdrängen kann, da er täglich an sie erinnert werden wird, durch das Antiepileptikum, das er einnehmen muss. Eine Angst, die durch die Krampfanfälle noch verstärkt wird, die er trotz des Medikaments erleiden wird. Allein drei werden es bis zum Mai 2007 sein. Und jeden Tag wird er daran denken, dass es ihn wieder treffen kann.

Doch zurück in die Gegenwart, in die Notaufnahme, an diesem Mittwoch im November 2006: Hier hat sich die Situation – mal wieder – innerhalb weniger Minuten verändert, zumindest im internistischen Bereich. Alle Zimmer sind belegt. Und in allen Zimmern liegen Patienten, denen es wirklich schlecht geht. Schwester Sonja ist ganz in ihrem Element. Sie gehört ja immer zu den Schnelleren, doch heute scheint sie noch einen Gang zuzulegen. Trotzdem verbreitet sie keineswegs Hektik. Sobald sie zu einem Patienten ins Zimmer kommt, ist sie ganz bei ihm, geht auf ihn ein, spricht freundlich mit ihm, lächelt. Selbst wenn alles schnell gehen muss, wirkt sie nicht oberflächlich. Sie scheint dafür eine besondere Begabung zu haben.

An ihrer Seite arbeitet Pfleger Hendrik, genauso konzentriert, auch nicht langsamer, aber stiller. Er ist überhaupt der Ruhigste unter den Pflegekräften, wirkt verschlossen, in sich gekehrt. Er spricht wenig, lacht selten, niemals laut. Dabei hat er einen trockenen Humor, wie man ihn lange suchen muss. Doch selbst wenn er die anderen hin und wieder damit zum Lachen bringt – über sein Gesicht huscht allenfalls ein Grinsen. Und das verschwindet schnell wieder.

Gerade schreiben die beiden ein EKG des Patienten in Zimmer 3. Gustav Hengstmann behauptet, er sei in seinem fast achtzigjährigen Leben noch nie bei einem Arzt gewesen. Deswegen habe er auch keinen Hausarzt, den man zu einer möglichen Krankenvorgeschichte konsultieren könne. In der Klinik existiert tatsächlich keine Krankenakte von ihm, aber das bedeutet nichts. Er könnte ebenso gut von anderen Ärzten, in anderen Krankenhäusern behandelt worden sein. Vielleicht sagt er auch die Wahrheit, so unwahrscheinlich sie erscheinen mag. Vielleicht hatte er all die Jahre einfach Glück. Es gibt auch keine Angehörigen, die man fragen könnte. Hengstmann sagt, er sei Junggeselle. Seine Eltern seien längst tot, und Kinder von ihm gebe es keine. In Kiel soll er eine entfernte Verwandte haben, zu der er jedoch seit Jahren – oder Jahrzehnten? – keinen Kontakt mehr pflege. Von seinen Nachbarn wird sich später auch niemand erinnern, dass er jemals mit einer Frau oder einem Mann zusammengelebt hätte.

Momentan klagt Herr Hengstmann über Atemnot. Und das ist nicht sein einziges Problem. Am Morgen hatte er beim Husten Blut gespuckt. Und nachdem er vorhin hier im Zimmer, auf dem Toilettenstuhl, seine Notdurft verrichtete, wurde auch noch Blut in seinem Stuhl entdeckt, dunkles Blut, das fast schwarz aussah. Was dafür spricht, dass die Blutung, von der es stammte, vermutlich nicht frisch war, es sich also um älteres Blut handeln musste. Nach der Erstversorgung wird er zur Überwachung an einen Monitor angeschlossen. Damit ist er heute bereits der dritte Patient.

Die Daten aller drei werden zu einem der Computer übertragen, die im hinteren Aufenthaltsbereich stehen, neben dem Notarzttelefon. Dessen Bildschirm ist in vier gleich große Felder unterteilt. Auf den oberen beiden und dem unteren links sind jeweils die Kurven und Werte von einem der Patienten zu sehen. Das Feld rechts unten ist unbenutzt, es flimmert grau. Sobald bei einem der monitorüberwachten Patienten die Messwerte der lebenswichtigen Vitalfunktionen über- beziehungsweise unterschritten werden, ertönt ein Alarmsignal. Die Lautstärke des Dauerpfeiftons ist so eingestellt, dass er in der gesamten Notaufnahme zu hören ist. Und sein Klang ist so schrill, dass man ihn nicht lange ertragen kann. So ist es auch beabsichtigt. An diesem Tag wird sich dieser unangenehme Ton noch häufiger in meine Ohren fräsen.

Sonja und Hendrik ziehen weiter. Als Nächste ist Gabriele Blechschmidt an der Reihe. Sie liegt schräg gegenüber in Zimmer 1. Noch nie habe ich einen dünneren Menschen gesehen. Viel mehr als Haut und Knochen ist an ihr nicht dran. Sie ist derart abgemagert, dass sich ihre Beine und der Oberkörper unter der Decke kaum abzeichnen, und liegt da, als sei sie zusammengeschrumpft. Sie ist sechzig Jahre alt, im Gesicht sieht sie sogar entschieden älter aus. Dabei hat sie die Größe eines jungen Mädchens. Ich schätze sie auf einen Meter fünfzig. Sie kann keine vierzig Kilogramm mehr wiegen. Sonja und Hendrik entkleiden Frau Blechschmidt. Ich kann kaum hinsehen. Der Anblick ihres Körpers erinnert mich an die Fotos von Magersüchtigen, nur dass die im Vergleich zu ihr noch relativ gut genährt aussahen. Sie dagegen wirkt wie ein Skelett, das mit Haut bespannt wurde, die jegliche Elastizität verloren hat. Ich sehe keine Körperstelle, an der sie keine Falten wirft. Kaum zu glauben, dass sich in dieser Hülle auch noch Organe befinden sollen, die die Frau am Leben halten.

Ich hätte vermutet, dass Gabriele Blechschmidt in einem Pflegeheim lebt. Sie sagt selbst, dass sie nicht mehr laufen könne. Ein paar Schritte würde sie noch schaffen, aber nur, wenn sie sich irgendwo festhalten und abstützen könne. Sonst sei sie auf einen Rollstuhl angewiesen. Auch bei anderen alltäglichen Verrichtungen benötige sie Hilfe, bei der Körperpflege, beim An- und Auskleiden. Trotzdem wohnt sie noch zu Hause, mit ihrem Mann zusammen, der sie versorgt und pflegt.

Allerdings scheint er dieser Aufgabe nicht immer gewachsen zu sein. Heute Morgen ist seine Frau gleich zweimal umgefallen. Nach dem ersten Sturz war sie kurzzeitig bewusstlos. Deshalb hatte er einen Notarzt gerufen. Der wollte sie in ein Krankenhaus bringen lassen, aber sie weigerte sich. Im Krankenhaus könne sie nicht rauchen, soll sie gesagt haben. Was ja so prinzipiell nicht stimmt, da es Raucherecken gibt. Doch wie soll sie als bettlägerige Patientin dorthin kommen? Dabei ist Rauchen ihre Sucht. Sie raucht seit über vierzig Jahren. Das erklärt einiges, nicht nur ihren körperlichen Verfall. Allein die Vorstellung, ein paar Stunden ohne Nikotin auskommen zu müssen, wird sie nervös gemacht haben.

Nach dem zweiten Sturz wird sie das nicht etwa anders gesehen haben. Doch der Notarzt, der diesmal kam, und ihr Mann überredeten sie, sich wenigstens in einer Klinik untersuchen zu lassen. Womöglich hatte sie sich in der Zwischenzeit auch etwas Mut angetrunken. Man riecht, dass sie nicht nüchtern ist. Für diese Uhrzeit, es ist gleich zwölf, nicht unbedingt normal. Allerdings bestreitet sie, ein Alkoholproblem zu haben. Sie doch nicht! Das Thema Alkohol scheint ein wunder Punkt bei ihr zu sein. Sie überreagiert völlig, tut so, als sei sie im höchsten Maße empört, dass ihr jemand so etwas unterstellen will. Dabei liegt sie auf der Trage, gestikuliert wild mit den Armen, völlig unkoordiniert, als wollten sie ihr nicht gehorchen. Jetzt erst sehe ich, dass die Arme, die vorher unter der Decke gelegen hatten, mit Hämatomen nur so übersät sind. Einige sind blutverkrustet, andere in den unterschiedlichsten Schattierungen verfärbt – blau, lila, rot und gelblich grün.

Ich verlasse das Zimmer, um nachzuschauen, wie es mit Bernd Wengler weitergegangen ist. Draußen sehe ich, dass neue Patienten gekommen sind. Auf dem Gang, der von den internistischen zu den chirurgischen Behandlungsräumen führt, spricht mich ein Mann an. Er liegt auf einer Trage, die dort abgestellt ist. »Sprechen« ist nicht der richtige Ausdruck, »brabbeln« trifft es eher. Die meisten Wörter, die er von sich gibt, verstehe ich nicht. Verglichen mit ihm ist Gabriele Blechschmidt nicht einmal angesäuselt. Falls ich sein Kauderwelsch richtig deute, verlangt er nach etwas Trinkbarem. Doch, er fragt allen Ernstes nach Schnaps! Oder wenigstens Bier. Damit, meint er, gebe er sich auch zufrieden.

Wäre ich ihm auf der Straße begegnet, ich hätte darauf gar nicht reagiert. Wahrscheinlich hätte ich die Nase gerümpft, einen weiten Bogen um ihn gemacht und weggesehen, um mir den Anblick seines Elends zu ersparen. Hier ist es anders. Keine Sekunde denke ich daran, ihm aus dem Weg zu gehen. Hier ist er nicht der Betrunkene, von dem man sich belästigt fühlt. Hier ist er ein Patient, ein Mensch, auch wenn das etwas gefühlsduselig klingt. Auf einmal ist es selbstverständlich, dass ich bei ihm stehen bleibe, mit ihm rede, obwohl ein unangenehm beißender Geruch von ihm aufsteigt, den ich den ganzen Tag in der Nase behalten werde.

Genauso selbstverständlich ist es für mich, ihm den Unterschied zwischen einer Kneipe und einem Krankenhaus zu erläutern, ihm klarzumachen, dass er sich hier eben nicht in einer Gastwirtschaft befindet. Immerhin schwenkt er nach meinem kurzen Vortrag mit seinem Getränkewunsch auf Wasser um. Seinetwegen könne es auch stilles sein, Hauptsache etwas Flüssiges. Wahrscheinlich spricht nichts dagegen, ihm Wasser zu geben. Aber ich habe gelernt, dass es Gründe geben könnte, damit noch zu warten. Ich weiß ja nicht einmal, weswegen er hier ist. Untersucht worden ist er jedoch noch nicht. Also erkläre ich ihm auch das noch und verspreche, eine Ärztin zu fragen. Erst danach gehe ich weiter.

Im hinteren Aufenthaltsbereich sitzt der Chirurg, der Bernd Wengler untersucht hat, mit dem Handchirurgen vor einem Flachbildschirm. Sie sehen sich die verschiedenen Röntgenaufnahmen an, die von dem gebrochenen Handgelenk des Zimmermanns angefertigt wurden. Neben ihnen steht der Computer, der mit den Überwachungsmonitoren im internistischen Bereich verbunden ist. Die beiden Ärzte besprechen, wie sie am besten vorgehen sollen. Der Handchirurg ist in diesem Fall der Spezialist. Er entscheidet und will die Operation gleich angehen. Pfleger Rüdiger soll ihm assistieren.

Wengler liegt nach wie vor in Zimmer 8. Die Schmerzen in seiner Hand scheinen stärker geworden zu sein. Immer wieder verzieht er das Gesicht zu einer Grimasse. Und obwohl es im Zimmer nicht besonders warm und sein Oberkörper nur mit einem Krankenhaushemd bedeckt ist, schwitzt er, als hätte er zwei Stunden hartes Krafttraining hinter sich. Sein Gesicht ist schweißgebadet, die Haare sind feucht.

Der Handchirurg spritzt ihm ein Betäubungsmittel unter die rechte Achsel. Er setzt mehrmals an, denn er muss verschiedene Nervenbahnen einzeln »stilllegen«. Auf diese Weise gelingt es ihm, die Hand und einen Teil des Armes zu betäuben, während der Patient bei Bewusstsein bleibt. Nur wenige Minuten später spürt Wengler schon die Wirkung der Spritzen. Endlich lassen die Schmerzen nach, verschwinden ganz. Jetzt kann er in den OP gebracht werden.

Etwa um diese Zeit huscht Sven Schumann, ein vierzigjähriger Patient, wie ein Gespenst über die Krankenhausflure. Sein Körper ist abgemagert, die Haut leichenblass, das Gesicht eingefallen. Er ist mit einem hellgrünen Klinikhemd bekleidet. Darunter trägt er nichts, keine Hosen, nicht einmal Unterhosen. Anstelle von Schuhen hat er sich blaue Plastiktüten, die eigentlich für Müll gedacht sind, um die Füße gewickelt. Er kommt von der Intensivstation Int 3, die am Wochenende wegen der gefährlichen MRSA-Keime für einige Stunden gesperrt werden musste. Die Ärzte haben ihm strenge Bettruhe verordnet, doch er schert sich nicht darum. Und obwohl er selbst für ein Krankenhaus, sagen wir, ungewöhnlich und für das Novemberwetter erst recht alles andere als passend gekleidet ist, hält ihn niemand auf.

Er schleicht von der Intensivstation im ersten Stock über einen Treppenflur hinunter ins Erdgeschoss. Dort sucht er so lange, bis er eine Tür findet, durch die er ins Freie gelangt. Er läuft über das Klinikgelände, durch den Torbogen am Haupteingang. An der Tangstedter Landstraße, die davor vorbeiführt, stoppt ihn der Verkehr. Einige Autos muss er vorbeilassen, ehe er die Straße überqueren kann. Die Passanten, denen er begegnet, sehen ihn verwundert an. Einige drehen sich nach ihm um, doch keiner unternimmt etwas. Auf der anderen Straßenseite kommt er an einem Speiselokal vorbei, bei dem die Mitarbeiter der Notaufnahme in der Spätschicht manchmal Essen bestellen. Um diese Uhrzeit ist der Gastraum fast menschenleer. Von hier sind es noch ungefähr achtzig Meter, hundert Schritte – dann steht Sven Schumann vor der Wohnung, in der er mit seiner Freundin wohnte. Bis er fast gestorben wäre. Genau zwei Wochen, einen Tag und zwölf Stunden ist das jetzt her.

Sven Schumann ist drogenabhängig. Seine Freundin Christel, die acht Jahre älter ist, ebenfalls. In der Nacht, als er dem Tod von der Schippe sprang, hatten sie gemeinsam im Bett gesessen, ferngesehen und dabei Heroin gesnieft und Crack geraucht. Schumann leidet seit Jahren an einer chronischen Lungenentzündung, eine Folge seiner Sucht. Zum Arzt geht er deswegen schon lange nicht mehr. Vielleicht war er in besagter Nacht zu krank. Vielleicht hatte er eine zu hohe Dosis genommen. Vielleicht kam beides zusammen. Jedenfalls spürte er auf einmal ein Brennen in der Lunge. Kurz darauf wurde ihm schwarz vor Augen, sein Oberkörper kippte aufs Bett, als hätte ihn der Schlag getroffen. Seine Freundin stand nicht weniger unter Drogen. Ihr Körper verkraftete sie nur besser. Und so war sie auch so weit bei Verstand, um sofort einen Notarzt zu rufen.

Sven Schumann hatte einen Herzinfarkt mit heftigem Kammerflimmern. Fünfzig Minuten lang war er klinisch tot. So lange brauchten Notarzt und Rettungsassistenten, um ihn ins Leben zurückzuholen. Mit normaler Herzdruckmassage kamen sie nicht weiter. Sie mussten seinen Oberkörper, und damit sein Herz, immer wieder mit Elektroschocks bearbeiten. Schumanns Freundin saß die ganze Zeit daneben, wie versteinert, rührte sich nicht. Unablässig starrte sie auf ihren Freund und sah zu, als würde sie den Fortgang eines Films im Fernsehen verfolgen, nur dass sich die dramatischen Szenen in ihrer Gegenwart, direkt in ihrem Schlafzimmer abspielten.

Schumann hatte doppelt Glück: Wären seine Retter nicht innerhalb weniger Minuten bei ihm gewesen, hätte kaum eine Chance bestanden, ihn zu reanimieren. Bei einem ausgewachsenen Herzinfarkt, wie er ihn hatte, entscheiden die ersten sechs Minuten. Außerdem hat er es der guten Arbeit der Retter zu verdanken, dass sein Gehirn keine größeren Schädigungen davontrug. Wie gut sie ihren Job erledigten, sah man auch daran, dass sie fünfzig Minuten an ihm herumhantierten, um sein Herz wieder in Schwung zu bekommen, ohne ihm dabei eine einzige Rippe zu brechen.

Hilfreich war bestimmt auch, dass die Strecke vom Einsatzort zum Krankenhaus keine fünfhundert Meter betrug. In einer Minute waren sie da. Schumann kam in die Notaufnahme, dann gleich auf die Intensivstation, wo sie ihn für einige Tage in ein künstliches Koma versetzten. Um seinen Organismus nicht zusätzlich mit den Auswirkungen des Drogenentzugs zu belasten, gaben sie ihm die Ersatzdroge Methadon. Überraschend schnell erholte er sich.

Jetzt traut seine Freundin ihren Augen nicht! Erst gestern hatte sie ihn auf der Intensivstation besucht. Die Schwestern hatten darauf geachtet, dass sie sich einen grünen OP-Kittel überzog und den Mund mit einer Atemmaske bedeckte, damit sie vor den Staphylococcus-Bakterien geschützt war. Wie kann er jetzt vor ihrer Tür stehen? Noch dazu in diesem Aufzug! So haben sie ihn bestimmt nicht nach Hause geschickt. Statt sie zu begrüßen oder irgendetwas zu erklären, sagt er: »Ich muss arbeiten.« Sie erwidert: »So ein Quatsch! Du musst sofort zurück ins Krankenhaus!« Seine erwachsene Tochter, die gerade zu Besuch ist, läuft hinunter ins Erdgeschoss und holt eine Ärztin, die dort ihre Praxis hat. Die ist derselben Meinung: In seinem Zustand gehört Schumann dringend in eine Klinik. Auf der Stelle ruft sie einen Rettungswagen. Eine Viertelstunde später ist der Spuk vorbei.

Nun liegt Schumann im Isolierzimmer der Notaufnahme. Kathrin Franz, die Internistin, ist bei ihm. Über der weißen Arztkleidung trägt sie einen grünen OP-Kittel. Außerdem hat sie einen Mundschutz umgebunden, um sich vor den MRSA-Keimen zu schützen. Sven Schumann gefährdet mit seiner Unvernunft nicht nur sich selbst. Er bringt auch die Gesundheit anderer in Gefahr. Außerdem beschert er dem ZNA-Personal unnötig Arbeit. Da er die Intensivstation und das Krankenhaus eigenmächtig verlassen hat, müssen ihn Ärzte und Pflegepersonal wie einen Neuzugang behandeln, bevor er dahin zurückgeschickt werden kann, von wo er ausgerissen ist. Das kostet Geld, vor allem aber kostet es Zeit.

Als wäre nicht auch so genug zu tun, gerade heute, wo ein komplizierter Fall nach dem anderen gebracht wird. Außerdem ist Mittwoch. Mittwochnachmittag kommt immer ein Kassenarzt. Der lockt zusätzlich Patienten an, da die Hausarztpraxen geschlossen sind. Man braucht nur einen Blick ins Wartezimmer zu werfen: Es ist schon jetzt fast voll. Dabei beginnt die Sprechstunde des KV-Arztes erst in einer knappen Stunde. Wie viele von ihnen werden diesmal an die Notaufnahme durchgereicht werden?

Hinten, im Behandlungsbereich, stehen immer noch Tragen mit Patienten auf dem Gang, weil alle Zimmer belegt sind. Auf einer liegt Helmut Fendel, ein alter Bekannter. Er ist fast jede zweite Woche hier. Ich habe ihn bestimmt schon vier- oder fünfmal gesehen. Im Gegensatz zu vielen anderen Stammpatienten ist es bei ihm allerdings nicht so, dass sich irgendjemand vom Personal freuen würde, ihn wiederzusehen.

Fendel ist fünfundachtzig. Er lebt in einem Pflegeheim. Von seinem rechten Bein existiert nur noch die obere Hälfte des Oberschenkels. Der größte Teil des Beins wurde ihm vor einigen Jahren abgenommen. Er ist zuckerkrank. Seit der Amputation sitzt er im Rollstuhl. Die Operationsnarbe entzündet sich häufig. Deswegen ist er auch heute hier.

Vielleicht war er früher mal ein angenehmer Zeitgenosse. Jetzt ist er das nicht mehr. Es fällt schwer, ihm irgendetwas recht zu machen. Mitunter führt er sich auf wie ein kleiner Diktator. Ginge es nach ihm, müssten die Schwestern und Pfleger nur unterwegs sein, um ihm seine Wünsche zu erfüllen. Dabei kommt es nie vor, dass er um etwas bittet. Möchte er etwas haben, verlangt er im Befehlston danach: »Bringen Sie mir Wasser!« ... »Besorgen Sie mir eine Zeitung. Ich will lesen!« ... »Ich muss zur Toilette!« Als ich an ihm vorbeigehe, beschwert er sich: »Es zieht! Ich friere! Wie lange soll ich denn hier noch rumliegen?«

Er sagt das nicht zu mir. Er sieht mich nicht einmal an dabei, starrt zur Decke, wie er das die ganze Zeit schon getan hat. Obwohl er mich meinen muss, da kein anderer in der Nähe ist. Er flucht einfach in den Raum hinein. Ich hole ihm trotzdem eine Decke und sage ihm, dass ich ihn in ein Behandlungszimmer bringe, sobald eines frei wird. Und dass sich dann auch ein Arzt um ihn kümmern werde.

Später, in Zimmer 10, werde ich Zeuge, wie er mit seiner Tochter umspringt. Sie ist Anfang fünfzig, eine ruhige Person, die gutmütig wirkt. Eine ganze Weile sitzt sie bei ihm, ohne dass sie sich richtig unterhalten. Sie erzählt von ihren Kindern, seinen Enkelkindern, sagt, dass alle an ihn denken würden. Er sagt gar nichts. Erst als sie sich verabschieden will, legt er los: Wie sie ihn hier allein liegen lassen könne! Nie nehme sie sich Zeit für ihn! Dabei habe er alles für sie getan! Sogar geklaut habe er nach dem Krieg, um sie ernähren zu können! Aber sie sei undankbar und würde nur darauf warten, dass er krepiere! Er hört auch nicht auf, als ihr die Tränen kommen und sie das Zimmer verlässt. »Hau doch endlich ab, du blöde Kuh!«, ruft er ihr nach. Draußen auf dem Gang sagt sie mir, dass ihr Vater ungerecht sei. Die ganze Zeit habe sie bei ihm gesessen. Erst vormittags im Heim, jetzt hier. Nur über Mittag sei sie kurz nach Hause gefahren, um für ihren Mann Essen zu kochen.

Im Behandlungszimmer 3 treffe ich den Patienten wieder, der vorhin auf dem Gang nach Schnaps und Bier verlangt hat. Er hängt an einer Natriumchlorid-Infusionslösung. Inzwischen hat das Labor auch seinen Blutalkoholgehalt ermittelt: 4,2 Promille! Dass er sich bei diesem Wert überhaupt artikulieren kann, spricht für eine längere Trinkerkarriere.

Er bestreitet das nicht, bestätigt meine Vermutung: »Seit September 1990. Da ist alles aus dem Ruder gelaufen.« Er sagt nicht ausdrücklich, dass seine damalige Lebensgefährtin die Schuld daran trägt, dass er heute Alkoholiker ist. Aber er erzählt eine Geschichte, in der er sich die Opferrolle gibt. Diese Frau, sagt er, habe ihn damals zwei Jahre lang mit seinem besten Kollegen betrogen. Und als er dahintergekommen sei, habe sie ihn aus der Wohnung geworfen. Danach seien sie wieder zusammengewesen und hätten sich erneut getrennt. Eine Zeit lang sei es ständig hin- und hergegangen. Das habe ihn fertiggemacht, deshalb die Sauferei. Anfangs habe er seine seelischen Schmerzen betäuben wollen. Irgendwann habe er dann nicht mehr aufhören können.

Das gelang ihm auch nicht, als er eine neue Frau kennenlernte, mit der er inzwischen verheiratet ist und eine siebenjährige Tochter hat. Die beiden seien sein Ein und Alles. Für sie habe er immer wieder versucht, vom Alkohol loszukommen. Er könne die Entgiftungskuren gar nicht mehr zählen, so oft sei er in Ochsenzoll gewesen. Sein letzter Aufenthalt liege ein Dreivierteljahr zurück. »Bis zum Mai hab ich durchgehalten«, berichtet er. »Dann noch mal fast zwei Monate. Da hab ich in einer Tagesklinik eine Therapie gemacht.« Vier Tage nach Therapieende, er hatte gerade seine Tochter mit dem Auto zur Schule gebracht, sei er an einer Tankstelle vorbeigekommen, habe angehalten und – eine Dose Bier gekauft.

Letzte Nacht war es eine Flasche Wodka, von der er nicht die Hände lassen konnte. Sie ist ihm nicht bekommen. Heute Morgen – gut, es sei fast Mittag gewesen, sagt er – war er aufgewacht, hatte gekrampft und, als der Anfall vorüber war, in einem fort gefragt: »Richterin Salesch, warum verurteilen Sie mich?« Er begriff selbst nicht, warum er das sagte, wie er ausgerechnet auf diese Frau kam. Ständig sah er sie vor sich, in ihrer schwarzen Robe, hinter dem Richtertisch, so wie er sie aus dem Fernsehen kennt. Und aus irgendeinem Grund konnte er nicht aufhören, immer wieder denselben Text zu faseln. Bis seine Frau vom Einkaufen zurückkam, ihn in diesem verwirrten Zustand vorfand und auf der Stelle den Notarzt rief.

Es war derselbe Notarzt, der in diesem Moment zum nächsten Einsatzort gerufen wird. Der liegt nur zweieinhalb Kilometer vom Krankenhaus entfernt, an einer ruhigen Seitenstraße, noch im Stadtteil Langenhorn. Dort wohnt Gisela Werner, eine adrette Frau von einundsechzig Jahren, in einem der Reihenhäuser. Das Haus gehört ihr. Sie hat es vor fast dreißig Jahren zusammen mit ihrem Ehemann gekauft. Es war ihr kleines gemeinsames Paradies. Jeden Pfennig, den sie übrig hatten, haben sie in seine Verschönerung investiert. In dem Haus ist auch ihr Sohn aufgewachsen. Doch jetzt lebt Gisela Werner ganz allein darin. Der Sohn ist längst erwachsen, hat seine eigene Familie, mit der er in eine andere Stadt gezogen ist. Ihr Mann ist vor zehn Jahren bei einem Autounfall ums Leben gekommen, auf der Bundesstraße 207, kurz vor Mölln. Damals war er siebenundvierzig.

Gisela Werner ist eine empfindsame Frau. Wenn ihr etwas nahegeht, und ihr geht vieles nahe, reagiert ihr Körper. Seit Jahren hat sie Probleme mit dem Blutdruck. Bisher war es nicht weiter dramatisch gewesen. Sie spürte halt, dass er anstieg, sobald sie in eine emotionale Stresssituation geriet. Aber das hatte sich immer wieder rasch gegeben. Der Hausarzt wollte ihr schon Tabletten verschreiben, doch Gisela Werner dachte, die brauche sie nicht. »Schließlich lebe ich gesund«, erklärte sie mir. »Ich rauche nicht, trinke nicht und treibe mehrmals in der Woche Sport.« In letzter Zeit jedoch waren ihre Werte einige Male so hochgeschossen, bis auf 200/110, dass ihr dabei ganz mulmig geworden war. Vergangene Woche hatte sie ihren Arzt dann doch gebeten, ihr Medikamente dagegen zu geben.

Gestern hatte sich der Sterbetag ihres Mannes gejährt. Dieses Datum ist jedes Jahr schwer zu ertragen für sie. Sie muss dann immer daran denken, dass er noch leben könnte, wenn der junge Mann in dem anderen Auto bloß mit vernünftiger Geschwindigkeit gefahren wäre! Dann wäre dieser Kerl nicht ins Schleudern und auf die Gegenfahrbahn geraten. Es hätte keinen Zusammenstoß gegeben – ihre Welt wäre noch in Ordnung. Sie wäre nicht allein gewesen, und sie hätte sich dann auch niemals auf diesen anderen Mann eingelassen, der ihr sowieso nicht guttut, wie ihr inzwischen bewusst geworden ist. Deshalb wird sie sich jetzt auch von ihm trennen… All diese Gedanken spukten ihr im Kopf herum. Es kam alles wieder hoch. Kein Wunder, dass ihr Blutdruck am Abend einen kritischen Punkt erreichte.

Heute Morgen fühlte sie sich immer noch schlecht. Der Blutdruck war über Nacht etwas gesunken, hatte aber nicht wieder die Normalwerte erreicht. Allmählich bekam sie es mit der Angst zu tun. Sie ging zu ihrem Hausarzt, der ihr andere Medikamente gab. Kaum war sie wieder zu Hause, rief ihre Schwiegermutter an, klagte, wie sehr auch sie unter dem Verlust des Sohnes leide. Danach wurde es noch schlimmer. Gisela Werners Hypertonus, wie Bluthochdruck in der medizinischen Fachsprache heißt, entgleiste völlig. Die Werte stiegen auf 220/120. So hoch waren sie noch nie gewesen. Sie geriet in Panik. Diese Enge in ihrem Körper! Als würde sie erdrückt. Und alles um sie herum, ihre vertraute Wohnung, der kleine Garten hinterm Haus, die Straße davor, sah auf einmal fremd aus, entrückt, unwirklich. Sie fühlte sich, als stünde sie hinter einer dicken Glasscheibe, die sie alles sehen ließ, gleichzeitig aber von allem abschnitt. Jetzt, dachte sie, war es so weit: Jetzt würde sie sterben.

Erst in der Notaufnahme geht es ihr wieder besser. »Alle bemühen sich«, sagt sie, mehr zu sich selbst, »jetzt kann mir bestimmt nichts mehr passieren.« Nach dem, was sie dem Notarzt erzählt hat, könnten ihre Symptome auch für einen Herzinfarkt sprechen. Deswegen wird neben den anderen Routinehandgriffen gleich ein EKG geschrieben. Doch die Kurven zeigen keine pathologischen Auffälligkeiten. Das Herz funktioniert etwas schwach, ist aber in Ordnung. Einen Infarkt hatte sie nicht. Auch etwas anderes wird nicht gefunden. Anscheinend hat doch »nur« ihr Blutdruck verrückt gespielt, weil sie noch nicht ausreichend auf die Medikamente eingestellt war.

Bernd Wengler hat inzwischen die Operation überstanden. Er liegt jetzt auf einer Trage auf dem Gang. In dem Zimmer, in dem er vorhin behandelt wurde, wird ein anderer Patient versorgt. Der Bauarbeiter ist noch benommen vom Narkosemittel, lächelt aber zum ersten Mal, froh darüber, dass die Schmerzen weg sind. Zumindest die in der Hand. Die im Rücken sind nicht so schlimm, wenn er ruhig liegt. Seine rechte Hand und der halbe Unterarm sind eingegipst. Bei den gebrochenen Lendenwirbeln wird er etwas länger Geduld haben müssen. Das Gute ist, dass der Bruch stabil ist, sein Rückenmark nicht verletzt wurde. Dadurch kann man versuchen, die Brüche konservativ, also ohne Operation und Metallschiene, ausheilen zu lassen. Das bedeutet: sechs bis acht Wochen Bettruhe und Stützkorsett. Bis er wieder vollständig hergestellt und arbeitsfähig sein wird, werden danach allerdings noch mindestens sechs Monate vergehen.

In Zimmer 11 wird es mir etwas unheimlich. Auf der Trage liegt Herbert Radiske. Er liegt auf dem Rücken. Die Augen hat er geschlossen, obwohl er nicht schläft. Vielleicht blendet ihn das Deckenlicht. Es ist aber auch möglich, dass er einfach nichts und niemanden sehen möchte. Radiske ist einundsechzig, nicht schlank, aber auch nicht dick, leicht übergewichtig. Er trägt ein kariertes Hemd, das über dem Bauch etwas spannt, und eine schwarze Stoffhose mit Bügelfalte. Die Kleidung sieht gepflegt aus. Er selbst auch. Sein graues Haar ist kurz und akkurat geschnitten, wie der Kinn- und Oberlippenbart, der seinen Mund umrandet. Nur die Wunden passen nicht ins Bild: Er hat eine Platzwunde am Kopf, sie ist mit einer Mullkompresse abgedeckt, und über dem linken Auge eine Schürfwunde, die stark geschwollen ist. Um den Hals trägt er ein *Stifneck*. Das ist eine Kunststoffmanschette, ähnlich einer Halskrause, nur stabiler, die die Stützfunktion der Halswirbelsäule ersetzt und verhindert, dass er seinen Kopf bewegen kann. Die Manschette hat ihm ein Notarzt angelegt, zu Hause im Wohnzimmer. Den hatte seine Frau gerufen.

Unheimlich ist mir die Situation deshalb, weil Herbert Radiske vor etwas mehr als drei Stunden sterben wollte und jetzt immer noch so wirkt, als sei das sein sehnlichster Wunsch. Andere Patienten, die ich hier erlebte habe, sprachen davon, sich umbringen zu wollen. Manche sagten auch, wie sie es anstellen wollten: Bahn, Baum, Beruhigungsmittel – diese drei Varianten wurden am häufigsten genannt. Doch fast alle sagten es so oft, dass ich dachte, sie meinten das nicht ernst, ihnen fehlte nur Aufmerksamkeit.

Einmal war ein Mann hier, der offensichtlich psychische Probleme hatte, aber körperliche Beschwerden vorschob, um sie sich nicht eingestehen zu müssen. Alle paar Minuten traten die Schmerzen, die er angeblich spürte, in einem anderen Körperteil auf. Erst war es ein Kribbeln in den Beinen, dann ein Ziehen in den Armen, ein Stechen im Herz, seltsames Blubbern in der Lunge, bis er meinte, die Schmerzen steckten im Kopf und seien dort so stark, dass er das Gefühl habe, sein Kopf werde zerspringen. Er ließ kein Organ aus. Es wurden auch alle untersucht. Entdeckt wurde nichts. Als ihm der Internist dann nahelegte, sich vielleicht doch in der Psychiatrie zu melden, drohte er, sich umzubringen, falls man ihm hier nicht helfe, nicht von seinen vielen Schmerzen befreie. Es war schon spät am Abend. Irgendwann sagte er nur noch: »Ich bringe mich um! ... Ich bringe mich um!« Was sollte der Arzt tun? Er rief in Ochsenzoll an und bat einen Psychiater, sich den Patienten anzusehen. Bis der kam, wurde der Mann bewacht, obwohl keiner glaubte, er würde sich wirklich etwas antun.

So ähnlich verhielt es sich mit den anderen: Je lauter und häufiger sie große Töne spuckten, sie wollten ihrem Leben ein Ende setzen, desto weniger glaubhaft wirkten sie. Ernst genommen werden mussten sie natürlich trotzdem, man konnte nie wissen. Vielleicht täuschte der Eindruck bei dem einen oder anderen ja. Doch für mich wurde die Bedrohung dadurch nicht greifbar. Sie blieb irgendwie unwirklich. Bei keinem hatte ich das Gefühl, er würde es tatsächlich tun, so konsequent, dass es Erfolg hätte.

Heute, bei Herbert Radiske, ist es anders. Er befand sich schon auf dem Weg ins Jenseits. Er hatte sich zu Hause eine Schlinge geknotet. Er hatte den Strick im Wohnzimmer an der Decke befestigt. Er war auf einen Stuhl gestiegen. Er hatte sich die Schlinge um den Hals gelegt. Er hatte sich fallen lassen. Und die Schlinge hatte sich zugezogen. Es war eine Frage von Sekunden gewesen: Wäre seine Frau nicht genau in diesem Moment zur Haustür hereingekommen, hätte sie nicht blitzschnell geschaltet, sich in der Küche ein Messer geschnappt und das Seil, an dem ihr Mann hing, durchgeschnitten – er wäre jetzt höchstwahrscheinlich nicht hier, sondern im Leichenschauhaus.

Bei Herbert Radiske ist es auch anders, weil er einfach nur daliegt, völlig abwesend, kein Wort sagt, wenn er nicht eine Frage gestellt bekommt. Die Internistin Kathrin Franz ist gerade zu ihm gegangen. Die Chirurgen sind fertig mit ihm. Sie haben seinen Kopf und den Bereich der Halswirbelsäule vom Computertomografen durchleuchten lassen, um zu sehen, ob die Halswirbelsäule und die Schädelknochen verletzt sind. Wahrscheinlich hätte konventionelles Röntgen ausgereicht. Mit der Manschette um den Hals ist eine Computertomografie jedoch sicherer. Die Bilder sind aussagekräftiger, man übersieht nichts. Allerdings war auch so nichts zu sehen, da nichts gebrochen ist. Abgesehen vom Zungenbein, aber das ist keine Sache für die Chirurgen. Darum wird sich nachher ein HNO-Arzt kümmern.

Wenn Kathrin Franz fertig ist. Sie hat inzwischen das Ergebnis der Blutuntersuchung aus dem Labor bekommen: fast drei Promille. Damit dürfte er mehr getrunken haben als die halbe Flasche Wein, die er vorhin angab. Möglich, dass er sich versprochen hat oder falsch verstanden wurde. Auch jetzt redet er so leise, dass man ihn kaum versteht. Die Ärztin muss ihr Ohr dicht an seinen Kopf halten. Aber er will auch gar nicht sprechen, nicht über seinen Suizidversuch. »Es ist noch zu frisch«, sagt er, öffnet die Augen, schließt sie sofort wieder. Was die Internistin nachdenklich stimmt: »Er wirkt überhaupt nicht distanziert, sagt nichts dazu, als wäre er noch mitten dabei.« Das sei beängstigend. So, wie er drauf sei, müsse man befürchten, dass er aufsteht und verschwindet, um sein Werk fortzusetzen. Es sei besser, ihn nicht allein zu lassen. Sie rät der Chirurgin Deborah Döscher, die wieder im Dienst ist, möglichst schnell eine Verlegung in die Psychiatrie nach Ochsenzoll zu organisieren. Dort sei er besser aufgehoben.

Gegen zwanzig Uhr kehrt Ruhe ein. Auch wieder schlagartig, als hätte jemand der Feuerwehrleitstelle mitgeteilt, die Notaufnahme der Klinik sei ab sofort für Neuzugänge gesperrt. Selbst beim KV-Arzt ist plötzlich Ebbe. Die wenigen Patienten, die bis Mitternacht eintrudeln, kommen fast alle selbstständig, mit eher harmlosen Beschwerden: eine Schnittverletzung an der Hand, ein umgeknickter Fuß, anhaltendes Nasenbluten, Übelkeit, Kopfschmerzen. Zu den wenigen Ausnahmen, die von einem Rettungswagen gebracht werden, gehört eine zweiundzwanzigjährige Frau, die an einer Borderline-Störung leidet und deswegen in Ochsenzoll eine Therapie macht. Gestern war nahezu um die gleiche Zeit eine ihrer Mitbewohnerinnen hier gewesen. Und wie die hat sich auch diese Patientin die Haut aufgeritzt. »Multiple oberflächliche Schnittwunden« heißt es im Einsatzprotokoll der Rettungsassistenten.

Die Innenfläche ihres linken Unterarms »zieren« mehrere Schnitte, die quer zu den Blutgefäßen verlaufen. Einer ist etwas tiefer geraten, wobei eine Arterie verletzt wurde, allerdings nur minimal. Auch diese Patientin scheint reichlich Erfahrung mit Selbstverletzungen zu haben. Der rechte Unterarm ist völlig vernarbt. Jede einzelne Narbe wölbt sich einmal um ihren Arm herum, dass man denken könnte, ein Dutzend dünner Armreifen sei unter ihrer Haut eingewachsen. Schwester Kerstin entfernt ihr den Druckverband, den sie ihr in Ochsenzoll angelegt hatten, von dem frisch verletzten Arm. Aus einer der Wunden quillt hellrotes Blut. An den anderen ist das Blut bereits eingetrocknet. Die Sache ist nicht weiter dramatisch. Die Wunden werden desinfiziert und neu verbunden. Es muss auch kein Druckverband mehr sein. Danach wird ein Krankentransport bestellt, der die Zweiundzwanzigjährige in die Psychiatrie, auf die Borderline-Station, zurückbringen soll.

Da die junge Frau warten muss und sonst nichts los ist, haben wir Zeit, miteinander zu sprechen. Ich bleibe oberflächlich, erzähle von mir und dem Buch, da ich überhaupt nichts über sie weiß und auch keinerlei Erfahrung habe, wie man am besten mit Borderline-Patienten umgeht. Ich warte darauf, dass sie von sich aus erzählt. Damit kann ich nichts falsch machen. Sie muss nicht mit mir reden. Aber sie scheint ganz froh, nicht allein warten zu müssen. Zwischendurch kommt Pfleger Martin, nimmt mich unter einem Vorwand zur Seite und meint, ich solle vorsichtig vorgehen, bei Patienten wie ihr wisse man nie, wie sie auf die Nähe eines Fremden reagierten und ob sie einem die Wahrheit erzählten. Ich hatte mich gestern, als die andere junge Frau mit Borderline-Störung hier gewesen war, schon gewundert, warum sie so auffällig distanziert behandelt wurde, von ihm, aber auch von dem Arzt, der ihre Wunde genäht hatte. Martins Warnung dürfte die Erklärung dafür sein.

Allerdings liegt der Fall heute Abend etwas anders. Die Patientin ist in Ochsenzoll nicht auf einer geschlossenen Station untergebracht. Tagsüber geht sie sogar ihrer normalen Arbeit nach. Erst danach kommt sie zur Therapie und übernachtet dann auch auf der Station. Sie lebt also nicht abgeschirmt von der Außenwelt, ist jederzeit der Gefahr unvorhergesehener Begegnungen ausgesetzt. Falls die überhaupt eine Gefahr für sie darstellen. Das vermag ich nicht zu beurteilen. Was mir jedoch auffällt: Sie kann sich überraschend gut ausdrücken, bringt jeden Satz zu Ende. Auch grammatikalisch unterlaufen ihr keine Fehler. Was sie sagt und wie sie es sagt, lässt darauf schließen, dass sie in der Schule nicht die Schlechteste war. Sie setzt sich mit ihrer Krankheit auseinander, benutzt Fremdwörter, die ich erst nachschlagen müsste, scheint ihre Stärken und Schwächen exakt benennen zu können. Sie spricht offen darüber, ohne dass ich frage. Sie macht auch kein Geheimnis aus dem, was man ihr ohnehin ansieht: Sie ritze sich häufiger die Haut auf, sagt sie, um die seelischen Spannungen loszuwerden, die sich in ihr immer wieder aufbauten. Manchmal wisse sie selbst nicht genau, warum. In letzter Zeit sei es besser geworden, aber ganz könne sie es nicht lassen. Das Ritzen sei eben das Einzige, das wirklich helfe, wenn der Druck wieder zu groß werde. Nur diesen Druck, von dem die Frau gestern Abend schon sprach, den kann auch sie nicht beschreiben, kann nicht erklären, wie er sich anfühlt, als wäre er ihr selbst ein Rätsel.

In diesem Moment fährt der Krankentransporter vor. Sie greift ihre Krankenakte, die sie aus Ochsenzoll mitgebracht hatte. So dick, wie die Mappe ist, dürfte sie mindestens hundertfünfzig Seiten beinhalten. Die junge Frau steht auf und geht zum Ausgang, ohne sich zu verabschieden. Sie dreht sich noch nicht einmal um, scheint mich bereits vergessen zu haben. Irgendwie passt ihr Verhalten nicht zu dem vertrauten Gespräch, das wir geführt haben. Doch vielleicht war diese kurze Vertrautheit nur eine Illusion. Für sie – und für mich.

Der sechste Tag

Für Rainer Grocholl ist dieser Donnerstagmorgen ein Morgen wie jeder andere in der Woche auch: Kurz nach sieben klingelt der Wecker. Er steht auf, weckt seinen Sohn, etwas später die Tochter. In der Küche bereitet er beiden Frühstück. Für sich selbst macht er noch nichts. Er will nachher in Ruhe essen und dabei Zeitung lesen. Sieben Uhr vierzig verlässt er mit dem vierzehnjährigen Ralph das Haus, um ihn zur Schule zu bringen. Sie nehmen den Wagen, der in der Einfahrt steht. Es ist nicht Grocholls Auto, er besitzt keins. Sein Schwager hat es ihm geliehen. Bis zur Schule brauchen sie zehn Minuten. Gegen acht ist der Vierundfünfzigjährige wieder zurück. Er parkt den Wagen, geht ins Haus. Seine Frau ist inzwischen ebenfalls aufgestanden. Sie sitzt im Wohnzimmer, schreibt eine Liste für die Einkäufe, die sie später erledigen will. In der Küche brüht er sich einen Kaffee. Er nimmt die Tasse, setzt sich damit an den Tisch, schlägt das *Hamburger Abendblatt* auf, seine tägliche Morgenlektüre, und beginnt zu lesen.

Das heißt: Er versucht es. Er macht es, wie er es immer gemacht hat, reiht Buchstabe an Buchstabe, damit sie ein Wort ergeben, und Wort an Wort, bis zum nächsten Satzzeichen. Nur, dass sich die Wörter in seinem Gehirn jetzt partout nicht einstellen wollen. Er sieht wohl die Buchstaben, wie sie in dem Text, der vor ihm liegt, nebeneinander gedruckt stehen. Er kann jeden davon auch einzeln lesen. Doch der Teil seines Gehirns, der daraus normalerweise Wörter entstehen lässt, funktioniert auf einmal nicht mehr. Er probiert es einige Minuten, stammelt aber nur laut vor sich hin. So sehr er sich anstrengt, es wird nicht besser, er kriegt kein Wort zustande. Langsam begreift er, dass er sich umsonst abmüht. Gleichzeitig will er das aber nicht wahrhaben. Wie kann das sein? Es ist ihm unerklärlich.

Seine Frau dagegen hat gleich einen Verdacht. Sie ist aber auch nicht so in Panik wie er. Ein Schlaganfall, denkt sie. Er könnte einen Schlaganfall haben. Gabriela Grocholl muss sofort an eine Begebenheit von 1994 denken. Damals hatte sie ihren Mann in einer ähnlichen Verfassung erlebt. Die Symptome waren zwar noch deutlicher gewesen. Er war auf der Toilette zusammengesackt, als hätte ihn jemand mit einem Schlag in den Nacken niedergestreckt. Danach konnte er keine richtigen Wörter mehr bilden, erst recht keine zusammenhängenden Sätze formulieren, die irgendeinen Sinn ergeben hätten. So weit ist es im Moment noch nicht. Damals hatte er aber auch nicht mehr lesen können – genau wie jetzt. Über ein Jahr hatte er anschließend gebraucht, um seine Sprach- und vor allem die Schreibfähigkeiten wiederzuerlangen, die er vor dem Anfall besessen hatte. Die Schwierigkeiten mit dem Rechnen und beim Umgang mit Zahlen sind bis heute geblieben. Beim Einkaufen passiert es ihm häufig, dass er der Kassiererin mehr Geld gibt, als sie verlangt, obwohl er es passend im Portemonnaie gehabt hätte. Und das nicht, weil er zu faul wäre, die richtige Summe zusammenzusuchen. In seinem Kopf purzeln die einzelnen Zahlen einfach durcheinander. Soll er für seinen Einkauf beispielsweise dreizehn Euro zwanzig zahlen, legt er vielleicht dreizehn Euro sechzig hin oder vierzehn Euro dreißig. Und er weiß dann selbst nicht, warum er ausgerechnet diese Summe gibt und nicht die richtige.

Mit diesem Wissen und den Erinnerungen im Hinterkopf denkt Gabriela Grocholl nur an eines: Ihr Mann gehört auf dem schnellsten Weg in ein Krankenhaus. Sie weiß, dass sich die nächste Feuerwache gleich um die Ecke befindet. Sie hört es jedes Mal, wenn die Rettungswagen oder die Feuerwehren mit eingeschaltetem Martinshorn losrasen. Sie bräuchte nur die 112 wählen, dann könnte in zwei Minuten ein Rettungswagen hier sein.

Doch ihr Mann will nicht ins Krankenhaus. Er will auch nicht, dass ein Arzt herkommt. Bloß keinen Arzt! In seinem Kopf wehrt sich alles gegen die Vorstellung, ihn könnte zum zweiten Mal ein Schlaganfall ereilt haben. »Das ist bestimmt nichts Schlimmes«, sagt er zu seiner Frau. »Ich lege mich einfach ein Weilchen ins Bett. Danach wird es wieder weg sein.« Tatsächlich geht er nach oben ins Schlafzimmer. Da seine Frau trotzdem einen Arzt rufen will, steht er wieder auf, um ihr das auszureden. Na ja, er gestikuliert mehr, als dass er spricht. Sie solle um Gottes willen das Telefon in Ruhe lassen. Ein trotziger Teenager könnte nicht widerspenstiger sein. Er läuft ihr durchs ganze Haus hinterher, damit sie auch nur ja niemanden anruft. Am Ende ist es die siebzehnjährige Tochter Gina, die, ohne dass es ihr Vater mitbekommt, den Notruf wählt.

Fast eine Stunde ist in der Zwischenzeit verstrichen. Exakt um acht Uhr zweiundfünfzig klingelt in der Notaufnahme das Notarzttelefon. Die Rettungsleitstelle kündigt einen Schlaganfallpatienten an, der im Stadtteil Sasel wohnt. Während noch geklärt wird, ob auf der Intensivstation ein Bett frei ist, bringen die Sanitäter Rainer Grocholl schon einmal in den Rettungswagen, schnallen ihn auf der Trage fest. Über Funk teilt ihnen die Leitstelle mit, dass sie die Asklepios Klinik Nord anfahren können. Die kürzeste Strecke bis dorthin beträgt neun Kilometer. Der Berufsverkehr ist bereits abgeebbt. Um an roten Ampeln nicht halten zu müssen, schalten sie die Sirene ein, bevor sie an eine Kreuzung kommen. Nach zwölf Minuten erreichen sie die Einfahrt zur Notaufnahme. Dort ist das Behandlungszimmer 2 für den neuen Patienten vorbereitet. Die Internistin Maren Sommer hat wieder Frühdienst. Von der Neurologie wurde Assistenzarzt Isaak Wontroba angefordert. Auch er steht inzwischen bereit.

Während Maren Sommer mit der internistischen Untersuchung beginnt, telefoniert der Neurologe mit Grocholls Ehefrau, die nicht mit ins Krankenhaus gefahren ist. Sie erzählt, dass ihr Mann vor zwölf Jahren einen Schlaganfall hatte und dass er wegen Bluthochdrucks täglich Medikamente einnimmt. Lange halten sich die beiden Ärzte nicht mit ihren Untersuchungen auf. Dafür würde später noch Zeit sein. Ihnen erscheint es wichtiger, den Patienten erst einmal einer Kernspintomografie zu unterziehen. Je schneller sie herausfinden, was tatsächlich passiert ist, ob ein Blutgefäß verstopft oder in seinem Kopf eine Blutung aufgetreten ist, desto rascher können sie mit der notwendigen Therapie beginnen.

Für Rainer Grocholl ist Kernspintomografie ein Reizwort. »Bloß nicht in die Röhre!«, denkt er. Er kann sich noch gut an das letzte Mal erinnern. Diese Enge! Dieser Krach! Es war die Hölle für ihn. Auf dem Weg hierher hatte er sich einzureden versucht, dass es gar kein Schlaganfall sein kann. Bei dem Schlaganfall 1994 hatte er heftige Kopfschmerzen gehabt, mehrere Tage hintereinander. Jetzt hat er überhaupt keine. Es tut ihm auch sonst nichts weh. Doch gerade das ist das Heimtückische: Schlaganfälle, die nicht von Schmerzen oder nur von leichten Beschwerden begleitet sind, werden meistens unterschätzt. Viele Patienten, denen es nur im Arm oder im Bein ein wenig zwickt, ignorieren die Gefahr und denken, das würde sich schon wieder geben.

Bei Rainer Grocholl kommt noch etwas hinzu: Er merkt gar nicht, dass die Anzeichen für einen Schlaganfall bei ihm immer klarer werden. Während der Neurologe deutliche Wortfindungsstörungen registriert, denkt Grocholl, er würde sich völlig normal artikulieren. Ihm fällt nicht auf, dass er zwar immer wieder einen neuen Satz beginnt, zwei, drei Wörter aneinanderreiht, aber keinen davon zu Ende spricht. Selbst seine Antworten auf die Fragen des Arztes kommen ihm nicht im Geringsten abwegig vor.

»Wann hatten Sie den letzten Schlaganfall?«, fragt der Neurologe.

Grocholl überlegt kurz, sagt dann: »1942.« Das wäre zehn Jahre vor seiner Geburt gewesen.

»Und wie heißen Sie?«

»Wie meinen Sie, zuerst oder jetzt?«

»Rauchen Sie?«

»Inwiefern?...Es ist ungefähr fünfunddreißig, danach Schluss, gar nichts mehr.«

Auch zeitlich wirkt er alles andere als orientiert. Welcher Wochentag? Welcher Monat? Welches Jahr? Grocholl weiß es nicht. Trotzdem sagt er nach jeder zweiten Antwort: »Ist alles in Ordnung!« Und da ihm die skeptischen Blicke des Neurologen nicht verborgen bleiben, setzt er schnell noch ein »Doch, wirklich!« hinterher. Als könnte er ihn damit überzeugen, die allzu deutlichen Symptome anders zu beurteilen.

Rainer Grocholl ist unruhig, nervös. Er fühlt sich unwohl. Wenn er doch aufstehen und davonrennen könnte, einfach vor der Wahrheit fliehen. Warum lässt der Arzt ihn nicht endlich in Frieden! Die ständigen Fragen strengen ihn an. Und die Aussicht, jeden Moment zur Kernspintomografie gebracht zu werden, macht ihm Angst. Vielleicht kommt in diesem Moment alles zusammen. Vielleicht denkt er daran, wie vertrackt sein Leben gerade ist. Dass er, der gelernte Groß- und Einzelhandelskaufmann, der einst gut bezahlte Posten innehatte, seit dem ersten Schlaganfall einfach keine vernünftige Arbeit mehr findet. Dass deswegen das Geld für die Familie vorn und hinten nicht reicht. Und wie sehr er sich wünschte, zwischen seiner Frau und ihm würde es wieder besser laufen. Wo er sie doch so sehr liebt. Könnte er ihr und den Kindern doch nur etwas mehr bieten!

Vielleicht ist ihm all das tatsächlich durch den Kopf gegangen. Später werde ich ihn zu Hause besuchen und danach fragen. Dann wird er es so erzählen und glauben, dass es auch so gewesen sei.

Und jetzt kommt auch noch das hinzu! Als hätte er nicht schon genug Sorgen. Ein Schlaganfall! Falls die Ärzte mit ihrer Diagnose recht behalten sollten... Das ist zu viel für ihn. Er bricht in Tränen aus. Seine Frau ist noch nicht nachgekommen. Es ist Pfleger Martin, der ihn in den Arm nimmt und tröstet: »Ach, das wird schon wieder.«

Bei der Kernspintomografie stellt sich heraus, dass ein Blutgefäß verstopft ist, wieder linksseitig, wie beim letzten Mal. Grocholl wird gleich auf die Intensivstation gebracht. Er bekommt das letzte freie Bett. Sie geben ihm Medikamente, die das Blutgerinnsel auflösen sollen. Insgesamt zehn Tage wird er im Krankenhaus verbringen. Danach werden sie ihn als geheilt entlassen. Doch er wird sich nicht geheilt fühlen, weil er sich ständig fragen wird, wann es ihn das nächste Mal erwischt.

Bis zehn Uhr füllt sich die Notaufnahme. Fast alle Neuzugänge werden von Rettungswagen gebracht. Zuerst wird eine neunundneunzigjährige Frau aus einem Pflegeheim eingeliefert. Sie war in der Nacht gestürzt, als sie auf die Toilette gehen wollte, hatte sich die rechte Schulter verletzt und den Kopf neben der rechten Schläfe aufgeschlagen. Gleich darauf kommt ein Mann mit Oberschenkelhalsbruch. Er ist der Großvater eines ZNA-Chirurgen, der zwei Minuten später aufkreuzt, obwohl er keinen Dienst hat.

Der Nächste ist Hermann Müller, vierundsechzig Jahre, Stammpatient. Seinem Verhalten nach könnte man ihn glatt mit Helmut Fendel verwechseln, jenem anstrengenden Patienten, der gestern Nachmittag erst wieder hier gewesen ist. Auch von Müller habe ich in den zurückliegenden Wochen mehrere Auftritte miterleben dürfen. Jedes Mal liefen sie ähnlich ab: Erst klagte er über Schmerzen, die, glaubte man seinen Worten, kaum auszuhalten waren. Hatte er alle Untersuchungen hinter sich, waren sie auf einmal verschwunden. Dafür beschwerte er sich, dass es wieder stundenlang gedauert habe. Zum Schluss zog er meistens noch über die Ärzte her. Sie hätten mal wieder nicht die Ursache seines Übels gefunden. Womit er sogar recht hatte. Soweit ich das mitbekam, fanden sie bei ihm nie etwas, wahrscheinlich, weil es nichts zu finden gab. Heute ist es sein Steißbein, das sie sich ansehen sollen. Angeblich war er am Samstag gestürzt und genau darauf gelandet. Auf den ersten Blick ist an der entsprechenden Körperstelle nichts Auffälliges zu sehen. Nicht einmal einen Bluterguss scheint er davongetragen zu haben.

Hermann Müller liegt in Zimmer 11. Gegenüber, in Nummer 10, versucht Deborah Döscher, die junge Chirurgin, aus einem Patienten schlau zu werden, der offenbar ein ganz spezielles Problem hat. Der Mann, der auf der Trage liegt, den Oberkörper entblößt, behauptet, seit sieben Tagen keinen Stuhlgang mehr gehabt zu haben. Das kann sie sich zwar nur schwer vorstellen, aber gut, wer weiß. Warum sollte jemand so etwas erfinden? Falls er die Verdauungsprodukte seines Dickdarms tatsächlich seit einer Woche mit sich herumschleppt, dürfte es ihm ziemlich dreckig gehen. Und gesund sieht der Mann nun wahrlich nicht aus. Sein Körper ist abgemagert, sein Gesicht eingefallen. Darüber kann auch die unnatürlich dunkle Bräune seiner Haut nicht hinwegtäuschen, die aussieht, als wäre sie durch stundenlanges Kampfbräunen in einem der preiswerteren Sonnenstudios entstanden.

Als der seltsame Patient ihr jedoch vorzuschreiben versucht, wie ihm am besten und schnellsten geholfen werden könne, durch einen Einlauf nämlich, wird sie stutzig. Sie lässt sich das nicht anmerken, überhört auch die anderen Ratschläge, die er zum Besten gibt, als wäre nicht sie, sondern er der Fachmann. Dass bei einer Verstopfung Einläufe hilfreich sein können, weiß sie selbst. Nur möchte sie erst einmal herausfinden, wie es in den entsprechenden Hohlräumen seines Körpers aussieht. Das bedeutet: röntgen.

Damit geht der Ärger los. Bis vor den Röntgenraum lässt sich Müller noch bringen. Doch kaum ist die Schwester, die ihn dorthin geschoben hat, außer Sichtweise, steigt er von seiner Trage und verschwindet auf der Patiententoilette. Aber nicht etwa, um ein »Geschäft« zu erledigen. Offenbar will er sich nur verstecken, damit ihn die Röntgenassistentinnen nicht finden. Nach einer Weile taucht er wieder im Behandlungsbereich der Notaufnahme auf. Unter keinen Umständen werde er sich röntgen lassen, verkündet er der ersten Schwester, die ihm über den Weg läuft. »Röntgenstrahlen sind für meinen Körper viel zu schädlich!« Man solle ihm endlich einen Einlauf machen. Danach würde er verschwinden, hier könne man es ja sowieso nicht lange aushalten.

In diesem Ton redet er noch eine Weile weiter. Ihm scheint sein

Auftritt gut zu gefallen. Überhaupt scheint er von sich sehr überzeugt. Dabei gibt er eine geradezu lächerliche Figur ab, wie er da vor der Ärztin, die inzwischen hinzugekommen ist, mit den Armen herumfuchtelt, in einem T-Shirt mit dem Aufdruck *Ich bin ein ARSCH, aber ein geiler* auf der Brust. Er ist zwei Köpfe kleiner als sie und so ungepflegt, wie ich selten jemanden gesehen habe. Wenn er den Mund aufmacht, kommt ein Gebiss zum Vorschein, das nur noch aus ein paar braunen Zahnruinen besteht. Und so riecht er auch.

Die Chirurgin weist Schwester Sabine an, ihm den gewünschten Einlauf zu machen. Auch, um ihn zu beruhigen und vom Flur wegzubekommen, bevor er andere Patienten belästigt. Doch als Sabine im Behandlungszimmer alles so weit vorbereitet hat, will er auch keinen Einlauf mehr. Stattdessen möchte er ein bisschen spazieren gehen. Vielleicht helfe ihm das ja. Und falls nicht, wolle er sich doch lieber an seine Hausärztin wenden. Spätestens an dieser Stelle wäre mir der Geduldsfaden gerissen. Deborah Döscher und Sabine verdrehen nur die Augen. Vielleicht kochen sie innerlich, äußerlich bleiben sie ruhig: »Wenn Sie meinen«, sagt Deborah Döscher, und das sogar noch freundlich. »Das ist ganz allein Ihre Entscheidung.« Insgeheim hoffen beide, dass er bald verschwunden ist. Laut sagen würden sie das nie.

Dafür rutscht mir eine Frage heraus: »Warum haben Sie dann überhaupt einen Rettungswagen in Anspruch genommen? So ein Einsatz kostet ziemlich viel Geld!«

Seine Antwort kommt wie aus der Pistole geschossen: »Das ist mir meine Gesundheit wert!« Dann sieht er mich an, herablassend, mit spöttischem Blick, in seinen Augen bin ich ein Pfleger. »Wissen Sie denn gar nicht, wer ich bin?«

Beinahe hätte ich ihm die erste Zeile auf seinem T-Shirt vorgelesen, kann es mir gerade noch verkneifen, zucke die Achseln, sage gar nichts.

Er reckt sein Kinn nach oben, breitet die Arme aus und sagt – nein, er sagt es nicht, er posaunt es hinaus: »Ich bin ein Hollywoodstar! Ein Star ohne Zähne, aber ein Star!« Er verharrt einige

Sekunden in dieser Pose, als erwarte er tosenden Applaus. Als wir, sein einziges Publikum, jedoch stumm bleiben, dreht er sich ruckartig um und verschwindet. Ob er wirklich dachte, die Notaufnahme sei seine Bühne?

Das Notarzttelefon klingelt. Eine Frau mit Unterarmfraktur wird angekündigt. Das ist ungewöhnlich. Patienten mit Brüchen werden normalerweise ohne vorherige Anmeldung gebracht, es sei denn, sie sind besonders gravierend, die Wirbelsäule ist betroffen, oder es besteht aus einem anderen Grund Lebensgefahr. Von einem gewöhnlichen Bruch kann man im Fall der Frau allerdings auch nicht sprechen: Ihr linkes Handgelenk ist regelrecht »zermatscht«. Puzzlearbeit für den Handchirurgen.

Allmählich füllt sich der chirurgische Bereich, der am Vormittag kaum frequentiert war. Ein siebenjähriges Mädchen kommt mit ihrer Mutter. Die Kleine hat sich zu Hause die Finger der rechten Hand gequetscht. Sie werden geröntgt, es ist nichts gebrochen. Alles halb so schlimm. Kurz nach ihr humpelt eine Schülerin herein, die im Sportunterricht mit dem Bein umgeknickt ist. Ihr Knöchel ist angeschwollen, der Fuß passt nicht mehr in den Schuh. Doch auch bei ihr sieht die Verletzung schlimmer aus, als sie ist. Eine Sehne ist etwas gedehnt, die Knochen sind jedoch heil geblieben. Sie bekommt Salbe und einen elastischen Verband.

So viel Glück war Erna Curslach, die in Zimmer 7 liegt, nicht beschieden. Aber sie ist auch schon vierundneunzig Jahre alt, ihre Knochen sind durch Osteoporose zerbrechlicher geworden. Am Morgen war sie im Pflegeheim gestürzt. Seitdem klagt sie über heftige Schmerzen in der Leistengegend. Bis dahin war sie für ihr Alter ungewöhnlich mobil gewesen, hatte im Heim an mehr Aktivitäten teilgenommen als manch siebzigjährige Mitbewohnerin. Doch jetzt kann Erna Curslach keinen einzigen Schritt mehr gehen. Sie schafft es nicht einmal, ihre Beine anzuheben, geschweige denn, sich aufzurichten und hinzustellen. Als der Notarzt ihren Unterleib und die Beine sah, hatte er gleich einen Oberschenkelhalsbruch vermutet: die Schmerzen, die Bewegungseinschränkung, vor allem aber die ungewöhnliche Stellung ihres linken Beines waren für ihn klare Indizien. Als er eintraf, lag Erna Curslach auf dem Rücken, das Bein war leicht angewinkelt und auf unnatürliche Art nach außen verdreht, wodurch es ein ganzes Stück kürzer wirkte als das andere.

Genauso liegt sie jetzt auch wieder da. Es scheint für sie die einzige Position zu sein, in der sie die Schmerzen einigermaßen aushalten kann. Für mich ist es bestimmt der fünfzehnte Oberschenkelhalsbruch, den ich in der Notaufnahme zu sehen bekomme. Solche Brüche kämen auch nicht gerade selten vor, sagt einer der Chirurgen. Mehr als hunderttausend Fälle gebe es jedes Jahr in Deutschland. Betroffen sind mehr Frauen als Männer, und vor allem Frauen, die das sechzigste Lebensjahr überschritten haben. Das liegt daran, dass Frauen wesentlich häufiger als Männer an Osteoporose leiden, einer Stoffwechselerkrankung der Knochen, bei der Knochenmasse abgebaut wird. Dadurch verlieren die Knochen ihre Stabilität, und es genügt oftmals schon ein leichter Sturz, der bei jüngeren Menschen gerade mal einen Bluterguss und eine kleine Schwellung hinterlassen würde, damit es zu einem komplizierten Bruch kommt.

Beim Röntgen bestätigt sich der Verdacht. Es ist der zweite Oberschenkelhalsbruch, mit dem es die Chirurgen am heutigen Tag zu tun bekommen. Für sie mag das reine Routine sein, die keine besonderen Empfindungen hervorruft. Bei mir ist das anders: Sobald ich die Diagnose »Oberschenkelhalsbruch« nur höre, muss ich an meine Großmutter denken. Anfangs dachte ich, das würde sich geben. Von wegen! Jedes Mal, wenn ich einen Patienten auf der Trage liegen sehe, stelle ich mir vor, wie sie nach ihrem Fahrradsturz, bei dem sie sich den Oberschenkelhals gebrochen hatte, dagelegen und gelitten haben muss.

Damals, als es passierte, war ich jung und schrecklich egoistisch. Ich lebte in einer anderen Stadt, studierte und redete mir ein, ich hätte keine Zeit, in meine Heimatstadt zu fahren, um meine Großmutter im Krankenhaus zu besuchen. Natürlich hätte ich mir Zeit nehmen können. Ich hätte sie mir nehmen *müssen*. Das Krankenhaus war läppische siebzig Kilometer entfernt, die Reise hätte keine Ewigkeit gedauert. Großmutter hätte sich bestimmt gefreut, und ich hätte sie noch einmal gesehen, hätte meine Wange an ihre drücken können, wie ich das als Kind immer gemacht hatte, wenn ich sie besuchte.

Wahrscheinlich war ich damals nicht nur egoistisch, sondern auch ziemlich naiv. Großmutter war immer da gewesen. Ich hatte unzählige Bilder von ihr im Kopf gespeichert – wie sie im Garten arbeitete, in der Küche saß und Zeitung las, im hohen Alter noch ohne Brille, oder wie sie mit dem Fahrrad zum Einkaufen fuhr … Und ich dachte wohl, sie würde all das immer noch tun, wenn ich wieder nach Hause käme, planmäßig, während der Semesterferien. Aber es kam anders. Ich sah meine Großmutter nicht wieder. Als ich das nächste Mal nach Hause fuhr, noch vor den Ferien, versammelte sich unsere Familie auf dem Friedhof, um sie auf ihrem letzten Weg zu begleiten.

Erna Curslach erinnert mich mehr als die anderen Patienten, die ich mit einem Oberschenkelhalsbruch gesehen habe, an meine Großmutter. Die Vierundneunzigjährige verhält sich bewundernswert. Obwohl sie von allen die bisher älteste Patientin ist, erträgt sie die Schmerzen tapfer wie keine vor ihr. So war meine Großmutter auch. In den letzten Jahren ihres Lebens hatte sie immer irgendwo Schmerzen, in der Hüfte, in den Armen, in den Beinen. Oft ist sie dann still geworden. Aber nie habe ich sie klagen gehört.

Erna Curslach erträgt sogar die Untersuchung des Chirurgen, ohne sich zu beklagen, obwohl sie äußerst schmerzhaft sein muss, da er sie dabei für einen Moment auf die Seite dreht. Sie verzieht das Gesicht, presst die Lippen fest aufeinander, kurz entfährt ihr ein leises Stöhnen, mehr lässt sie nicht zu. Andere, die das Gleiche über sich ergehen lassen mussten, haben erst geschrien und danach geflucht, weil sie die Untersuchungsmethode zu brutal fanden.

Oberschenkelhalsbrüche werden fast immer operiert. Andernfalls müssten die Patienten monatelang liegen, bis ihre Knochen verheilt wären. Dabei würde nicht nur die Gefahr bestehen, dass sie eine Lungenentzündung bekommen oder gefährliche Druckgeschwüre, da sie ihre Liegeposition nicht verändern dürfen, auch gar nicht können, sondern auch Thrombosen. Die Wahrscheinlichkeit, dass sie sich mindestens eine dieser Krankheiten zuzögen, wäre sogar extrem hoch. Und jede einzelne davon könnte für Patienten im fortgeschrittenen Alter lebensbedrohlich sein. Durch eine schnelle Operation wird die Liegezeit des Patienten kurz gehalten und seine Mobilität rasch wiederhergestellt. Auch Erna Curslach steht das bevor, allerdings nicht mehr heute. Der OP-Plan quillt jetzt schon über. Sie wird morgen unters Messer kommen.

So lange werden ihr linkes Bein und die Hüfte durch eine Extension ruhiggestellt. Dafür wird sie erst einmal in ein richtiges Krankenbett gelegt. Unter das linke Bein bekommt sie eine Schaumstoffschiene, damit es etwas höher liegt und entlastet wird. Anschließend kommt sie in den Schockraum 2. Dort bereitet Pfleger Martin die Instrumente für den Chirurgen vor. Sie sind alle steril verpackt. Medizinisch korrekt heißt das, was in den nächsten zehn Minuten durchgeführt wird, »Tibiakopf-Drahtextension«. Beim Tibiakopf handelt es sich um das obere Ende des Schienbeins, auch Schienbeinkopf genannt. Und genau an dieser Stelle wird unter örtlicher Betäubung ein Draht von ungefähr anderthalb Millimeter Durchmesser durchs Bein »geschossen«.

Wäre ich nicht schon einige Male bei dieser Prozedur dabei gewesen, ich hätte jetzt wahrscheinlich nicht hinsehen können. So aber weiß ich, was mich erwartet: Der Chirurg spannt den Draht in ein Gerät, das an einen herkömmlichen Akku-Bohrschrauber aus dem Baumarkt erinnert. Bevor er die Spitze auf die Haut setzt und zu »bohren« beginnt, stellt sich Martin hinter das Bett und hält den Fuß der Patientin fest. Diese Aufgabe habe ich auch schon einige Male übernommen. Langsam bahnt sich der Draht seinen Weg, durch die Haut, das Muskelgewebe, durch den Schienbeinknochen, erneut durchs Fleisch, bis er auf der anderen Seite des Unterschenkels wieder zum Vorschein kommt. Dabei fließt kaum Blut. Jetzt befestigt der Arzt die beiden Enden des Drahtes an einer u-förmig gebogenen Metallschiene, die aussieht wie ein hochglanzpoliertes lang gezogenes Hufeisen. An der Biegung des »Hufeisens« wird ein Drahtseil eingehakt. Das führt über einen Rollenzug, der am Fußende des Bettes an einen Galgen aus verchromten Metallrohren montiert ist. Am Ende des Seiles, das sich ungefähr auf Höhe der Liegefläche befindet, werden als Gewichte mehrere Scheiben aus Gusseisen eingehängt. Sie ziehen das Bein in seine ursprüngliche Position zurück und werden es dort halten, bis Erna Curslach operiert wird. So lange lindert die altmodische Zugvorrichtung auch ihre Schmerzen.

Der Nachmittag könnte ruhig werden. Ich höre, wie Pfleger Martin am Notarzttelefon mit der Leitstelle der Feuerwehr spricht, die einen neuen Patienten ankündigen wollte. Er achtet darauf, sich korrekt auszudrücken. Anders kenne ich ihn nicht. »Nein«, sagt er, »wir haben bis auf Weiteres keine Intensivbetten frei. Ihr solltet sie woanders hinschicken. Tut mir leid ...« Außerdem teilt er seinem Gesprächspartner mit, dass der Kernspintomograf defekt ist. Ein Techniker sei bestellt, angeblich auch schon auf dem Weg hierher. Bis siebzehn Uhr würde die Reparatur vermutlich trotzdem dauern. Da Martin vom einzigen Kernspintomografen spricht, den es im Krankenhaus gibt, dürften noch mehr Patienten wegfallen, die sonst hier gelandet wären.

Vielleicht kommen dadurch weniger. Dafür sind einige von denen, die hergebracht werden, umso komplizierter, anstrengender, allerdings nicht in medizinischer Hinsicht. Den Auftakt macht Otto Margen, Jahrgang 1968, ein Spätaussiedler aus Sibirien. Die Rettungsassistenten, die ihn hereinschieben, tun das nur widerwillig. Wenn man solche Patienten fahren müsse, schimpft einer von ihnen, brauche man sich nicht zu wundern, dass die Krankenkassenbeiträge jedes Jahr steigen.

Margen hat einen halben Liter Wodka intus. Den habe er jedoch schon gestern Abend getrunken, behauptet er. Auf einer Feier. Jetzt sei ihm übel davon. Er habe sich zu Hause mehrfach übergeben. Auch Blut sei mit herausgekommen. Zu seinem Hausarzt hatte er angeblich nicht gehen können, aus welchen Gründen auch immer. Gegenüber den Rettungsassistenten hatte er hartnäckig darauf bestanden, in ein Krankenhaus gefahren zu werden.

Die Sache mit dem Wodka kann nicht ganz stimmen. Die Blutprobe, die eine halbe Stunde nach seinem Eintreffen von den Laboranten ausgewertet wird, ergibt einen Blutalkoholpegel von 2,4 Promille. Entweder hatte er am Abend in Wirklichkeit mehr getrunken. Oder der Abend war für ihn erst im Laufe des Vormittags zu Ende gegangen. Erst saufen und dann nichts vertragen – war es das, was die Rettungsassistenten auf die Palme gebracht hatte? Oder hatten sie das Gleiche gedacht wie ich jetzt? Dass Margen ein geübter Trinker ist, der sehr genau zu wissen scheint, was in diesem Stadium das Beste, oder vielmehr: das Angenehmste, für ihn ist – eine ordentliche Infusion mit Natriumchloridlösung. Die hilft auf jeden Fall gegen Übelkeit. Und von seinem Hausarzt hätte er die bestimmt nicht bekommen.

Martin lässt sich vom Frust der Rettungswagenbesatzung nicht anstecken. Er erledigt seine Arbeit und ist dabei so überaus freundlich, dass ich mich frage, ob es nicht des Guten zu viel ist. Aber ich spreche ihn nicht darauf an, weil ich die Antwort kenne: Wer in die Notaufnahme kommt, wird als Patient betrachtet. Und Patienten brauchen Hilfe, also werden sie entsprechend behandelt, ganz gleich, ob sie ihre Notlage selbst verschuldet haben oder nicht. Wer wollte das in der kurzen Zeit, die sie hier verbringen, überhaupt beurteilen? Und selbst wenn einem das gelänge, es wäre nicht von Bedeutung. Wenn ich zufällig Zeuge eines Autounfalls wäre und Erste Hilfe leisten müsste, würde ich auch nicht erst nachforschen, ob der Verletzte die Karambolage selbst herbeigeführt oder etwas anderes auf dem Kerbholz hat. Vielleicht kann man eine solche Situation am ehesten mit der Arbeit in der Notaufnahme vergleichen.

Mich interessieren die Lebensumstände der Patienten und die Geschichten hinter ihren Krankheiten und Verletzungen. Für die

Ärzte und das Pflegepersonal sind solche Hintergründe im Prinzip unerheblich, es sei denn, es handelt sich um Informationen, die für die Art der Behandlung von Bedeutung wären. Ansonsten ist es wahrscheinlich sogar einfacher, jemanden medizinisch zu versorgen, über den man nicht viel weiß. Ich habe immer wieder Krankenschwestern, Pfleger und Ärzte gefragt, wie sie die Extremsituationen ihres Berufs verkraften. Sie können unmöglich all das Leid, das ihnen täglich begegnet, einfach so wegstecken oder an sich abprallen lassen. Die Antworten blieben meist relativ abstrakt. Es komme eben immer darauf an: zum Beispiel, ob man denjenigen kennen würde, wie alt der Patient sei, und, ja, schon auch, ob er einem sympathisch erscheine. Aber oftmals werde man Emotionen gar nicht erst an sich heranlassen, sich einfach auf das konzentrieren, was zu tun sei, und nicht darüber nachdenken, von welch schrecklichem Schicksal der betreffende Patient vielleicht geschlagen sei.

Eine Ausnahme nannten alle, die ich befragte: Kinder. Mir geht es schon an die Nieren, wenn ich einen kleinen Jungen oder ein kleines Mädchen weinen sehe, die sich beim Herumtollen einen Arm gebrochen haben. Ganz so empfindlich reagieren die Schwestern und Pfleger nicht. Aber: »Bei Kindern ist es immer schlimmer«, das sagten alle. Deswegen wunderte es mich auch nicht, dass Pfleger Günter, als ich ihn einmal fragte, was ihn bisher am meisten mitgenommen habe, von einem dreizehnjährigen Jungen zu erzählen begann, der von einem Lastwagen umgefahren wurde und ein Schädel-Hirn-Trauma dritten Grades erlitten hatte. Der dritte Grad ist die schlimmste Form. Mediziner sprechen in einem solchen Fall auch von einer Gehirnquetschung.

Der Junge wurde bereits künstlich beatmet, als der Notarztwagen mit ihm eintraf. Von seinem Gesicht war nicht mehr viel zu erkennen. Anscheinend war der Kopf unter eines der LKW-Räder geraten. Aus dem Schädel trat Hirnmasse aus. In der Computertomografie sagte einer der Neurochirurgen, die hinzugezogen worden waren: »Da können wir nichts machen.« Anschließend beriet ein ganzer Stab von Ober- und Chefärzten, was mit dem Jungen geschehen sollte. Am Ende entschieden sie, in Absprache mit seinen Eltern, ihn für Organtransplantationen künstlich am Leben zu erhalten. Er kam auf die Intensivstation, blieb dort einige Tage, dann wurden die Maschinen, die die Lebensfunktionen des kleinen Kerls aufrechterhielten, abgestellt.

Die Nachtschicht, in der der Junge eingeliefert worden ist, liegt über ein Jahr zurück. Als Günter danach nach Hause kam, weckte er seine Lebensgefährtin Nicola, die Krankenschwester. »Ich konnte nicht schlafen, musste mit jemandem darüber reden. Ich hatte die ganze Zeit die Bilder im Kopf und durchlebte in Gedanken alles noch einmal.« Die Bilder, von denen er spricht, sieht er heute noch, wenn er an diese Nacht denkt.

Es gibt im Krankenhaus übrigens einen Seelsorger. An den könnten sich Ärzte, Pfleger und Schwestern wenden, wenn ihnen ein traumatisches Erlebnis auf der Seele lastet. Allerdings machen davon nur die wenigsten Gebrauch.

Doch zurück zu Otto Margen, dem alkoholisierten Patienten in Zimmer 3: Martin hat inzwischen die standardmäßige Erstversorgung erledigt, ihm auch eine Braunüle gelegt. Er spricht kurz mit der Internistin, hängt dann eine Fünfhundert-Milliliter-Flasche mit Natriumchloridlösung an. Anschließend untersucht die Ärztin den Patienten. Sie findet nichts. Auch die Ergebnisse der Blutuntersuchung, die das Labor schickt, sind unbedenklich, abgesehen von der Blutalkoholkonzentration, aber die hatten sie schon zuvor durchgegeben. Nur die Sache mit dem Blut, das Margen gespuckt haben will, ist noch nicht geklärt. Deshalb soll er in der Klinik bleiben. Die Internistin meldet ihn telefonisch für eine Magenspiegelung an. Sie kann erst morgen durchgeführt werden. Bis dahin sollte er ausgenüchtert sein. So lange bekommt er ein Bett auf der Kurzliegerstation.

Szenen- und Ortswechsel: Ein Edeka-Supermarkt in Ammersbek, einer kleinen Gemeinde hinter dem nordöstlichen Stadtrand von Hamburg. Hier arbeitet Irmtraud Odebrecht als Abteilungsleiterin im Frischwarenbereich Obst und Gemüse. Die Einzelhandelskauffrau hat heute Morgen um sechs mit ihrer Arbeit begonnen. Jetzt ist es fünfzehn Uhr, Feierabend für sie. Normalerweise würde sie gleich nach Hause fahren. Sie wohnt mit ihrem Mann im Hamburger Stadtteil Poppenbüttel. Mit dem Auto braucht sie von hier zehn Minuten. Sie hätte daheim auch genug zu tun. In zwei Tagen, am Samstag, will sie ihren neunundfünfzigsten Geburtstag feiern. Dazu hat sie vierzig Verwandte und Freunde eingeladen. Da das große Fest zu Hause steigen soll, muss einiges vorbereitet werden.

Trotzdem hat sie sich für diesen Nachmittag etwas anderes vorgenommen. Die Richtung, in die sie ihren Wagen steuert, ist zwar dieselbe, als würde sie nach Hause fahren. Doch sie fährt weiter, durch Poppenbüttel hindurch, bis nach Langenhorn zum Krankenhaus Heidberg, wie sie die Klinik noch heute nennt. Ihr Enkelsohn liegt seit einigen Tagen auf der Kinderstation. Er hat sich mit einem hartnäckigen Magen-Darm-Virus infiziert. Am Krankenbett des Zweieinhalbjährigen trifft sie ihren Sohn und die Schwiegertochter. Sie unterhalten sich und spielen mit dem Kleinen.

Plötzlich spürt Irmtraud Odebrecht, wie ihr gleichzeitig heiß und kalt und auch schwindelig wird. Sie nimmt das nicht besonders ernst. Es ist stickig im Zimmer, die Luft verbraucht. Wahrscheinlich liegt es daran. Sie geht auf den Flur hinaus, um ihren Kreislauf in Schwung zu kriegen und ein bisschen frische Luft zu schnappen. Eine Krankenschwester, die gerade vorbeikommt, bemerkt, dass ihr nicht gut ist. Sie bringt sie ins Stationszimmer, setzt sie auf einen Stuhl, lagert ihre Beine hoch. Nach einer Weile fühlt sich Irmtraud Odebrecht besser und kehrt zu ihrem Enkelsohn zurück.

Keine zehn Minuten sitzt sie wieder an seinem Bett, da geht alles von vorn los. Und diesmal noch viel heftiger. Mit einem Mal scheint jegliche Kraft aus ihrem Körper zu weichen. Sie kann sich nicht mehr auf dem Stuhl halten, fällt vornüber, landet auf dem Fußboden. Im gleichen Moment übergibt sie sich. Und auch die Ausscheidungen ihres Darms kann sie nicht zurückhalten, so peinlich ihr das ist. Doch ihr Körper gehorcht ihr einfach nicht mehr.

Offenbar hat auch sie sich mit dem Magen-Darm-Virus infiziert. Ihren Mann und die Tochter hatte es zuvor schon erwischt. Damit gibt es allein in ihrer Familie drei Personen, bei denen sie sich angesteckt haben könnte. Sie könnte sich das Virus aber auch beim Arbeiten, beim Einkaufen, in der Bahn oder sonst wo eingefangen haben. Es grassiert gerade in Hamburg und ganz Deutschland, ist hochgradig ansteckend.

Bewusstlos ist Irmtraud Odebrecht nicht, doch ihr ist dermaßen übel, ihr Magen entleert sich in einer Tour, ihr Darm auch, dass ihr die Sinne schwinden. Sie bekommt kaum noch mit, was um sie herum geschieht. Hinterher wird sie sich erinnern können, dass sie in ein Krankenbett gelegt und an einen Tropf gehängt wurde und eine Infusion gegen die Übelkeit bekam. Sie wird aber nicht wissen, dass dies in der Notaufnahme geschah, obwohl sich eine Schwester und eine Internistin um sie kümmern, sie auch mit beiden spricht, sogar mehrmals, bevor sie am Abend auf die Kurzliegerstation ein Stockwerk höher verlegt wird. Später wird sie annehmen, sie sei von der Kinderstation direkt dorthin gekommen und auch nur dort behandelt worden.

Obwohl sie am nächsten Vormittag wieder entlassen wird, muss sie ihre Geburtstagsfeier absagen, da sie zu Hause noch drei Tage krank im Bett verbringen wird.

Wieder in der Notaufnahme: Der nächste C_2-Patient lässt nicht lange auf sich warten. Er kommt mit Vorwarnung. Jemand von der Suchtaufnahmestation im Klinikteil Ochsenzoll kündigt ihn an. Ihre Station sei überfüllt, das Personal überlastet. Sie bitten deshalb darum, einen gewissen Holger Briebach, siebenunddreißig Jahre, arbeitslos, geschieden, im »Holsten-Eck« unterzubringen, bis er halbwegs ausgenüchtert sei.

Hier glaubt das keiner so richtig. »Das riecht förmlich nach

Ärger«, bemerkt einer der Krankenpfleger. »Einen unkomplizierten Patienten würden die in der Psychiatrie wohl kaum zu uns abschieben.« Auch seine Kollegen reagieren sauer. Es komme oft genug vor, dass die Notaufnahme voll sei. Dann könnten sie auch nicht einfach Patienten nach Hause oder in ein anderes Krankenhaus schicken. Einer sagt, Peter Niebuhr, der pflegerische Leiter, solle sich beschweren, am besten Thomas Möhle-Heinzl, der leitende Arzt, gleich mit. Das geht allerdings erst morgen, heute sind beide nicht mehr im Dienst. Doch morgen wird es andere Probleme geben, und keiner wird mehr darüber sprechen.

Eine halbe Stunde später hält ein Krankentransporter vor der Tür. Holger Briebach torkelt herein, flankiert von zwei Sanitätern. Anstelle einer Begrüßung teilt er seinem Empfangskomitee gleich mit, dass er über drei Promille habe. So hätten sie es drüben, in Ochsenzoll, gemessen. Er plaudert einfach drauflos, erwähnt auch, dass es bereits die vierte Entgiftung für ihn sei. Doch die Redseligkeit kann nicht über seine Widerborstigkeit hinwegtäuschen. Während er spricht, zappelt er herum, als würden ihn am ganzen Körper Flöhe piesacken. Er gestikuliert mit den Armen, wackelt permanent mit dem Kopf und scheint Schwierigkeiten zu haben, ruhig auf einer Stelle stehen zu bleiben. Aber auf eine Trage legen will er sich auch nicht. Pfleger Rüdiger versucht es im Guten. Das bringt nichts. Er muss erst einen strengeren Ton anschlagen, ihn ermahnen wie der Lehrer einen ungehorsamen Schüler, ehe er den Anweisungen folgt, sich hinlegt und seine Glieder stillhält, damit Pfleger Günter Blutdruck, Puls und Körpertemperatur messen und ihm vier kleine Röhrchen Blut abnehmen kann.

Danach geht's ins »Holsten-Eck«, gleich auf der Trage, um Zeit zu sparen. Allerdings nicht, ohne vorher Briebachs persönliche Habe zu kontrollieren, ihm Feuerzeug und Gürtel abzunehmen, damit er damit keine Dummheiten anstellen kann. So viel Zeit muss bleiben. Der Patient scheint mit seinem neuen Quartier nicht sonderlich zufrieden zu sein. Zwanzig Minuten verhält er sich ruhig, sodass alle denken, er sei eingenickt. Doch dann steht er auf, reißt sich Hose und Unterhose vom Leib, stellt sich vors Waschbecken und entleert seine Blase. Fast schon ein gewohntes Bild auf dem Überwachungsmonitor, aber Briebach hat noch mehr zu bieten.

Er fühlt sich eingesperrt, das gefällt ihm gar nicht. Ein Krankenhaus sei doch kein Knast, schreit er und tritt mit dem Fuß gegen die Tür. Internistin Susanna Peters macht sich sofort auf den Weg zu ihm, Günter begleitet sie. Bevor beide den Ausnüchterungsraum am Ende des Ganges erreichen, hämmert Briebach auch noch mit den Fäusten gegen die Glasscheibe in der Tür. Er ist völlig aufgebracht und zittert am ganzen Körper – offenbar Zeichen des Entzugs. Er habe die letzten sechs Tage durchgesoffen, schimpft er, brauche jetzt dringend etwas. Sie sollten ihn wenigstens eine Zigarette rauchen lassen. Oder ihm etwas gegen die Entzugserscheinungen geben. Außerdem dürften sie ihn nicht einsperren. Wenn er schon hier liegen müsse, sollten sie gefälligst die Tür offen lassen, sonst bekomme er Beklemmungen, Anfälle, Panik, sonst was.

Die Internistin gibt ihm ein Schlaf- und Beruhigungsmittel, einen Milliliter davon, die normale Tagesdosis. Es dauert eine Weile, bis die Wirkung einsetzt. Noch ist Briebach aufgedreht. Alle paar Minuten wankt er aus dem Ausnüchterungsraum auf den Gang hinaus, denn die Tür bleibt auf seinen Wunsch tatsächlich geöffnet. Dass er lediglich ein T-Shirt trägt, ansonsten nackt ist, ihn jeder so sehen kann, hält ihn nicht zurück. Susanna Peters setzt sich extra in den Raum nebenan, um ihn unter Kontrolle zu behalten. Sie muss ohnehin gerade Schreibarbeit erledigen. Das hätte sie sonst im Büro gemacht. Ich bewundere ihre Engelsgeduld. Sie scheint nicht im Geringsten genervt von seinem Verhalten, bleibt ruhig, spricht freundlich mit ihm, lächelt sogar. Und hat Erfolg mit ihrer charmanten Art: Briebach ist handzahm, marschiert jedes Mal brav wieder ins »Holsten-Eck« zurück. Bis das Medikament zu wirken beginnt, er sich endlich auf die Matratze legt und bis tief in die Nacht hinein schläft.

So glimpflich geht es mit C_2-Patienten nicht immer ab. Monate später wird ein junger Mann, der im volltrunkenen Zustand eingeliefert wird, ohne jeden Grund einen Internisten der ZNA tätlich angreifen. Nachdem er einige Zeit relativ ruhig auf einer Trage gelegen hat, wird er sich plötzlich auf den Arzt stürzen, ihn schlagen, zu Boden stoßen und mit den Füßen traktieren. Und das alles wie von Sinnen, als wolle er ihn totschlagen. Den Pflegern Nico und Martin und Schwester Kerstin wird es nur mit Mühe gelingen, den tobenden Patienten von seinem Opfer loszureißen und festzuhalten, bis Polizisten eintreffen und ihn festnehmen. Nach diesem Zwischenfall sollen alle ZNA-Mitarbeiter mit »Notfall-Tastern« ausgestattet werden, damit sie in ähnlichen Fällen sofort Alarm auslösen können.

Für Gerhard Segeth beginnt die Nacht heute sehr zeitig. Er wohnt im benachbarten Stadtteil Poppenbüttel, etwas mehr als fünf Kilometer von der Klinik Nord entfernt. Es ist gerade zwanzig Uhr, als er sich ins Bett legt. Das ist nicht ungewöhnlich für den Neunundvierzigjährigen. Er ist Busfahrer. Seine Schichten beginnen oft frühmorgens, man könnte auch sagen: mitten in der Nacht. Diesmal soll er um vier Uhr fünfzehn seinen Bus besteigen und mit dem Dienst beginnen. Das bedeutet, dass ihn der Wecker spätestens um zwei Uhr dreißig aus dem Schlaf reißen wird, damit er sich in Ruhe fertig machen kann. Er steht lieber etwas früher auf, kocht sich gemütlich einen Kaffee, isst eine Kleinigkeit. Er hasst es, wenn es morgens hektisch zugeht. Und er ist prinzipiell eine halbe Stunde vor Dienstbeginn im Busdepot. Das hat er sich über die Jahre angewöhnt. Doch erst einmal schläft er. Seine Frau sitzt noch im Wohnzimmer. Sie braucht morgens erst später aufzustehen, deshalb kann sie jetzt auch noch nicht schlafen. Sie sieht sich einen Film im Fernsehen an.

Ungefähr zur gleichen Zeit meldet sich in der Psychiatrischen Fachabteilung für Forensik, auch Maßregelvollzug genannt, Gerhard Albenach beim Diensthabenden und klagt über starke Schmerzen im Unterbauch. Der Maßregelvollzug ist seit Jahrzehnten in Haus 18 des Klinikteils Ochsenzoll untergebracht. Hier werden zum größten Teil Straftäter verwahrt und therapiert, die nach Paragraf 63 des Strafgesetzbuchs verurteilt wurden. Dieser Paragraf bestimmt die Unterbringung in einem psychiatrischen Krankenhaus für Verbrecher, die von Psychiatern und vom Gericht als schuldunfähig beziehungsweise vermindert schuldfähig eingestuft wurden und als dauerhaft gefährlich gelten. Aber auch bei den anderen Insassen handelt es sich um Verwirrte und Kriminelle. Trotzdem werden sie nicht Häftlinge, sondern Patienten genannt. Der wohl berühmt-berüchtigtste unter ihnen ist der »Heidemörder« Thomas Holst, der zwischen 1987 und 1990 drei Frauen vergewaltigt und umgebracht hat. Im September 1995 sorgte er bundesweit für Schlagzeilen und machte auch den Maßregelvollzug von Ochsenzoll über die Stadtgrenzen hinaus bekannt, als es ihm mit Unterstützung seiner Therapeutin gelang, aus Haus 18 zu fliehen und bis Ende des Jahres in einer Wohnung mitten in der Innenstadt unterzutauchen.

Albenach ist einundfünfzig und seit zweieinhalb Jahren im Haus 18 untergebracht. Sein Vorstrafenregister ist fast so lang wie ein Kapitel dieses Buches. Für mich liest es sich wie ein Dokument jahrelangen Justizversagens. Seit 1969, damals war er gerade vierzehn Jahre alt, hat sich Albenach immer wieder an Kindern vergriffen, hat sie sexuell genötigt oder sexuell missbraucht oder beides. Erst mit vierundzwanzig wurde er das erste Mal dafür verurteilt – zu einer milden Freiheitsstrafe von einem Jahr und einem Monat, die zunächst sogar auf Bewährung ausgesetzt und nur deshalb vollstreckt wurde, weil er wenige Monate danach erneut straffällig wurde, einen zehnjährigen Jungen und ein achtjähriges Mädchen missbrauchte. Später bekam er mal drei Jahre Gefängnis aufgebrummt, mal viereinhalb, einmal wurde auch Sicherheitsverwahrung angeordnet, allerdings nur für fünfzehn Monate, sodass er sich bis vor drei Jahren nach jeder Haftentlassung wieder neue Opfer suchen konnte. Waren es insgesamt zwanzig? Zwei Dutzend? Bei der Vielzahl seiner Taten verliert man leicht den Überblick. Auf jeden Fall waren es immer

Kinder, mal Mädchen, mal Jungen, das schien ihm gleich zu sein. Und erst seine letzte Verurteilung führte zur Einweisung in eine psychiatrische Klinik, nach Ochsenzoll, ins Haus 18. Hier soll er therapiert werden. Die Sachverständigen, die ihn fürs Gericht begutachteten, hielten ihn trotz einer »krankhaften Sexualstörung«, die sie bei ihm ausmachten, für »therapieeinsichtig und therapiefähig«, wenngleich die Behandlung nach ihrer Einschätzung »sehr schwierig« sein werde.

Mit Unterbauchschmerzen gehört er in die Notaufnahme. Die Szenerie erscheint unwirklich, wie aus einem Thriller. Darin hätte man die Rolle des Verbrechers nicht überzeugender besetzen können. Mit seinem Aussehen entspricht Gerhard Albenach genau dem Klischee, dass es einen graust. Angeblich sieht man Personen nicht an, ob sie etwas verbrochen haben oder nicht einmal fähig wären, einer Fliege Leid zuzufügen. In den meisten Fällen mag das stimmen, auf Albenach trifft es nicht zu.

Sein Anblick kann einem Albträume bereiten, was vor allem daran liegt, dass er einen übermäßig großen Kopf hat (später erfahre ich, dass er an einem angeborenen Hydrozephalus, einem »Wasserkopf«, leidet) und ungewöhnlich bleiche Haut. Für ein anderes Buch habe ich vor Jahren einen jungen Mann in einer psychiatrischen Anstalt interviewt, der als Jugendlicher zwei Jungen sexuell missbraucht, bestialisch gequält und anschließend getötet hatte. Er saß bereits die Hälfte seines Lebens in einer geschlossenen Anstalt. Obwohl ich ihn mehrmals besuchte, fiel mir bei jedem Mal wieder zuerst seine Blässe auf. Die Haut sah aus, als wäre sie aus hellgrauem Marmor. Sie schien auch ungewöhnlich glatt, wirkte fast unecht, ich entdeckte kaum Falten. Daran muss ich denken, als Albenach in die ZNA gebracht wird. Seine Haut sieht genauso aus, obwohl er deutlich älter ist.

Albenach wird auf einer Trage hereingeschoben, mit den Füßen voran. Er ist ein Koloss von einem Mann, zwar nicht größer als einen Meter achtzig, dafür ungeheuer voluminös. Er liegt auf dem Rücken, sein Bauch wölbt sich unter einer Trainingsjacke, deren Stoff spannt, als würde er seine Körpermasse zusammenhalten. Obenauf liegen die Hände. Sie sind ineinander verschränkt. Für ihn die bequemste Haltung. Auf diese Weise drücken sich die stählernen Handschellen, mit denen er gefesselt ist, am wenigstens in die Haut der Handgelenke.

Die Trage wird von zwei Männern eskortiert. Der eine, er dürfte der Jüngere sein, schiebt sie, der zweite geht nebenher. Es sind keine Sanitäter, aber auch keine Polizisten in Zivil, wie sich herausstellt, sondern Klinikangestellte, die im Maßregelvollzug arbeiten und jetzt dafür verantwortlich sind, dass Albenach nicht stiften geht. Der ältere der Bewacher trägt einen dicken Leitz-Ordner unter dem Arm, Albenachs Akte, seine gesammelte Krankengeschichte inklusive der Berichte über erfolgte Therapiemaßnahmen. Zuoberst ist das letzte Urteil gegen ihn eingeheftet, damit der behandelnde Arzt gleich sehen kann, mit wem er es zu tun hat: »Vergewaltigung in Tateinheit mit sexuellem Missbrauch eines Kindes« steht da.

Albenach kommt ins Behandlungszimmer 10, eines der hinteren im chirurgischen Bereich. Hier ist er abgeschirmt, hierher verirren sich normalerweise keine anderen Patienten. Seine beiden Bewacher wirken angespannt, als befürchteten sie, er könnte seine Beschwerden nur vorgetäuscht haben, um sich eine Fluchtmöglichkeit zu verschaffen. Sie lassen ihn keine Sekunde aus den Augen. Während einer von ihnen im Zimmer bleibt, sich auf einen Stuhl setzt und die Akte neben sich auf den Tisch mit dem Computerbildschirm legt, bezieht der andere vor der Tür Posten. Es ist unmöglich, mit ihnen ins Gespräch zu kommen, selbst über Belanglosigkeiten nicht. Das Einzige, was ich von ihnen erfahre: Sie hoffen, dass ihr Delinquent schnell behandelt wird, damit sie rechtzeitig zum Schichtwechsel wieder zurück sind und pünktlich ihren Feierabend antreten können.

Tatsächlich scheint bei Albenach alles etwas schneller zu gehen, obwohl noch genug andere Patienten da sind. Im internistischen Bereich sind alle Zimmer belegt, im chirurgischen neben seinem Zimmer noch drei weitere. Albenach wird gleich von einem Chirurgen untersucht, der allerdings so nichts findet. Bei seinem Leibesumfang dürfte es auch schwierig sein, sich mit den Händen bis zu den Organen im Unterbauch vorzutasten, um von außen etwas zu erfühlen. Sowieso ist es sicherer, ihn zum Röntgen zu schicken. Vorher werden die Röntgenassistentinnen informiert, damit Albenach und seine Bewacher nicht lange auf dem Flur warten müssen. Es dauert keine zehn Minuten, bis er wieder im Behandlungszimmer zurück ist. Auch auf den Röntgenbildern ist nichts zu sehen, was als Ursache seiner Beschwerden in Frage käme. »Außer Spesen nichts gewesen«, sagt einer der Bewacher, als sie mit ihm losziehen, um ihn wieder ins Haus 18 zurückzubringen. Keiner von beiden scheint sich darüber sonderlich zu wundern. Nicht einmal der Patient beklagt sich, dass nichts gefunden wurde. Nur er weiß, ob er wirklich Schmerzen hatte – oder doch nur Lust auf einen kleinen Ausflug, ein bisschen Abwechslung.

Für Albenach beginnt die Nacht, für Gerhard Segeth, den Busfahrer, endet sie gerade, noch früher als geplant, unfreiwillig – und äußerst schmerzhaft. Dabei wollte er nur kurz zur Toilette und danach gleich wieder ins Bett. Er weiß selbst nicht, wie ihm geschieht. Er war aus dem Tiefschlaf aufgewacht, noch halb in Trance. Eigentlich hätte er gar nicht die Augen öffnen brauchen, um den Weg vom Schlaf- ins Badezimmer und zurück zu finden. Die wenigen Schritte ist er unzählige Male gegangen, auch nachts, wie ein Schlafwandler. So wie jetzt. Doch als er das Bad wieder verlassen und gerade nach der Türklinke greifen will, verliert er den Halt, rutscht aus, kracht der Länge nach auf den Fliesenboden. Seine Frau, die im Wohnzimmer noch immer fernsieht, hört einen lauten, dumpfen Knall. Sofort rennt sie ins Bad. Dort sieht sie ihren Mann liegen, im Gesicht kreidebleich, am ganzen Körper zitternd, er wirkt benommen. Sie schreckt zusammen, denkt: Irgendetwas mit dem Herzen! Hoffentlich kein Infarkt!

Im ersten Moment spürt Segeth nicht einmal Schmerzen. Der Schock! Erst als er halbwegs zu sich kommt, aufzustehen versucht und dabei die Beine bewegt, durchzuckt es ihn wie ein Blitz. Die Schmerzen kommen vom linken Fuß oder vom linken Unterschenkel, so genau kann er das nicht unterscheiden. Anscheinend ist er im Fallen mit dem Fuß gegen das Toilettenbecken geschlagen. Er weiß es nicht, dafür war es zu schnell geschehen. Doch anders kann er sich die Verletzung nicht erklären.

Dem ersten Anschein nach ist Gerhard Segeth ein Fall für die Chirurgen. Die Rettungsassistenten, die ihn bringen, meinen, sein Fuß könnte gebrochen sein. Trotzdem sollen sie ihn in Zimmer 3 legen, das für internistische und neurologische Patienten vorgesehen ist. Die Sanitäter sagten nämlich auch, dass völlig unklar sei, weshalb Herr Segeth überhaupt gestürzt war. Alkohol scheidet als Grund aus. Segeth trinkt selten Alkohol, gelegentlich ein, zwei Bier, jedoch niemals, wenn er so früh zum Dienst muss. Aber erklären kann auch er nicht, was im Badezimmer wirklich mit ihm geschehen war. Bevor sie einen Schlaganfall oder gar einen Herzinfarkt übersehen, gehen die Ärzte vorsichtshalber davon aus, dass er nicht einfach nur ausgerutscht und deshalb so unsanft gefallen ist. Um den Fuß können sich die Chirurgen später noch kümmern.

Von diesen Überlegungen bekommt der Patient nichts mit. Er weiß nicht, dass noch ein zweiter Gang existiert, auf dem sich die chirurgischen Behandlungszimmer befinden. Er kennt auch nicht die grundsätzlichen Unterschiede bei der Behandlung von rein internistischen und rein chirurgischen Fällen. Vielleicht sagt ihm niemand, warum zunächst Blutdruck, Puls und Körpertemperatur gemessen werden und danach ein EKG geschrieben wird, was bei chirurgischen Patienten nicht zum Standard gehört. Wahrscheinlicher jedoch ist, dass es ihm vorher erklärt wurde, er es in der Aufregung aber gar nicht erst aufgenommen oder sofort wieder vergessen hat.

Die Schmerzen in seinem Bein sind mehr als unangenehm, trotzdem beschäftigt Segeth die ganze Zeit etwas anderes: Kommenden Donnerstag, genau in einer Woche also, wird er fünfzig. Diesen Geburtstag will er am Samstag darauf groß feiern. Seine

Frau und er haben vor drei Monaten extra den Saal eines Vereinsheims angemietet, einen Partyservice beauftragt und mehrere Torten bestellt. Dreißig Verwandte und Freunde sind eingeladen. Sogar Segeths sechsundsiebzigjährige Mutter will sich in einen Bus setzen und achthundertsechzig Kilometer aus Polen anreisen. Unmöglich kann er jetzt alles abblasen.

Segeths Herz und Kreislauf sind bestens in Schuss. Kein Herzinfarkt, kein Schlaganfall. Dafür ist sein linkes Bein tatsächlich gebrochen, genauer gesagt das Wadenbein, am unteren Ende, etwas oberhalb des Knöchels. Als er das erfährt, ist es bereits weit nach Mitternacht. Die Ärztin, die ihm die Hiobsbotschaft überbringt, erklärt ihm, dass der Bruch operiert und mit einem Nagel stabilisiert werden müsse. Für einen Moment schöpft Gerhard Segeth wieder Hoffnung: Sollen sie ihn am besten gleich morgen operieren. Dann würde er an seinem Geburtstag zwar nicht tanzen können, hätte aber keine Schmerzen mehr und könnte sich wenigstens auf Krücken fortbewegen. Doch so schnell geht es nicht. Fuß und Bein seien zu stark geschwollen, meint die Ärztin. Ihrer Erfahrung nach könnte frühestens in einer Woche, besser noch in zehn Tagen, der Eingriff gewagt werden. So lange müsse er mit einer Gipsschiene und zwei Krücken über die Runden kommen. Mit dem Fuß auftreten könne er allerdings nicht.

Gegen drei Uhr wird Gerhard Segeth auf die Kurzliegerstation gebracht. Er soll zur Beobachtung bis zum Mittag bleiben. Inzwischen ist er zu erschöpft, um noch länger darüber nachzudenken, ob er seine Geburtstagsfeier besser absagen soll oder nicht. Muss er auch gar nicht. Seine Frau hat zu Hause längst einen Entschluss gefasst: »Die Feier findet statt«, wird sie ihm sagen, wenn er nach Hause kommt.

In der Notaufnahme ist inzwischen Ruhe eingekehrt.

Der siebte Tag

Auf einer psychiatrischen Station gibt es nicht viele Möglichkeiten, sich das Leben zu nehmen. Besonders, wenn auf der Station Patienten untergebracht sind, bei denen die Ärzte und Pflegekräfte eine latente Suizidgefahr vermuten. Doch wer es wirklich vorhat, findet auch hier einen Weg, es zumindest zu versuchen.

Veronika Müller ist auf einer offenen psychiatrischen Station im Ochsenzoller Teil der Klinik untergebracht. Die Fünfunddreißigjährige leidet seit Jahren an einer schizophrenen Psychose. In dieser Zeit unternahm sie mehrmals den Versuch, sich umzubringen. Sie schnitt sich die Pulsader am rechten Handgelenk auf, allerdings quer, nicht längs, und auch nicht tief genug, sodass sie gerettet werden konnte. Danach probierte sie es mit Schlaftabletten. Doch nie war die Dosis, die sie schluckte, hoch genug. Vor drei Wochen geriet sie erneut in eine suizidale Krise, die ihr das Leben nicht mehr lebenswert erscheinen ließ. Die Nachbarn fanden sie hilflos vor ihrer Wohnungstür, neben ihr lag ein leeres Tablettenröhrchen.

Seit diesem Tag ist sie in der Psychiatrie. Es ist nicht ihr erster Aufenthalt. Nach jedem Suizidversuch wurde sie psychiatrisch betreut, nicht nur in dieser Klinik. Allerdings scheinen ihr die bisherigen Therapien jeweils nur vorübergehend geholfen zu haben. Das passt zu ihrem Krankheitsbild. Schizophrenien treten bei den meisten Betroffenen episodisch auf. Ihre Symptome können zwar behandelt werden. Sie sind zum Teil auch heilbar, kehren jedoch häufig chronisch wieder. Zwischen den einzelnen Schüben durchlebt Veronika Müller kürzere und längere Phasen, in denen es ihr relativ gut geht. Dann kann sie arbeiten und am sozialen Leben teilnehmen, ohne dass jemand ihr die Krankheit anmerken würde.

Von einem solchen Stadium ist sie momentan allerdings weit entfernt. Sie bewegt sich wie ein Gespenst auf der Station, schleicht im Zeitlupentempo über die Flure, geht den anderen Patienten meist aus dem Weg, weicht ihren Blicken aus, spricht selten mit jemandem. Wird sie von anderen angesprochen, von einem der männlichen Mitpatienten etwa, denn sie ist nicht unattraktiv, reagiert sie kurz angebunden. Dabei wirkt sie nicht abweisend, sondern abwesend. Selbst die Therapiegespräche, die eine Psychologin mit ihr führt, verlaufen von ihrer Seite her mitunter recht einsilbig. Zu manchen Therapiestunden erscheint sie gar nicht. Es ist, als wäre sie von einer unsichtbaren Schutzhülle umgeben, durch die sie niemanden wirklich zu ihrem Inneren vordringen lässt. Sie bekommt täglich Neuroleptika. Die mildern die Auswirkungen ihrer Krankheit, die quälenden Angstgefühle, Wahnvorstellungen und Halluzinationen. Vor allem helfen sie, die wirren Gedanken einigermaßen zu ordnen, die nach dem, was die Ärzte ihr gesagt haben, durch Stoffwechselstörungen in ihrem Gehirn entstehen.

Veronika Müller ist eine intelligente Frau. Sie stammt aus einer kleinen Stadt in Ostdeutschland. Dort machte sie ihr Abitur, bevor sie an eine Fachhochschule ging, um Physik zu studieren. Lieber wäre sie Dolmetscherin geworden, doch dafür bekam sie keinen Studienplatz. Fünf Fremdsprachen lernte sie trotzdem, in der Schule, während des Studiums und auch hinterher, praktisch nebenbei. Nach Hamburg verschlug es sie der Liebe wegen. Doch der Mann, den sie heiraten wollte, kam bei einem Verkehrsunfall ums Leben. Das war vor vier Jahren. Die Krankheit brach nicht erst dadurch aus. Eine erste manische Phase hatte sie bereits während des Studiums erlebt, doch sie verstärkte sich. Die Schübe ereilen sie seitdem häufiger, sind intensiver. Seit einem Jahr geht sie nicht mehr arbeiten.

Patientin Müller hat niemandem anvertraut, wie sie sich heute, an diesem Freitagmorgen, fühlt, ob es ihr besser oder schlechter geht, ob sie das Gefühl hat, Fortschritte zu machen. Frank Rosenberger*, der Stationsleiter, kann sich auch nicht nach ihrem Befinden erkundigen, da er sie nicht in ihrem Zimmer vorfindet. Er trifft sie weder im Aufenthaltsraum an noch in der Raucherecke, in keinem der Therapiezimmer und auch sonst nirgends auf der Station, auf der es Betten für neunundzwanzig Patienten gibt.

Es ist neun Uhr dreißig. Frank Rosenberger möchte mit Veronika Müller sprechen, sie auf ihren heutigen Besuch vorbereiten. In einer Stunde wird ihre gesetzliche Betreuerin, die vom Gericht bestellt wurde, sie abholen. Die Sozialpädagogin will ihr eine Therapieeinrichtung zeigen, in der sie nach ihrem Klinikaufenthalt weiter betreut werden soll. Im Durchschnitt bleiben die Patienten knapp vierundzwanzig Tage hier auf der Station. Veronika Müller ist seit einundzwanzig da. Ihr Abschied naht. Nach drei Wochen ist sie kein Akutfall mehr, gehört nicht ins Krankenhaus. Das weiß sie. Der Stationsleiter hat mit ihr darüber gesprochen. Die Therapeutin und ihre Betreuerin haben es ihr ebenfalls erklärt. Sie alle sind der Meinung, dass die Patientin noch nicht wieder sich selbst überlassen werden dürfe. Mit dieser Einschätzung mögen sie richtig liegen. Doch Veronika Müller bedrückt die Vorstellung, in eine betreute Wohngemeinschaft einziehen zu müssen. Seit Tagen ist sie deswegen unglücklich. Sie will in ihre eigene Wohnung zurück, oder übergangsweise wenigstens zu ihrer Mutter.

Die psychiatrische Station ist eine offene Station. Die Patienten dürfen sich frei bewegen. Sie können auch in den Park hinuntergehen oder in die Cafeteria, müssen sich allerdings abmelden und die Dauer ihrer Abwesenheit in eine Liste eintragen, die offen ausliegt, damit das Personal weiß, wo sich seine Schäfchen gerade aufhalten. Nur das weiträumige Klinikgelände dürfen sie nicht verlassen ohne ausdrückliche Genehmigung des zuständigen Arztes. Obwohl Veronika Müller nirgends zu finden ist, dürfte sie die Station nicht verlassen haben. Jedenfalls hat sie sich weder beim Pflegepersonal abgemeldet noch ihren Namen in die

Abwesenheitsliste eingetragen. Auf den Gedanken, dass sie sich in einer kleinen Kammer versteckt halten könnte, in der die Reinigungsutensilien der Putzkolonne aufbewahrt werden, kommt Frank Rosenberger, der erfahrene Pfleger, nicht.

Die Fünfunddreißigjährige wird später nicht verraten, was sie dort auf die Idee bringt, ein Feuerzeug aus der Tasche zu holen. Sie wird auch nicht preisgeben, wo sie das aufgetrieben hat. Es ist auf jeden Fall nicht ihr eigenes Feuerzeug. Sie raucht nicht und besitzt deshalb keins. Vielleicht hatte sie kurz vor ihrer Einweisung in der Zeitung von den Brandstiftungen gelesen, die es in einer anderen Psychiatrieabteilung der Klinik gegeben hatte. Dort hatten Patienten innerhalb von vier Tagen zweimal Feuer gelegt. Beim ersten Brand mussten rund hundert Patienten, zum Teil in Rollstühlen und auf Tragen, sowie Angehörige und vierzig Klinikangestellte aus zwei Stockwerken des Gebäudes evakuiert werden. Obwohl mehrere Zimmer ausbrannten und sich giftige schwarze Rauchwolken auf beiden Etagen und im Treppenflur ausbreiteten, erlitten nur neun Personen Rauchvergiftungen. Der zweite Brand – ein Patient hatte seine Matratze angezündet – war noch schneller entdeckt und gelöscht worden, sodass niemand zu Schaden kam.

Schwirren ihr die Berichte im Kopf herum, als sie in der Kammer das Feuerzeug entzündet, die Flamme an die Reinigungschemikalien hält, die leicht brennbar sind, und sich dann auf den Boden legt? Macht sie das, um zu sterben?

In der Zentralen Notaufnahme ist für mich der letzte Tag angebrochen. Seit dem Sommer habe ich ungezählte Schichten hier verbracht und mir nur kurze Pausen gegönnt. Eine Woche war ich krank, lag mit Fieber im Bett. Die längste Unterbrechung dauerte zwei Wochen. In dieser Zeit half ich in der Redaktion einer Illustrierten aus. Eine Freundin hatte mich darum gebeten. Jetzt bin ich seit sechs Tagen ohne Unterbrechung hier, täglich zwischen sechzehn und achtzehn Stunden. Heute ist der siebte Tag. Und ich bin bereits jetzt, am Morgen, völlig erschöpft, frage mich, wie ich die Stunden bis Mitternacht durchstehen soll. Ein Blick in den Spiegel, vorhin zu Hause im Bad, verriet mir alles: die Gesichtshaut bleich, unter den Augen dunkle Schatten, aufgeplatzte Äderchen im Weißen des Auges. Selbst die grauen Haare scheinen mehr geworden zu sein. Auf die Waage brauchte ich mich gar nicht erst zu stellen: Die Hosen sind weit geworden. Neuerdings passe ich sogar wieder in Jeans, die ich vor zwei Jahren aussortiert habe, weil sie am Bund etwas eng waren. Dagegen kann ich mein neues Lieblingsstück, das ich mir Anfang des Sommers im Urlaub gekauft habe, nicht mehr tragen, da es mir von den Hüften rutscht. In den grünen OP-Hosen in der Notaufnahme merke ich davon nichts. Das sind figurflexible Modelle. Sie werden am Bund von einer Schnur zusammengehalten.

Abschiedsstimmung will noch nicht aufkommen. In der Frühschicht empfangen mich vertraute Gesichter: Susanne, die blonde Krankenschwester, deren Passion Pferde sind, hat Dienst. An ihrer Seite habe ich viele Schichten verbracht. Einige munkelten schon, wir hätten etwas miteinander. Dabei ist Susanne mit einem Feuerwehrmann liiert und, soweit ich das beurteilen kann, ziemlich glücklich in ihrer Beziehung. Sie hat eine Tochter, die ungefähr so alt ist wie mein Sohn und offenbar wie er auch gerade eine komplizierte Phase durchmacht. Wir haben viel über unseren Nachwuchs gesprochen und uns deshalb vielleicht so gut verstanden. Ansonsten hat sie mich pflegerisch angelernt und mir vieles erklärt, wie andere auch.

Niemals werde ich vergessen, wie wir zusammen eine Patientin, die gerade gestorben war, für die Pathologie zurechtmachten. An diesem Tag waren gleich zwei sterbenskranke Frauen kurz hintereinander aus Pflegeheimen gebracht worden. In vielen Heimen herrscht die Devise, Sterbende noch schnell in ein Krankenhaus zu verfrachten, selbst wenn absehbar ist, dass für sie medizinisch nichts mehr getan werden kann. Es ist nicht fair, diesen Menschen in ihren letzten Stunden einen solchen Transport zuzumuten, zumal er in ihrem Zustand sehr anstrengend ist, die Aufregung das Sterben womöglich sogar beschleunigt. Aber es spart dem Heimpersonal eine Menge Arbeit und Papierkram.

Die beiden Frauen lagen sich in zwei Zimmern direkt gegenüber, eine in Zimmer 1, die andere in Zimmer 2, als hätte es jemand inszeniert. Dabei war es reiner Zufall. Nach den üblichen Untersuchungen war bei beiden klar, dass sie die Notaufnahme nicht mehr lebend verlassen würden. Ich weiß nicht, ob es keine Angehörigen gab oder ob die nicht so schnell ausfindig gemacht werden konnten. Jedenfalls kam niemand. Deswegen blieben sie in den Behandlungszimmern und wurden nicht in den »Raum der Stille« gebracht. Nach zwei Stunden starb die Frau in Zimmer 2. Sie war auch etwas eher eingeliefert worden. Knapp dreißig Minuten darauf verschied die andere in Zimmer 1.

Ich half Susanne, die Verstorbene in Zimmer 1 zu waschen und ihr ein frisches Krankenhaushemd überzuziehen. Zuletzt knotete ich einen Zettel mit dem Namen der Toten an deren linken großen Zeh. Es war das erste Mal, dass ich so etwas machte. Im ersten Moment hatte ich kurz gezögert, weil... Da lag eine Leiche! Ich glaube, ich hatte einfach Angst, dass ich die Situation nicht verkraften würde. Doch Susanne meinte, das gehöre eben auch dazu. Sie kann so herrlich unbekümmert sein. Oder wenigstens so wirken. Ich habe mich manchmal gefragt, ob ihre Lässigkeit und der schwarze Humor, zu dem sie gelegentlich neigt, nicht nur Schutzschilde sind. Die Gegenwart des Todes schien sie in keiner Weise zu belasten.

Seltsamerweise machte es auch mir kaum etwas aus. Erklären kann ich das nicht. Ich wunderte mich selbst darüber, grübelte Tage danach noch, warum das so gewesen sein könnte. Ich wusste nichts über die Frau, ob sie Kinder hatte und wie ihr Leben verlaufen war. Wir hatten kein einziges Wort miteinander gewechselt. Dazu war sie nicht mehr in der Lage gewesen. Ich wusste nicht einmal, wie ihre Stimme klang, hatte nur ihr blechernes Atmen gehört, das schon leise war, als sie kam, und immer leiser wurde. Und ich hatte sie auch nicht leiden sehen. Sie war einfach eingeschlafen. Vielleicht lag es ja daran.

Auch Pfleger Martin hat Frühdienst. Er war anfangs derjenige, der mir erklärte, wie vieles in der Notaufnahme funktioniert. Zu ihm konnte ich immer mit Fachfragen kommen. Er gab nicht bloß Antworten, er erläuterte auch gleich die Zusammenhänge. Martin liebt seinen Beruf, und er lebt ihn. Man kann sich kaum vorstellen, dass es daneben noch etwas anderes für ihn geben könnte. Er wirkt immer angespannt, voll konzentriert, energiegeladen, beinahe aufgedreht, was an dem starken Kaffee liegen mag, den er reichlich konsumiert. Habe ich ihn jemals lachen sehen? Bestimmt, aber niemals so richtig entspannt oder wirklich ausgelassen. Manchmal sieht es aus, als müsste er sich zwingen, ein Lachen zuzulassen. Dabei ist er zu Patienten überaus freundlich, zu manchen geradezu liebevoll, selbst zu Nervensägen ist er noch nett.

Außerdem sind noch hier: Pfleger Olaf, dem es nicht besser zu gehen scheint; Schwester Sabine, die wie immer ziemlich still ist; und eine der Schwestern namens Petra, von denen es drei gibt und mit der ich in den vergangenen Monaten recht wenig zu tun hatte. Dazu zwei Internisten und zwei Chirurgen. Das heißt, eigentlich sind es drei Internisten und ein Chirurg, doch eine Internistin arbeitet heute auf der chirurgischen Seite, wird dort von einem der erfahrenen Chirurgen eingewiesen und angelernt. Wie sehr habe ich mich an diese Menschen gewöhnt! Ich kann mir nicht vorstellen, sie ab morgen nicht mehr zu sehen.

Neue Patienten treffen ein. Ich verdränge die Gedanken an den Abschied. Was erwartet mich wohl heute? Zuerst einmal bekommen die Chirurgen Arbeit. Hintereinander werden eine junge Frau gebracht, die sich nach dem morgendlichen Ausritt beim Absteigen vom Pferd die Schulter ausgekugelt hat, ein Sportlehrer, dem ein Lederball gegen den Finger gesprungen ist und ihn möglicherweise gebrochen hat, und ein Siebzehnjähriger, der sich vor vier Wochen die Schulter gebrochen hatte. Bei ihm soll begutachtet werden, ob eine Operation erforderlich ist oder nicht. Die Internisten können es dagegen noch ruhig angehen lassen. In Zimmer 2 liegt ein Patient mit Bluthochdruck. Er ist zurzeit der einzige. Er wurde bereits erstversorgt, hat auch etwas gegen seinen ausgeuferten Blutdruck bekommen. Aus dem Labor werden jeden Moment die Ergebnisse der Blutuntersuchung erwartet.

In der Psychiatrie in Ochsenzoll stellt sich Veronika Müller darauf ein, dass sie den Tag nicht überleben wird. Sie hat die Tür der Putzkammer geschlossen, atmet giftige Rauchschwaden ein, die durch den kleinen Brand, den sie gelegt hat, entstehen. Ringsherum lagern genügend andere Chemikalien. Die noch winzigen Flammen könnten sich innerhalb weniger Sekunden zu einem Feuer ausbreiten, das die anderen Patienten, die Ärzte und Pflegekräfte auf der Station und im gesamten Gebäude in Gefahr brächte. Doch darüber denkt die Lebensmüde nicht nach. Im Moment denkt sie nur an sich. Um zu sterben, müsste es für sie auch gar nicht so weit kommen. Für sie würden die im Rauch enthaltenen Atemgifte ausreichen, um sie ins Jenseits zu befördern. Die Lunge ist ein empfindliches Organ. Bereits wenige Lungenfüllungen des geruchlosen Gases Kohlenmonoxid führen zum Tod. Bei ihrem letzten Suizidversuch hatte Veronika Müller sich noch auf die Treppe vor ihrer Wohnung gesetzt, das leere Tablettenröhrchen bei sich, wodurch es aussah, als wollte sie entdeckt und gerettet werden. Diesmal hat sie in die Inszenierung ihres Todes keine Sicherungen eingebaut.

Gerettet wird sie dennoch. Weil in diesem Moment eine Putzfrau aus dem Fahrstuhl steigt und sofort bemerkt, dass aus der Kammer schräg gegenüber Rauch quillt. Sie informiert den Stationsleiter. Der zieht erst Veronika Müller aus dem kleinen Raum, sechs, sieben Meter den Gang entlang, bis dorthin, wo die Luft noch nicht verpestet und sie in Sicherheit ist. Dann reißt er zwei Feuerlöscher aus ihren Halterungen, hält sie nacheinander auf die Brandstelle, bis sie leer sind, und erstickt das Feuer mit Schaum.

Veronika Müller ist kaum ansprechbar, als sie in die ZNA eingeliefert wird. Sie hat äußerlich keine Brandverletzungen erlitten, offenbar aber einiges an Rauch eingeatmet. An ihrer Nase sind deutlich Schmauchspuren zu erkennen. Ihr Bewusstsein scheint getrübt. Sie wirkt apathisch, antwortet auf Fragen entweder gar nicht oder stark zeitverzögert und dann auch nie mit einem vollständigen Satz, nur mit einzelnen Wörtern, als sei in ihrem Kopf lediglich Platz für Stichpunkte. Wobei nicht klar ist, ob dieser Zustand allein auf die Wirkung der Rauchgase zurückzuführen ist. Da sie aus ihrem Suizidversuch herausgerissen wurde, und das im doppelten Sinn des Wortes, könnte es ebenso gut sein, dass sie gedanklich noch nicht wieder in die Realität zurückgekehrt, innerlich weiterhin damit beschäftigt ist, ihre Selbsttötung zu vollziehen. Sie ist »noch dabei«, vermutet eine Ärztin.

Veronika Müller kommt in Zimmer 4, Stationsleiter Frank Rosenberger gegenüber in Nummer 5. Bei seiner Rettungsaktion war auch er den giftigen Rauchgasen ausgesetzt gewesen. Er spürt eine leichte Übelkeit, wurde vorsichtshalber gleich mitgenommen. Er soll gründlich durchgecheckt werden. Als Pfleger in der Psychiatrie hat er schon einiges erlebt. Dass dieser Vorfall trotzdem ein Schock für ihn war, den er nicht einfach wegsteckt, merkt man ihm an. Was hätte alles passieren können!

Begleitet werden die beiden Neuankömmlinge von zwei Polizisten. Die sind nicht wegen des Suizidversuchs hier, der zählt nicht als Straftat. Was der Patientin angelastet wird, ist vorsätzliche Brandstiftung. Damit hat sie nicht nur materiellen Schaden angerichtet, sondern auch das Leben anderer Menschen in Gefahr gebracht. Hätte Veronika Müller einen ausgeschlafenen Anwalt auf ihrer Seite, wäre vermutlich auch gegen das Personal der Station wegen Verletzung der Aufsichtspflicht ermittelt worden. Zumindest ihre Mutter fragt sich, wie die Tochter an das Feuerzeug kam und warum auf einer Station mit Suizidgefährdeten geraucht, also auch mit Feuer umgegangen werden darf, ohne dass das überwacht wird.

Die Internistin Maren Sommer nimmt sich der neuen Patientin an. Nachdem sie sie untersucht und dabei unter anderem ihre Lunge mit dem Stethoskop abgehört hat, füllt sie einen Rönt-

257

genschein aus, damit der Brustkorb geröntgt wird. Veronika Müller hat Atemprobleme, ihre Lippen sind blass-bläulich verfärbt, der Puls geht schneller als normal. Wurde ihre Lunge durch die Rauchvergiftung geschädigt? Durch eine Verletzung des Gewebes kann sich vermehrt Flüssigkeit in dem Organ ansammeln, ein Lungenödem entstehen. Im günstigsten Fall heilt das, unterstützt durch entsprechende Medikamente, wieder ab. Im schlimmsten kann es für den Patienten lebensbedrohlich werden. Auf dem Röntgenbild würde man es an erweiterten Lungengefäßen erkennen.

Noch bevor Veronika Müller zum Röntgen geschoben wird, bekommt sie Cortisonspray. Alle fünf Minuten soll sie einen Stoß inhalieren. Sie macht es nur widerwillig, und obwohl sie den Inhalator die ganze Zeit in der linken Hand hält, muss sie immer wieder aufgefordert werden, ihn auch in regelmäßigen Abständen zu benutzen. Das Cortison soll helfen, die Bildung eines Lungenödems zu verhindern.

Außerdem nimmt ihr die Ärztin mit einer speziellen Nadel durch eine Punktion Blut aus einer Arterie am Handgelenk ab, um eine Blutgasanalyse durchführen zu lassen. Das Gerät dafür steht auf der Intensivstation. Bei den Blutgasen handelt es sich um Sauerstoff und Kohlendioxid, die vom Blut durch den gesamten Organismus transportiert werden. Sind diese nicht in der richtigen Menge vorhanden – zu wenig Sauerstoff ist schlecht, zu viel oder zu wenig Kohlendioxid aber auch –, beeinflusst das nicht nur die Atmung. Bei zu niedrigem Sauerstoffgehalt zum Beispiel wird die Versorgung aller Körpergewebe mit genügend Sauerstoff gefährdet. Eine Blutgasanalyse ermöglicht aber auch Rückschlüsse auf die Funktionsweise der Lunge. Wird dort etwa zu wenig Kohlendioxid abgeatmet, kommt der Säure-Basen-Haushalt durcheinander, das Blut wird praktisch sauer. Im umgekehrten Fall, sollte also zu viel Kohlendioxid abgeatmet werden, bleibt zu wenig Kohlensäure im Blut, es wird basisch... Der menschliche Körper – eine Wissenschaft für sich.

Veronika Müller ist ohne lebensgefährliche Organverletzungen davongekommen. Ihre Lunge wurde in Mitleidenschaft gezogen, aber nicht irreversibel geschädigt. Aller Voraussicht nach wird sie organisch bald wieder gesund sein. Mit ihrer Psyche ist es eine andere Sache. Die betreute Wohngemeinschaft, gegen die sie sich gewehrt hatte, wird ihr vorerst zwar erspart bleiben. Dafür wird sie in Ochsenzoll auf einer forensischen psychiatrischen Station untergebracht werden. Sie wird als Straftäterin gelten. Und ein Gericht wird beschließen, sie für ein halbes Jahr dort unterzubringen. Neben der Fortsetzung ihrer Therapie sollen ihre Schuldfähigkeit und ihre Gefährlichkeit für die Gesellschaft eingeschätzt werden.

Das wird ihre Krankheit nur noch verschlimmern, ihre Verzweiflung weiter zuspitzen. Keine zwei Monate nach ihrem Aufenthalt in der Notaufnahme wird sie versuchen, sich zu strangulieren. Aus Protest, weil sie sich zu Unrecht eingesperrt fühlt. Nachdem das misslingt, wird sie kurz darauf jegliche Kommunikationsbereitschaft einstellen, die täglichen Spaziergänge ablehnen, die Nahrungsaufnahme komplett verweigern. Doch davon werden die Mitarbeiter der ZNA nichts erfahren. Es sei denn, Veronika Müllers Gesundheitszustand wird sich durch die Hungerkur dermaßen verschlechtern, dass sie erneut bei ihnen eingeliefert werden muss.

Wie harmlos erscheinen einem dagegen die Sorgen der Patientin, die auf der chirurgischen Seite in Zimmer 8 liegt. Die Frau ist dreiundzwanzig. Ihr Gesicht kommt mir bekannt vor, ihr Name auch. Tatsächlich war sie gestern spätabends schon einmal hier. Mit demselben Problem: Verstopfung. Sie sagt, sie könne noch immer nicht abführen. Das Zäpfchen, das sie tags zuvor bekommen habe, habe nicht gewirkt. Die Folgen des verhinderten Stuhlgangs sind auf dem Röntgenbild dann auch gut zu erkennen: Ihr Dickdarm ist randvoll. Verstopfung – oder Obstipation, wie es in der medizinischen Fachsprache heißt – scheint ein weitverbreitetes Problem zu sein. Es vergeht selten ein Tag, an dem nicht ein Patient käme, der darunter leidet. Die Ursache kann eine ernsthafte Erkrankung zum Beispiel der Leber oder des Darms sein. Doch die meisten Patienten, die ich erlebt habe, waren selbst für ihre missliche Lage verantwortlich, haben sich falsch, zu ballaststoffarm ernährt oder einfach viel zu wenig getrunken. Auffallend häufig sind es ältere Frauen, die sich auch nicht scheuen, einen Rettungswagen zu rufen, um sich herbringen zu lassen. Nicht wenige von ihnen scheinen die Notaufnahme als reine Dienstleistungseinrichtung zu betrachten. Sie kennen das Procedere, kommen schon mit der klaren Erwartung, dass sich ein Pfleger oder eine Schwester Latexhandschuhe überstreifen und sie mit einem geschickten Handgriff von ihrem Leid befreien wird, indem sie den Kotpfropfen, der sich vor dem Darmausgang festgesetzt hat, entfernen. Diese Art von Noteinsätzen ist bei den Pflegekräften so beliebt wie Haarausfall bei Frauen. Auf der Skala gleich darunter rangieren Einläufe.

Da die Zäpfchen nichts bewirkt haben, soll der jungen Patientin mit mehreren sogenannten Schwenkeinläufen geholfen werden. Dafür müsste sie einen Tag auf der Kurzliegerstation bleiben. Das passt ihr aber nicht. »Mein bester Freund fliegt morgen nach Thailand«, sagt sie, »und bleibt mindestens ein Jahr dort. Für ihn steigt heute Abend eine große Party. Bei der darf ich auf keinen Fall fehlen. Bis dahin muss ich wieder fit sein, unbedingt!«

Kann man irgendwie verstehen. Wenn es denn stimmt. Arzt und Pfleger haben eher den Verdacht, sie könnte sich diese Geschichte ausgedacht haben, um nicht über Nacht im Krankenhaus bleiben zu müssen. Gestern hatte sie davon jedenfalls noch nichts erzählt. Außerdem wirkt sie seltsam nervös. Vor irgendetwas oder irgendjemandem scheint sie Angst zu haben. Zu oft wiederholt sie die Version von ihrem besten Kumpel, als wollte sie bei ihrem Gegenüber krampfhaft jeden anderen Gedanken oder Zweifel ersticken. Aber vielleicht sehe ich schon Gespenster.

Erst einmal übt sie sich doch in Geduld und lässt sich auf die Station bringen, damit mit den Einläufen begonnen werden kann. Am Abend jedoch wird sie ihr Bett und die Klinik verlassen – ausdrücklich gegen den Rat der Ärzte.

Anna Meisner wird der nächste schwierige Fall sein, mit dem sich Maren Sommer befassen muss. Beide Frauen wissen noch nicht, dass sie sich heute begegnen werden. Die Ärztin ist mit anderen Patienten beschäftigt, Anna Meisner noch nicht hier. Sie befindet sich nicht einmal auf dem Weg zum Krankenhaus. Und sie ahnt auch nicht, dass sie bald in einer Notaufnahme liegen wird, in Hamburg, knapp fünfundzwanzig Kilometer von dem Dorf und ihrem Haus entfernt, in dem sie mit ihrem Mann Wilhelm und der Familie ihres jüngsten Sohnes lebt.

Für diesen Tag hat Anna Meisner etwas anderes geplant. Es ist ihr Geburtstag, der vierundsiebzigste. Groß feiern will sie ihn nicht. Ihre Schwägerin aus Hamburg ist zu Besuch, am Nachmittag wollen sie gemütlich Kaffee trinken. Bestimmt schauen ihre Schwiegertochter und der Enkelsohn vorbei. Ihr Sohn kommt immer erst spät aus dem Büro. Danach werden sie vielleicht ein wenig im Ort spazieren gehen, bis vor zur Hauptstraße und wieder zurück. Das sind insgesamt höchstens vierhundert Meter, weiter schafft sie es nicht mehr. Und das auch nur, wenn sie sich einigermaßen fühlt.

Anna Meisner leidet seit elf Jahren an Parkinson. Die längste Zeit davon ist sie mit der Krankheit relativ gut zurechtgekommen. Sie ist fast jedes Jahr mit ihrem Mann in den Urlaub gefahren, meistens in den hohen Norden, nach Schweden oder Norwegen, weil beide Hitze nicht gut vertragen. Gemeinsam haben sie ausgedehnte Wanderungen unternommen, die Natur genossen. Die schönsten Augenblicke hat sie auf Fotos festgehalten. In einem Regal im Gästezimmer stehen fast hundert Aktenordner, in denen sie ihre Aufnahmen, auf weißen Karton geklebt, abgeheftet hat. Die werde ich später noch zu sehen bekommen. In den letzten zwei Jahren sind es weniger geworden, weil das Laufen immer anstrengender wird, ihre Kraft abnimmt, während gleichzeitig die Steifheit ihrer Glieder zunimmt. Einen

Gehwagen will sie nicht zur Hilfe nehmen, einen Rollstuhl lehnt sie erst recht ab. Dafür hätte sie sich das Ausmaß ihrer Erkrankung eingestehen müssen. So weit ist sie noch nicht.

Die Parkinson-Krankheit beschäftigt sie und schlägt ihr hin und wieder auf die Psyche. An manchen Tagen macht sie ihr das Leben auch zur Hölle, bringt alles in ihrem Körper durcheinander. Sie ist regelmäßig bei verschiedenen Ärzten in Behandlung und hat sich in einer Spezialklinik schon mehreren Therapien unterzogen. Deshalb dachte sie sich auch nichts dabei, als ihre Hausärztin anrief und sie für heute in die Praxis bestellte. Sie hatte ihr beim letzten Besuch Blut abgenommen und zur Untersuchung in ein Labor geschickt. Jetzt sind die Ergebnisse gekommen. Es stört Anna Meisner nicht, ausgerechnet an ihrem Geburtstag zu ihr zu müssen. Die Praxis befindet sich im Ort, und sie hat einen Termin. Als Privatpatientin würde sie ohnehin nicht lange warten müssen. Zum Mittagessen wären sie und ihr Mann sicher wieder zu Hause.

Es kommt anders. Die Hausärztin sagt, ihre Blutwerte seien mehr als schlecht, sie müsse umgehend in ein Krankenhaus. Nein, nicht erst morgen, auch wenn das heute ihr Geburtstag sei, am besten sofort. Und am besten in die Klinik Nord, die sei nicht so weit entfernt. Viel mehr sagt sie nicht, weil sie wahrscheinlich nicht viel mehr weiß. Sie hatte das Blut ihrer Patientin nicht auf eine bestimmte Krankheit hin untersuchen lassen. Deshalb deutet das Ergebnis lediglich darauf hin, dass es irgendwo im Körper einen Entzündungsherd geben muss. Die Ärztin macht sofort eine Überweisung fertig.

Vielleicht hätten sie einen Rettungswagen rufen sollen. Doch ehe der angekommen wäre, haben sie die Notaufnahme schon fast erreicht. Die Schwägerin fährt sie. Wilhelm Meisner ist auch dabei. Er ist sechsundsiebzig, bis vor zwei Jahren hat er noch als Kaufmann gearbeitet. Seitdem er im Ruhestand ist, weicht er seiner Frau nicht von der Seite, weil er gern mit ihr zusammen ist, noch immer, aber auch, weil er weiß, dass sie ihn braucht. Tagsüber manchmal nur, um aus einem Sessel hochzukommen, nachts, um den Weg ins Bad und wieder zurück zu schaffen. In der Reisetasche, die sie in aller Eile gepackt und auf den Rücksitz gelegt haben, befindet sich deshalb das Nötigste für beide.

Die Überweisung der Hausärztin wirkt in der ZNA wie ein amtlicher Durchlassschein. Die Vierundsiebzigjährige muss sich nicht erst in den Warteraum setzen. Schwester Sabine führt sie sofort in Zimmer 3 und verständigt auf dem Rückweg Maren Sommer. Die gelbe Tönung der Haut ist das Erste, was ihr an der Patientin auffällt, noch bevor sie mit der internistischen Untersuchung beginnt. Auch das Weiße ihrer Augen ist unübersehbar gelblich verfärbt. »Deutlicher geht's nicht«, denkt die Ärztin. »Ein klarer Fall von Ikterus.« Sie meint jene Form von Gelbsucht, die einem Mediziner sofort verrät, dass der Patient schwer erkrankt ist, eine Leberkrankheit oder ein Leberschaden vorliegt, ein Verschluss des Gallengangs oder dass die roten Blutkörperchen vermehrt zerfallen, was ebenfalls auf eine krankhafte Veränderung in der Galle hindeuten könnte. Maren Sommer untersucht zunächst den Bauchbereich per Ultraschall. Anschließend lässt sie Frau Meisners Torso in der Computertomografie röntgen. Was dabei herausgefunden wird, verschweigt sie der Patientin.

Anna Meisner hat Krebs. Im Endstadium. In welchem Körperteil das Karzinom ursprünglich zu wachsen begann, kann so schnell nicht hundertprozentig geklärt werden, vermutlich im Magen-Darm-Trakt. Aber das ist auch nicht mehr entscheidend. Die Leber der Patientin ist voller Metastasen. Die Aufnahmen des Computertomografen bedeuten das Todesurteil für die ahnungslose Frau, die noch immer denkt, das schlechte Blutbild hinge mit ihrer Parkinson-Erkrankung zusammen.

Solange sie sich im Behandlungszimmer aufhält, lässt sich Maren Sommer nichts anmerken. Auch draußen bleibt sie gefasst, dafür hat sie Situationen wie diese zu oft erlebt. Doch dass sie die Diagnose selbst erst einmal verdauen muss, leugnet sie nicht. Die Anspannung steht ihr ins Gesicht geschrieben. Später wird sie mir erklären, dass sie schon zusieht, solche Emotionen nicht zu sehr an sich heranzulassen. Sie habe einen Mechanismus entwickelt, der ganz gut funktioniere, jedenfalls solange keine Kinder betroffen seien. Viele Menschen würden Todesnachrichten aus ihrem Umfeld auf sich persönlich beziehen, nach dem Motto: »Der war noch so jung. Die Einschläge kommen immer näher. Bestimmt trifft es mich als Nächsten oder jemanden aus meiner Familie.« So denke sie nicht. So dürfe sie in diesem Beruf gar nicht denken. Andernfalls bräuchte sie morgens nicht mehr aufzustehen.

Auch gegenüber Wilhelm Meisner, mit dem sie nach den Untersuchungen spricht, hält sie die Wahrheit zurück. Allerdings sieht sie seinen Wunsch, auf der Bettenstation mit in das Zimmer seiner Frau ziehen zu dürfen, jetzt mit anderen Augen. Die Station, auf die sie gebracht werden soll, ist nicht gerade unterbelegt. Jedes Bett wird gebraucht. Doch die Eheleute sind seit dreiundvierzig Jahren verheiratet. In all der Zeit waren sie so gut wie nie getrennt. Zwei Nächte ohne den anderen waren für sie schon lange gewesen. Wie viele Tage und Nächte, die sie gemeinsam verbringen können, werden ihnen jetzt noch bleiben?

Dass die Internistin weder ihm noch seiner Frau den Ernst der Lage offenbart, stattdessen meint, dafür seien die Ärzte auf der Bettenstation zuständig, hat mehrere Gründe: Zum einen sind die Diagnosen, die in der Notaufnahme gestellt werden, schon aus Zeitgründen oftmals nur vorläufig. Sie müssen auf den Stationen durch genauere und gezielte Untersuchungen verifiziert beziehungsweise konkretisiert werden. Zum anderen bietet die Hektik der Notaufnahme nicht gerade die geeignete Atmosphäre für Gespräche dieser Dimension. Auf den Stationen ist der Kontakt zu den Patienten enger, den Ärzten bleibt mehr Zeit, sich ihnen und ihren Angehörigen zu widmen. Und noch eines kommt hinzu: Patienten, die in der Notaufnahme landen, sind meist schon mit der ungewohnten Situation überfordert und verängstigt. Sie müssen sich erst einmal selbst zurechtfinden und vor allem mit dem Gedanken klarkommen, dass sie ernsthaft krank sind oder ihnen etwas Schlimmes zugestoßen ist. Das bedeutet für viele bereits genug psychischen Stress.

Maren Sommer hält eine Standardformulierung parat, die für die meisten Fälle anwendbar ist: »Da ist etwas, das da nicht hingehört. Das muss abgeklärt werden.« Noch nie habe ein Patient sie gefragt, ob das, was bei den Untersuchungen festgestellt wurde, gut- oder bösartig sei. Letztens sei eine Frau hier gewesen, die seit zwanzig Jahren täglich zwei Schachteln Zigaretten raucht. Auf dem Röntgenbild ihrer Lunge war deutlich eine Geschwulst zu erkennen, selbst für einen medizinisch Unkundigen. »Ja, glauben Sie, sie wollte wissen, was das sein könnte?« Ihre Erfahrung sei: Patienten haben Angst vor der Wahrheit. Daher stellen sie lieber erst gar keine Fragen. Besonders bei Tumorverdacht seien die Wörter »Krebs« und »ignorieren« für die meisten so etwas wie siamesische Zwillinge.

Lange bleibt Anna Meisner nicht in der Notaufnahme. Sie bekommt mit ihrem Mann ein Zweibettzimmer auf einer Bettenstation. Das Bett und die Verpflegung für sich muss Wilhelm Meisner selbst bezahlen. Doch das ist es ihm wert. Seine Frau allein lassen – niemals hätte er das übers Herz gebracht. Dabei ahnt er noch nicht, wie wichtig ihm diese gemeinsamen Tage bald sein werden. Wie seine Frau geht auch er noch davon aus, dass sie das Krankenhaus bald wieder verlassen können. Erst drei Tage später wird er vom Chefarzt erfahren, dass seine Frau todkrank ist. Beim ersten Gespräch hatte er lediglich gesagt, ihr gehe es sehr schlecht, sie müssten weitere Untersuchungen durchführen.

Wilhelm Meisner wird seiner Frau nichts von diesen Gesprächen erzählen. Vielleicht wird sie selbst spüren, dass es zu Ende geht. Sprechen werden sie beide nicht darüber. Anna Meisners Zustand wird sich mit jedem Tag und mit jeder Stunde, die vergehen, weiter verschlechtern. Bald wird sie nicht mehr allein aufstehen können, nicht sprechen und nicht einmal mehr fernsehen wollen, was sie sonst immer gern getan hat. Zehn Tage werden Meisners auf der Station bleiben. Dann wird der Chefarzt zu Wilhelm Meisner sagen: »Wenn Sie nicht wollen, dass Ihre Frau im Krankenhaus stirbt, wäre es besser, Sie bringen sie nach Hause.«

Dort werden sie im Wohnzimmer ein Spezialkrankenbett für sie aufstellen, vor dem großen Fenster, durch das sie in ihren geliebten Garten sehen kann und über das Feld dahinter, bis zum Horizont mit den kahlen Bäumen und den schweren Dezemberwolken am Himmel. Wilhelm Meisner wird sein eigenes Bett aus dem Schlafzimmer neben ihres stellen, damit er ihr auch in den Nächten nahe sein kann. Eine Woche werden sie auf diese Weise verbringen, bevor Anna Meisner für immer einschlafen wird.

Schichtwechsel. Die Krankenschwestern und Pfleger des Frühdienstes machen Feierabend. Für mich beginnen damit die ersten Abschiede. Ein komisches Gefühl. Spüre ich Wehmut? Ich versuche, meine Gefühle zu überspielen. Es sind die üblichen Floskeln, die mir über die Lippen kommen: »Ich habe ja Ihre Nummer. Ich melde mich.« Oder: »Wir sehen uns.« Oder: »Ich komm mal wieder vorbei.« Sprüche! Oder doch nicht? Ich sollte mir nichts vormachen: Sie werden mich nicht vermissen. Ich war nur ein Besucher, ein Eindringling in ihre Welt, der sie neugierig beäugt hat. Für sie wird sich nichts ändern, auch wenn ich nicht mehr komme.

Noch einmal sehe ich mir die Übergabe an. Die Übergaben sind die einzigen Konstanten in der Notaufnahme. Zwangsläufig. Sie teilen die Tage in Abschnitte ein, untergliedern vierundzwanzig Stunden in dreimal acht Stunden. Die Patienten sind schnell besprochen. Der Andrang ist momentan nicht groß. Doch das wird sich bald ändern. Freitagnachmittags geht es selten ruhig zu. Auch die Verteilung der Arbeitsplätze ist in wenigen Minuten erledigt. Heute muss nicht gelost werden. Pfleger Rüdiger arbeitet auf der chirurgischen Seite. Das scheint Gesetz zu sein, daran wagt niemand zu rütteln. Ich habe in der ganzen Zeit keine Übergabe mitgemacht, bei der Rüdiger auch nur gefragt worden wäre, wo er arbeiten möchte. Höchstens mal von jemandem, der einen Scherz machen wollte. Schwester Petra, die zweite der drei Petras, die heute Dienst hat, ist nicht wie Rüdiger automatisch gesetzt, bevorzugt aber ebenfalls den chirurgischen

Bereich. Sonja und Günter sind flexibel. Die zwei habe ich abwechselnd auf beiden Seiten erlebt. In ihrer Arbeitsweise ähneln sie sich. Auch wenn sie einer Seite zugeteilt sind, tauchen sie immer dort auf, wo gerade Not am Mann ist, als könnten sie das riechen. Heute übernehmen sie gemeinsam den internistischen Bereich. Peer, der Jüngste in der Runde, geht nach vorn zum Empfang. Dort übernimmt er die Ersteinschätzung der Patienten, die selbstständig kommen

Die überwiegende Zahl der Neuzugänge wird allerdings auch heute von Rettungswagen gebracht. Gerade ist wieder einer auf dem Weg hierher. Die Strecke von seinem Einsatzort in einem Einkaufszentrum bis zur Notaufnahme beträgt dreieinhalb Kilometer. Ehe die Patientin, die die Rettungsassistenten aus dem Krankenzimmer eines Kaufhauses abgeholt haben, begreift, wo genau sie sich befindet, haben sie ihr Ziel schon erreicht. Melissa Bodenweng kennt sich in der Gegend nicht aus. Die Siebzigjährige ist zu Besuch bei ihrer Schwester, die mit im Rettungswagen sitzt und sich Sorgen macht. So verwirrt und schwach hat sie die Ältere noch nie gesehen.

Für Melissa Bodenweng hingegen ist die Verfassung, in der sie sich gerade befindet, nicht neu. Sie hatte nur nie darüber gesprochen, hatte es verdrängt, weil es ihr unangenehm war. Doch Schwindelattacken wie eben im Kaufhaus hatten sie in den letzten Jahren schon einige Male außer Gefecht gesetzt. Immer waren sie völlig überraschend aufgetreten, an allen möglichen Orten. Sie kann sich nie darauf einstellen, muss stattdessen mit der ewigen Angst leben, dass sie jederzeit wieder davon überwältigt werden könnte. Sie kann immer nur hoffen, dass im entscheidenden Moment jemand in der Nähe ist, der ihr hilft.

So wie vorhin ihre Schwester in der Wäscheabteilung des Warenhauses. Die beiden Frauen hatten die Verkaufsfläche im Erdgeschoss nur schnell durchqueren wollen, um den Weg abzukürzen. Doch dann hatte sich Melissa Bodenweng entschlossen, eine Unterhose zu kaufen. An der Kasse wusste sie plötzlich nicht mehr, warum es ausgerechnet ein Schlüpfer sein sollte. Wie war sie überhaupt auf die Idee gekommen? Sie brauchte doch überhaupt keinen!

Ihre Verwirrtheit war nur der Vorbote gewesen. Es dauerte keine zehn Sekunden, bis das Ohrensausen losging, ein tiefes Brummen. Alles um sie herum begann sich zu drehen, ihr wurde übel, sie spürte, wie Brechreiz in ihr aufstieg. Im letzten Moment klammerte sie sich am Kassentresen fest, die Schwester stützte sie, sonst wäre sie gefallen.

Jetzt liegt Melissa Bodenweng in Zimmer 5, bleich wie ein Kreidefelsen. Ihre Haut ist feucht vom Schweiß. Die Hände zittern. Ihre Schwester steht neben der Trage, hält ihre Hand und tröstet sie: Sie solle sich keine Sorgen machen, es komme alles wieder in Ordnung. Sehr überzeugend klingen ihre Worte nicht, hat sie doch selbst mit einem leichten Schock zu kämpfen. Und auch, weil sie sieht, dass sich die Verfassung ihrer Schwester nur minimal verbessert hat, wenn überhaupt. Das Kopfteil der Trage muss auf die flachste Position eingestellt werden, damit sie überhaupt liegen kann. Sobald sie den Kopf ein Stück anhebt oder auf andere Weise bewegt, setzt sofort wieder der unangenehme Drehschwindel ein. Als die Neurologin, eine junge Assistenzärztin, den Oberkörper der Patientin aufzurichten versucht, muss Melissa Bodenweng sich sofort übergeben.

Spätestens nach der Computertomografie ist die Diagnose eindeutig: Melissa Bodenweng leidet an Morbus Menière. Eine rätselhafte Krankheit. Zwar wurde erforscht, dass Schwindel und Übelkeit Folgen einer übermäßigen Flüssigkeitsansammlung im Innenohr sind, wo sich Hör- und Gleichgewichtsorgan befinden. Diese führt zunächst zu einem Überdruck, dann zum Einreißen der Membranen, die die Innenohrflüssigkeit umgeben, schließlich zu einem plötzlichen Druckabfall, der besagte Schwindelattacken und meistens auch eine kurzzeitige Schwerhörigkeit mit sich bringt. Allerdings lässt sich in den seltensten Fällen sicher herausfinden, wodurch es dazu gekommen ist. Schädelverletzungen können eine Ursache sein, Entzündungen der Gehörschnecke, ebenso gut Störungen des Immunsystems.

Das Deprimierende: Bisher ist die Krankheit nicht heilbar. Einmal ausgebrochen, verläuft sie in der Regel chronisch. Der Kranke muss darauf gefasst sein, dass sich die Schwindelattacken ohne Vorsymptome in nicht abschätzbaren Zeitabständen wiederholen. Je häufiger sie auftreten, desto nachhaltiger wird die Hörfähigkeit in Mitleidenschaft gezogen. Das kann auf dem betroffenen Ohr bis zum Hörverlust führen.

Die Krankheit hat aber auch eine psychische Komponente, die nicht zu unterschätzen ist: Wer einmal einen schweren Drehschwindel durchlebt hat, womöglich in der Öffentlichkeit, den packt die schiere Angst. Mediziner sprechen von »Vernichtungsgefühlen«, die Menière-Patienten belasteten. Und davon, dass die meisten so verunsichert seien, dass sie sich zurückzögen, ihre sozialen Kontakte kappten, vereinsamten, wodurch ihre Ängste nur noch bedrückender würden.

Melissa Bodenweng ergeht es nicht anders. Sie verschweigt ihre Krankheit. Nicht einmal ihrem Mann gestattet sie, das Thema anzusprechen. Der Zwischenfall im Kaufhaus, ihr Aufenthalt in der Notaufnahme, die wenigen Tage auf der Bettenstation – all das wird sie aus ihrem Gedächtnis verdrängen: »Ich kann mich an nichts erinnern!« Sie hat diese Methode gewählt, um die Furcht vor dem nächsten Anfall zu unterdrücken.

Von allen Patienten, die heute bisher eingeliefert wurden, liegt hinter Konrad Blöthe der weiteste Weg. Ein Rettungswagen hat ihn aus dem Kreiskrankenhaus in Elmshorn gebracht, einer Stadt mit knapp fünfzigtausend Einwohnern nordwestlich von Hamburg. Über die Autobahn sind es vom dortigen Krankenhaus fast vierzig Kilometer bis hierher. Es gibt eine kürzere Strecke, über Kreis- und Landstraßen, doch dann würde die Fahrt wesentlich länger dauern. Dabei ist Konrad Blöthe sowieso schon spät dran. Waren die Symptome, derentwegen er jetzt schleunigst von Fachärzten behandelt werden soll, doch bereits am gestrigen Abend aufgetreten.

Der Siebzigjährige, der für eine kleine plattdeutsche Theaterbühne Kulissen malt, hatte sich im Fernsehen angeschaut, wie

die Bundesligaprofis von Bayer Leverkusen in der Zwischen-
runde des UEFA-Cups 0:1 gegen Tottenham Hotspur verloren.
Gleich nach dem Schlusspfiff schaltete er den Apparat aus, wollte
kurz ins Bad und dann schlafen gehen. Doch etwas bremste ihn:
Er kam nicht aus seinem Sessel heraus. Die Beine! Er spürte
keine Kraft mehr in ihnen. Nach einer Weile probierte er es noch
einmal – vergeblich. Keinen Zentimeter wollten sie ihn tragen.
Warum er nicht sofort einen Notarzt rief? Oder wenigstens seine
Mutter weckte, mit der er seit seiner Scheidung allein in dem
Haus lebt? Hätte ihn die Zweiundneunzigjährige, die sich noch
guter Gesundheit erfreut, in diesem Augenblick gesehen, sie
hätte sicherlich gleich Hilfe gerufen.

Ihr Sohn ist da geduldiger. Schnelle Entscheidungen sind seine
Sache auch sonst nicht. Als Hobbyangler mag er die Ruhe, ist
das Warten gewöhnt. Bis er sich zu etwas durchringt, muss einige
Zeit verstreichen. Und jetzt war es sowieso schon spät. Er kroch
auf allen vieren ins Schlafzimmer und dachte sich: »Leg dich erst
mal ins Bett, schlaf aus. Morgen sieht die Welt wieder anders
aus.«

Tat sie aber nicht. Deswegen rief er dann doch seinen Bruder an, damit der ihn ins Kreiskrankenhaus fuhr. Dort hielten
sich die Ärzte nicht lange mit ihm auf. Ihre Untersuchungen
deuteten auf einen Schlaganfall hin. Kein ausgewachsener, dafür
waren die Symptome zu schwach. Aber gerade deshalb sollte
rasch etwas unternommen werden, bevor Schlimmeres passierte.
Warum sie einen Rettungswagen orderten und ihn damit nach
Hamburg schickten, verstand er selbst nicht. Vielleicht waren
die Kapazitäten des vergleichsweise kleinen Krankenhauses erschöpft. Vielleicht war es für solche Fälle nicht gut genug ausge-
rüstet.

Hier, in der Notaufnahme, läuft das volle Programm ab, nicht
hektisch, aber zügig. Sonja und Günter teilen sich die Handgriffe
auf, messen Blöthes Blutdruck, Puls und Temperatur, bestimmen außerdem die Sauerstoffsättigung seines Blutes. Dann nehmen sie aus seiner rechten Armbeuge vier Röhrchen Blut ab,

entkleiden ihn, verstauen seine Sachen in einer Plastiktüte, beschriften diese mit einem Patientenaufkleber, den die TPA ausgedruckt haben, und ziehen ihm eines der hellgrünen Krankenhaushemden an, die gestapelt auf dem Wandregal über dem Computertisch liegen. Zuletzt kleben sie ihm sechs Elektroden auf die Brust, befestigen die Kontaktklammern an den Handgelenken und an beiden Waden, oberhalb der Knöchel, um ein EKG zu schreiben. Gleichzeitig fragt Sonja die Pflegeanamnese ab und trägt Blöthes Angaben in das Formular ein.

Für alles zusammen brauchen sie keine zehn Minuten. Ich beobachte sie dabei, erinnere mich, wie fremd das alles am ersten Tag für mich war. Wie vertraut dagegen sind mir diese Handgriffe jetzt! Fast alle beherrsche ich inzwischen selbst. Die Fragen für die Pflegeanamnese könnte ich im Schlaf herunterbeten. Ich denke an das Wort »Dekubitus«. Es steht auch auf dem Fragebogen und daneben ein weißer Kreis zum Ankreuzen. Als ich es das erste Mal las, wusste ich nicht, was es bedeutete. Hätte ich wissen müssen, dass damit gefährliche Druckgeschwüre, also wund gelegene, entzündete Druckstellen, gemeint sind, die vor allem bei bettlägerigen geschwächten Pflegebedürftigen entstehen und nur schwer, bei manchen auch gar nicht verheilen oder chronisch wiederkehren? Schwester Petra, die dritte – sie ist heute nicht im Dienst –, erklärte es mir. Und zwar so, dass ich nicht das Gefühl hatte, sie halte mich für einen Trottel.

Dieselbe Petra hat mir oft gezeigt, was mit Patienten zu tun ist, und erklärt, warum etwas getan werden muss. Sie war eine gute Lehrmeisterin. Und sie ist eine genauso gute Beobachterin. Ihr entgeht nichts. Wahrscheinlich sagt sie nicht alles, was sie denkt. Aber ich glaube, sie denkt sich immer ihren Teil. Bei den Besprechungen im Aufenthaltsraum hält sie sich meistens zurück, aber sie registriert genau, was die anderen sagen. Mich hat sie vom ersten Tag an unter die Lupe genommen. Manchmal bemerkte sie sogar mehr, als mir selbst auffiel. Ganz am Anfang meiner Zeit ging ich ihr einmal bei der Versorgung einer älteren Patientin zur Hand. Sie kam aus einem Heim, in dem sie auf Hygiene offenbar keinen allzu großen Wert legten. Die Frau roch unangenehm, und ihre Kleidung sah aus, als sei sie seit Längerem weder gewechselt noch gewaschen worden. Vermutlich hielt ich deshalb etwas Abstand. Mir ist das gar nicht aufgefallen. Petra schon. Sie fragte hinterher, ob ich ein Problem hätte, nahe an Patienten heranzugehen, Körperkontakt zu haben, sie anzufassen. Meine Arme seien gerade immer länger geworden.

Petra ist fünfundvierzig. Sie kennt alle Tücken ihres Berufs, übt ihn seit über fünfundzwanzig Jahren aus. Da verliert man Illusionen. Berufliche, aber auch private. Mit einem vernünftigen Familienleben ist der Job schwer zu vereinbaren. Ihre Ehe ist gescheitert, nicht nur daran, sagt sie, aber auch. Damit ist sie keine Ausnahme unter den Mitarbeitern der Notaufnahme. Und beruflich? »Na ja, in dieser Hinsicht wird es auch nicht leichter«, antwortet sie. »Nicht nur wegen der Einsparungen im Gesundheitswesen.« Es gebe auch Patienten, die einem das Leben schwer machten. »Manche vergessen anscheinend, dass Krankenschwestern und Pfleger auch Menschen sind, die Gefühle haben und Sorgen wie jeder andere, die verletzbar sind, denen es auch mal schlecht geht.« Solche Gedanken erfährt man, wenn man sich mit Petra in einem ruhigen Moment unterhält. Die Patienten bekommen davon nichts zu hören. Wen interessiere das schon?

Inzwischen kümmert sich eine Internistin um Konrad Blöthe. Sie erfragt seine Krankengeschichte, hört Herz, Lunge und die großen Halsgefäße ab, ertastet den Puls an seinem linken Arm und am Fuß. Kurz darauf kommt die Neurologin hinzu, die sich mit ihrer Kollegin bespricht und dann mit der neurologischen Untersuchung beginnt. Sie sucht auf dem Kopf und im Gesicht nach schmerzhaften Druckpunkten und nimmt sich Blöthes Augen vor, testet die Sehfähigkeit, beobachtet seine Augenbewegungen, kontrolliert, ob die Mimik auf beiden Hälften seines Gesichts gleich ist. Danach prüft sie alle möglichen Reflexe, ob er seine Bewegungen koordinieren kann, das Schmerz-, Temperatur- und Berührungsempfinden intakt ist, wie gut das vegetative Nervensystem funktioniert. Zum Schluss macht sie sich ein Bild über seine psychische Verfassung, in welchem Maße er zeitlich und räumlich orientiert ist, ob er sich konzentrieren kann, wie es um seine seelische Stimmungslage bestellt ist.

Dass er tatsächlich einen Schlaganfall erlitten hat, dürfte sicher sein. Auf den Aufnahmen aus der Computertomografie ist allerdings nichts zu sehen. Vielleicht ein gutes Zeichen? Zumindest spricht es dafür, dass der Schlaganfall nicht durch eine Hirnblutung ausgelöst wurde. Die wäre sofort zu sehen. Kommt also nur ein Hirninfarkt als Ursache in Frage. Der wird durch eine plötzliche Durchblutungsstörung des Gehirns hervorgerufen. Die kann nicht sehr groß gewesen sein, ansonsten hätte man auf den Bildern auch etwas sehen können. Nur kleinere werden erst nach Tagen als dunkle Stellen sichtbar. Für den Moment entscheidend ist, dass die Neurologin jetzt weiß, womit der Patient behandelt werden muss. Sie lässt ihm eine Braunüle in die linke Armbeuge legen. Die erste Infusion mit dem Medikament, das das Blut dünnflüssiger machen und einem weiteren Schlaganfall vorbeugen soll, schließt sie selbst an. Danach wird Konrad Blöthe auf eine neurologische Station verlegt. Hier wird er aller Voraussicht nach eine Woche bleiben, maximal zehn Tage, falls es zu keinen unvorhergesehenen Zwischenfällen kommt.

Das Zimmer, in dem Blöthe verarztet wurde, wird jetzt dringend benötigt. Alle anderen Behandlungsräume sind inzwischen besetzt. Selbst Sonja, die sich nie vor Arbeit scheut, stöhnt. Zwei Tragen mit Patienten stehen bereits auf dem Flur, und der nächste Rettungswagen ist im Anrollen. Ein typisches Bild für einen Freitagnachmittag. Bis zum Abend wird es so bleiben, darauf könnte man Wetten abschließen. Besonders groß ist der Andrang von Patienten, die aus Altenheimen oder Pflegeeinrichtungen gebracht werden. Auch das ist charakteristisch für einen Freitag.

In den meisten Heimen wird übers Wochenende das Pflegepersonal verringert. Da sei man froh, wenn rechtzeitig »ausgemistet« werden könne, wie es einer der Rettungsassistenten ausdrückt, der innerhalb von fünf Stunden dreimal ins selbe Heim gerufen wird. Bei jedem Patienten habe die Diagnose »AZ-Verschlechterung« geheißen. Das sei das Zauberwort. »Es funktioniert immer, falls sich nichts anders finden lässt«, meint er. »Alt und gebrechlich sind sie schließlich alle. Und ein bisschen zusätzliche Pflege kann ihnen auch nicht schaden. Die Verantwortlichen der Heime wissen genau, dass die Krankenhäuser die Patienten nicht vor Montag entlassen.« Wahrscheinlich sei es für manch einen Heimbewohner sogar die sicherere Lösung, unbeschadet das Wochenende zu überstehen. In ihrem Heim würden sie aus Mangel an Personal vielleicht sogar dann sich selbst überlassen bleiben, wenn sie wirklich Hilfe benötigten.

In den nächsten Stunden zähle ich nur zwei Heimpatienten, die nicht allein wegen einer »Verschlechterung ihres Allgemeinzustands« hergebracht werden: Leonore Leichsenbrink ist eine davon. Sie ist siebenundneunzig Jahre alt, lebt in einer Seniorenwohnresidenz, scheint noch verhältnismäßig rüstig zu sein. Nur mit dem Laufen klappt es neuerdings nicht mehr so gut. Sie ist etwas wackelig auf den Beinen. Einen Gehwagen hat sie schon länger. Mit der Vorstellung, sich in einen Rollstuhl zu setzen, muss sie sich erst noch anfreunden. Gleich zweimal war sie heute gestürzt. Beim zweiten Mal muss sie mit dem Kopf auf den Wohnzimmertisch aufgeschlagen sein. Die Platzwunde über ihrem rechten Auge sieht frisch aus, sie blutet. Und über Kopfschmerzen klagt die alte Dame auch.

Die zweite Patientin, Hannelore Ernst, ist zehn Jahre jünger. Sie lebt in einem Altenheim in Norderstedt, ist ebenfalls gestürzt, aber nur einmal. Auch sie muss dabei ungünstig gefallen beziehungsweise aufgekommen sein: Auf dem Röntgenbild ist selbst für mich relativ gut zu erkennen, dass mehrere Rippen gebrochen sind. Drei ganz sicher. Bei der vierten sieht es ebenfalls danach aus. Es könnte sich aber auch um einen alten Bruch handeln, bei dem die Knochenenden um Millimeter verschoben zusammengewachsen sind.

Gerade als ich denke, es werde doch etwas ruhiger, und ich könne mich allmählich auf meinen Feierabend vorbereiten, gerade als ich mich entschließe, noch einmal in alle Behandlungszimmer zu sehen, wie ich es mir zum Ende einer jeden Schicht angewöhnt habe, bevor ich im Umkleideraum die grüne Krankenhauskleidung gegen Jeans und Pullover tausche und meine Sneaker, die einige Blutspritzer abbekommen haben, durch schwarze Lederschuhe ersetze – genau in diesem Moment wird eine Trage mit einer Patientin hereingerollt, die Minuten später selbst erfahrene ZNA-Ärzte, die zwanzig Jahre und mehr im weißen Kittel auf dem Buckel haben, in schieres Erstaunen versetzt.

Das Kopfende der Trage ist hochgestellt, sodass die Patientin sitzen kann. Unter ihrem adipösen Körper wirkt die Sitzfläche fast zu schmal. Der Unterleib und die Beine sind mit einem Tuch abgedeckt. Ihr Gesicht ist fast so weiß wie das Laken. Sie trägt einen Pagenschnitt, etwas zu lang, das Akkurate der Frisur ist herausgewachsen. Ein paar graue Strähnen hängen ihr wirr ins Gesicht. Ihr Blick stiert geradeaus. Sie sagt keinen Ton, noch nicht, wirkt verwirrt, scheint verärgert zu sein. Die Rettungsassistenten verlieren keine Silbe darüber, dass sie sie gegen ihren Willen hierher bringen.

Vielleicht wieder jemand aus der Psychiatrie, denke ich. Nach Veronika Müller heute Morgen, der Patientin, die auf einer psychiatrischen Station gezündelt hatte, würde das den Tag abrunden. Es wäre genau die Zeit für »Borderliner«. Die kommen meistens am späten Abend. Doch dafür dürfte die Frau auf der Trage entschieden zu alt sein. Da fällt mir auf, dass einer der Rettungsassistenten eine Prothese in der Hand trägt. Sieht nach einem Ersatz für das rechte Bein aus.

Regina Hingst ist einundsiebzig, Diabetikerin, außerdem Dialysepatientin, seit Jahren ein Pflegefall. Sie lebt mit ihrem Mann in einer Erdgeschosswohnung in Tangstedt, einem kleinen Ort gleich hinter der nördlichen Stadtgrenze Hamburgs. Einen Pflegedienst nehmen sie nicht Anspruch. Ihr Mann versorgt sie, ist vierundzwanzig Stunden am Tag für sie da. Das Leben ist für beide schwer. Es ist in letzter Zeit immer schwieriger geworden. Die Krankheit schreitet fort. Regina Hingst ist an Diabetes

Typ 2 erkrankt, landläufig »Altersdiabetes« genannt. Rund sechs Millionen Deutsche sind davon betroffen. Ihr Blutzuckerspiegel ist deutlich erhöht, der Organismus kann Kohlenhydrate wie Zucker nur unzureichend verwerten. Sie kämpft mit einem zu hohen Blutdruck, und auch ihre Blutfett- und Harnsäurewerte überschreiten deutlich die Norm.

Das muss nicht erst gemessen werden, sie weiß das alles selbst. Und deswegen ist sie auch gar nicht hier. Sie wollte längst zu Hause bei ihrem Mann sein. Der wartet auf sie. Sie haben heute sowieso schon zu viel Zeit getrennt verbracht. Regina Hingst hatte am frühen Nachmittag einen Operationstermin, nicht in dieser Klinik, in einem anderen, kirchlichen Krankenhaus. Dort wurden ihr die Zehen und ein Teil des linken Fußes abgenommen. Eine Folge des Diabetes, der mit der Zeit zu Polyneuropathie führt, einer Schädigung des peripheren Nervensystems, dem Teil des Nervensystems, der sich außerhalb des Rückenmarks und des Gehirns befindet. Dabei werden besonders die langen und feingliedrigen Nervenfasern zerstört, wodurch die Sensibilität in den entsprechenden Körperregionen vermindert wird. Im fortgeschrittenen Stadium kann sie auch komplett verschwinden. Betroffene spüren weder Berührungen, Wärme und Kälte noch Schmerzen. Handeln sie sich dann, wie Regina Hingst, durch eine Wunde, die nicht versorgt wird und infolge des geschwächten Immunsystems schlecht oder gar nicht verheilt, eine Infektion ein, bemerken sie diese entweder nicht oder ignorieren sie, da sie ja keine Schmerzen haben. Ärzte sprechen vom »diabetischen Fußsyndrom«.

Dabei hatte sie diesmal noch vergleichsweise schnell reagiert. Vor Jahren musste ihr rechtes Bein bis zum Oberschenkel amputiert werden, da sie viel zu spät zum Arzt gegangen war. Die Amputation wurde damals hier im Krankenhaus durchgeführt. Sie lief ohne Komplikationen ab. Dennoch meidet Regina Hingst seitdem die Klinik. Hier hat man sie zum Krüppel gemacht! So hat sie das in ihrem Kopf abgespeichert. Den Gedanken, dass die Blutvergiftung sonst noch weiter fortgeschritten und sie daran gestorben wäre, lässt sie offenbar nicht zu.

Warum sie jetzt trotzdem in der Notaufnahme des ihr verhassten Krankenhauses gelandet ist, scheint sie gerade am allerwenigsten zu begreifen. Sie verzieht keine Miene, spürt nicht die geringsten Schmerzen. Stattdessen protestiert sie ständig: »Was soll ich hier? Bringt mich gefälligst nach Hause!« Sie besteht darauf, ihren Mann anzurufen. »Ich bin im Heidberg!«, ruft sie in den Hörer, vielleicht ist er schwerhörig. Auf jeden Fall regt sie sich auf: »Ich weiß auch nicht, warum. Die lassen mich nicht weg!«

Der Krankentransporter sollte sie ursprünglich tatsächlich nach Hause bringen. Doch auf der Fahrt dorthin fiel einem der Sanitäter auf, dass die Operationswunde so stark blutete, dass der Verband nach wenigen Minuten völlig durchsuppt war. Sie hielten an der nächsten Rettungswache, die auf dem Weg lag. Ein Notarzt sah sich die Wunde an – und entschied sofort, die Patientin mit Blaulicht und Martinshorn ins nächstgelegene Krankenhaus zu schaffen.

Im Behandlungszimmer 8 nimmt Rüdiger den provisorischen Verband ab, den der Notarzt ihr angelegt hatte. Rüdiger ist einer der erfahrensten ZNA-Pfleger. Es gibt kaum eine Verletzung, die ihm noch nicht untergekommen wäre. Vorsichtig legt er Bahn um Bahn den linken Fuß frei, bis er die blanke Wunde vor sich hat – und seine Augen immer größer werden, als könnte er nicht glauben, was sie sehen: Die Wunde ist völlig offen. Man kann förmlich in den Fuß hineinschauen, als hätte man einen Querschnitt vor sich, nur dass der hier ziemlich blutig aussieht. Als sei Regina Hingsts Vorderfuß mit einem Fallbeil abgetrennt und der Stumpf danach nicht weiterversorgt worden. Als hätte der Operateur mittendrin eine Pause eingelegt und die Patientin dann vergessen. Als sei die während der Operation einfach vom OP-Tisch gesprungen und aus dem Krankenhaus geflüchtet. Nur: Wie hätte sie das anstellen sollen?

Ich stehe ungefähr einen Meter entfernt, brauche einige Sekunden, ehe ich überhaupt begreife, was meine Augen sehen. Dann reiße ich mich ruckartig von dem Anblick los, drehe den

Kopf weg, zum Waschbecken hinter mir. Und ich dachte, ich sei längst nicht mehr so empfindlich wie vor drei, vier Monaten! Nach allem, was ich mir in der Notaufnahme an Wunden und Blut angesehen habe. Doch das jetzt ist zu viel für mich, übersteigt das Erträgliche. Ich würge, schmecke Erbrochenes, säuerliche Flüssigkeit in meinem Mund, schlucke sie hinunter. Nie habe ich ein Behandlungszimmer schneller verlassen. Frische Luft, ich brauche frische Luft!

Aber gleichzeitig will ich nichts verpassen. Rüdiger und Petra können auch nicht alles stehen und liegen lassen und einfach wegrennen. Nach ein paar Minuten kehre ich in das Zimmer zurück. Es hat sich nichts verändert. Ich vermeide es, den Fußstumpf anzusehen. Muss ich auch gar nicht. Ich sehe ihn noch genau vor mir: die durchtrennten Gefäße, die abgesägten Knochen, das Blut, das unaufhörlich heraussickert. Ich fürchte, das Bild wird mich noch lange begleiten.

Stattdessen konzentriere ich mich auf das Gesicht von Regina Hingst. Wie reagiert sie? Sie stiert auf ihren Fuß, gibt keinen Ton von sich. Gleich, denke ich, wird sie ohnmächtig. Doch es geschieht nichts. Sie rührt sich nicht, bleibt in unveränderter Haltung sitzen, wie sie die ganze Zeit schon saß. Nicht einmal übel scheint ihr zu werden.

Um sie herum sind alle aufgebracht. Sie beeindruckt das nicht. Die Szenerie könnte surrealer nicht wirken: Hätte die Patientin einen Unfall gehabt... Aber so? Selbst der Chirurg, der altgediente, der manchmal etwas brummig wirkt, steht vor der Trage und kann kaum fassen, welch ein Anblick sich ihm bietet. »Das sieht nicht aus, als hätte das ein Fachmann ausgeführt«, murmelt er nach einer geraumen Weile, leise, als würde er mit sich selbst sprechen.

Die Notaufnahme hat ihre Attraktion. Nacheinander kommen alle Schwestern und Pfleger, die im Dienst sind, um sich den Fuß von Frau Hingst anzusehen. Andere Ärzte von der chirurgischen Station tauchen auf, die beiden ZNA-Internisten, die Neurologin, ein Radiologe, den ich noch nie gesehen habe, zwei

Röntgenassistentinnen... Die Patientin sitzt mittendrin. Ein bisschen scheint sie die Aufmerksamkeit zu genießen.

Ein perfektes Schlussbild, denke ich. Irgendwie unwirklich – und doch Realität. Wie so vieles, was ich in den letzten sieben Tagen hier erlebt habe und in all den Wochen zuvor.

Zeit für mich zu gehen.

Wie dieses Buch entstand

Das Krankenhaus, in dessen Notaufnahme ich fünf Monate lang die meiste Zeit verbrachte, hatte ich nicht zielgerichtet ausgesucht. Da ich in Hamburg lebe, bot sich aus logistischen Gründen an, für mein Vorhaben eine der Hamburger Kliniken zu wählen. Alles Weitere ergab sich eher zufällig. Sieht man einmal davon ab, dass ich ein großes Hospital der Stadt, das meiner damaligen Wohnung am nächsten lag, bewusst nicht in Betracht zog. Die dortige Notaufnahme hatte ich selbst schon als Patient aufsuchen müssen, zweimal im Abstand von fünf Jahren. Dadurch fühlte ich mich voreingenommen. Mag sein, dass meine Erinnerungen durch den unbefriedigenden Ausgang der ersten Behandlung und die kaum erträglichen Schmerzen bei der zweiten getrübt sind.

Das erste Mal ging ich dorthin, weil mich starke Ohrenschmerzen plagten und ich auf dem linken Ohr schlagartig kaum noch etwas hören konnte. Es war an einem Samstagabend. Nach einigen Untersuchungen diagnostizierten die Ärzte in der Notaufnahme einen Hörsturz. Sie rieten mir, unbedingt in der Klinik zu bleiben, und verlegten mich noch in derselben Nacht auf die Hals-Nasen-Ohren-Station. Dort erhielt ich täglich zwei Infusionen eines durchblutungsfördernden Medikaments. Zehn Tage lag ich in einem Sechsbettzimmer, ohne dass eine deutliche Besserung eingetreten wäre. Die Schmerzen ließen nur unwesentlich nach, die Hörfähigkeit blieb eingeschränkt. Dafür breitete sich auf meinen Unterarmen ein juckender Hautausschlag aus: kleine hellrote Papeln, die aussahen wie Mückenstiche. Offenbar eine allergische Reaktion auf den Wirkstoff des Präparats.

Daraufhin erklärte mir einer der Stationsärzte, er könne weiter nichts für mich tun. Also verließ ich das Krankenhaus.

Beim zweiten Mal benötigte ich an einem Feiertag medizinische Hilfe. Hinterher fragte ich mich zwar, warum ich meinem Sohn auch ausgerechnet am Karfreitag meine Sportlichkeit beweisen musste, aber nachher ist man immer klüger.

Wie so oft bei schönem Wetter rollten wir mit unseren Inline-Skates einen asphaltierten Weg am Elbdeich entlang, ziemlich flott, wir waren geübt, als mir in voller Fahrt ein winziger Stein zum Verhängnis wurde. Ich ruderte noch heftig mit den Armen in der Luft, verlor dennoch das Gleichgewicht, überschlug mich zwei- oder dreimal, vielleicht noch häufiger – es ging dermaßen schnell, dass ich es so genau nicht sagen kann –, und knallte dabei mit der rechten Schulter auf den Asphalt.

Die Diagnose, die der diensthabende Chirurg in besagtem Krankenhaus stellte, nachdem er meine Schulter eingehend abgetastet und zwei aus unterschiedlichen Perspektiven angefertigte Röntgenaufnahmen betrachtet hatte, klang trotzdem um einiges dramatischer, als mir der Sturz selbst vorgekommen war. Vielleicht stand ich auch unter Schock. Jedenfalls schrieb er »ACG-Sprengung Typ Tossy III« in den Behandlungsbericht, was bedeutete, dass das betroffene Schultereckgelenk, die Verbindung zwischen dem Schlüsselbein und der Schulterhöhe, dem höchsten Punkt des Schulterblatts, nachhaltig ruiniert war. Normalerweise werden die Knochen an dieser Stelle durch mehrere Bänder zusammengehalten. Obgleich ich nicht gerade an Übergewicht leide, hatte die Wucht des Aufpralls ausgereicht, um alle Bänder gleichzeitig reißen zu lassen.

Eine komplizierte Verletzung, deren Auswirkungen jedoch selbst ein medizinischer Laie ohne Mühe erkennen konnte: Die rechte Schulterpartie war nicht nur geschwollen, sondern auch unnatürlich verformt. Das seitliche Ende des Schlüsselbeins bog sich nach oben. Die Haut darüber spannte, als würde sie jeden Moment reißen.

Es tat höllisch weh. Und das nicht nur, wenn ich versuchte,

den rechten Arm auch nur einen Zentimeter zu bewegen. Selbst im Ruhezustand wummerte ein Schmerz durch meinen Körper, dass mir speiübel wurde. Ich will den Ärzten keineswegs Herzlosigkeit unterstellen. Wahrscheinlich gaben sie ihr Bestes, und bestimmt hatten sie gute Gründe für das, was sie taten. Dass ich operiert werden musste, war nach dem Röntgen klar. Anders, meinten sie, seien Tossy-III-Fälle gar nicht wieder hinzubekommen. Sie wollten mir eine Drahtschlinge einsetzen, die das Gelenk so lange zusammenhalten sollte, bis die Bänder wieder zusammengewachsen wären. Nur könne so ein Eingriff nicht am Feiertag erfolgen. Und auch nicht am Tag darauf, dem Samstag. Danach komme Ostern, da sei es ohnehin völlig unmöglich. Vor Dienstag bräuchte ich also gar nicht wiederzukommen.

Ich muss ziemlich ungläubig dreingeschaut haben. Doch, doch, versicherten sie, medizinisch sei das durchaus vertretbar, wegen der Schwellung auch üblich. Dann machten sie sich daran, meine instabile Schulter mit einem sogenannten Rucksackverband zu verschnüren, der sie stabilisieren sollte. Zum Schluss überreichten sie mir eine Packung Schmerzmittel der stärkeren Sorte und schickten mich nach Hause. Ich erinnere mich nicht mehr, wie ich das Osterwochenende überstand. Nur, dass ich die Tabletten in hoher Dosis nahm. Sie versetzten mich in einen Dämmerzustand, der mich die Schmerzen offenbar irgendwie aushalten ließ.

Operiert wurde ich erst fünf Tage nach dem Unfall. Und drei Monate später noch einmal, weil der Draht wieder entfernt werden musste, dessen eines Ende sich beinahe durch die Haut gedrückt hätte. Anschließend dauerte es fast ein Jahr, bis ich Schulter und Arm wieder schmerzfrei belasten konnte. Noch heute spüre ich bei Wetterumschwüngen ein unangenehmes Puckern unter der zehn Zentimeter langen Operationsnarbe.

Diese Notaufnahme war also von vornherein ausgeschieden, da ich so objektiv wie möglich an das Thema herangehen wollte. Inzwischen habe ich ähnliche Geschichten aus anderen Krankenhäusern gehört, schlimmere – und nicht wenige davon. Damals aber, auf der Suche nach einer geeigneten Notaufnahme, vermied ich es, danach zu forschen. Meine Schwester war die Einzige, die ich um Ratschläge bat. Sie arbeitet als Krankenschwester, und das seit mehr als zwanzig Jahren, in einer kleineren Stadt, die mehrere hundert Kilometer von Hamburg entfernt liegt. So konnte sie mir einige grundlegende Dinge vermitteln, ohne mich bei meiner Auswahl zu beeinflussen. Von ihr erfuhr ich zum Beispiel, dass man sich die Arbeit in der Notaufnahme eines Provinzkrankenhauses völlig anders vorzustellen hat als die in einer Achthundert-Betten-Klinik inmitten einer Millionenstadt wie Berlin oder Hamburg. Überhaupt würden die Organisationsstrukturen in den Notaufnahmen von Bundesland zu Bundesland, aber auch von Stadt zu Stadt variieren. Selbst innerhalb eines Ortes könne es zwischen einzelnen Häusern mitunter gravierende Unterschiede geben. Diese seien von vielen Faktoren abhängig. Beispielsweise von der Lage und Größe eines Krankenhauses. Aber auch von der Anzahl und der Qualifikation seiner medizinischen Fachkräfte, dem Patientenaufkommen, von der Philosophie des jeweiligen Führungspersonals und nicht zuletzt von den finanziellen Mitteln, die zur Verfügung stünden. Dass sich im Gesundheitswesen alles längst mehr ums Geld als um die optimale Versorgung der Patienten dreht, ist keine bösartige Unterstellung. Davon ist täglich in der Zeitung zu lesen. Die umstrittene Gesundheitsreform ist nur ein Abbild dessen. Krankenhäuser – ob nun in staatlicher, kirchlicher oder privater Trägerschaft – sind keine wohltätigen Heilanstalten mehr, sondern knallhart kalkulierende Wirtschaftsunternehmen. Und aus Patienten sind Kunden geworden. Doch das ist ein anderes Thema.

Den entscheidenden Hinweis fand ich im Internet. Will man sich dort über Hamburger Krankenhäuser informieren, stößt man schnell auf die Homepage der LBK Hamburg GmbH – und auf eine Firmenstruktur, die nicht einfach zu durchschauen ist. Bei der Gesellschaft handelt es sich um eine Anstalt des öffentlichen Rechts, die im Januar 2005 durch ein Senatsgesetz aus dem

Landesbetrieb Krankenhäuser (daher LBK) Hamburg hervorging. Nach eigenen Angaben zählt sie mit einem Jahresumsatz von über 775 Millionen Euro und rund zwölftausend Beschäftigten zu den größten Gesundheitsunternehmen Europas. Unter ihrem Dach sind sieben Krankenhäuser und mehr als zwanzig Serviceunternehmen und Tochtergesellschaften vereint. So weit, so klar.

Ab hier wird es komplizierter: Einerseits wurde in besagtem Gesetz festgeschrieben, dass die Gesundheits- und die Finanzbehörde der Stadt berechtigt und verpflichtet seien, das Geschäftsgebaren der LBK zu kontrollieren. Andererseits kaufte der international agierende Klinikbetreiberkonzern Asklepios inzwischen 74,9 Prozent der GmbH – die restlichen 25,1 Prozent gehören weiterhin der Stadt – und übernahm sämtliche einst städtischen Krankenhäuser, die seitdem auch unter dem Namen Asklepios firmieren. Diese Transaktion sorgte in der Vergangenheit mehrfach für Schlagzeilen. Zuerst, weil die Teilprivatisierung der LBK trotz eines Volksentscheids, bei dem eine deutliche Mehrheit dagegen votierte, umgesetzt wurde. Zuletzt dann Ende 2006, nachdem bei den Staatsanwaltschaften in Frankfurt/Main und Nürnberg anonyme Strafanzeigen eingegangen waren. Darin wurden die maßgeblich an dem Millionendeal Beteiligten – führende Asklepios-Mitarbeiter und Verantwortliche der Hamburger Senatsverwaltung – bezichtigt, Betrügereien und Finanzmanipulationen in großem Stil begangen zu haben. Die Beschuldigten bestritten jegliche Vorwürfe. Tatsächlich schien es sich um eine politisch motivierte Schmutzkampagne zu handeln. Jedenfalls fanden die Staatsanwälte keinerlei Anhaltspunkte für eine Straftat. Im Februar 2007 wurden die Ermittlungen eingestellt.

Als die Anschuldigungen erstmals an die Öffentlichkeit drangen, hatte ich mich bereits für die Zentrale Notaufnahme der Asklepios Klinik Nord entschieden und steckte mitten in den Recherchen. Letzten Endes hatte der kleine Zusatz »Zentrale« für mich den Ausschlag gegeben, diese Klinik auszusuchen. Eine Notaufnahme gibt es in fast jedem Krankenhaus. Der Umstand, dass sich in einer *Zentralen* Notaufnahme Ärzte verschiedenster Fachrichtungen um die Patienten kümmern, war mir besonders interessant erschienen. Erst recht, nachdem ich auf der Internetseite der Klinik folgenden Satz gelesen hatte: »Diese interdisziplinäre Ausrichtung macht die Zentrale Notaufnahme zu einer der innovativsten ihrer Art in Deutschland.«

Was ich jetzt noch benötigte, war eine Genehmigung der Klinikleitung. Die Erlaubnis zu erhalten, Ärzte und Pflegekräfte für einen Tag bei ihrer Arbeit zu begleiten, würde vielleicht kein Problem darstellen. Nur wollte ich viel tiefer in die Materie eindringen. Selbst eine Woche würde für das, was ich vorhatte, nicht ausreichen. Mir schwebten drei Monate vor, als Minimum. Und ich wollte die Arbeit nicht nur als Zuschauer aus der Distanz betrachten, sondern so dicht ans Geschehen heran wie möglich. Sich zum Beispiel vorzustellen oder auch erzählen zu lassen, wie es für einen Krankenpfleger ist, in drei Schichten zu arbeiten, mag eine Sache sein. Eine ganz andere ist es, diese Erfahrung selbst zu machen, die Auswirkungen des ständigen Rhythmuswechsels zwischen Früh-, Spät- und Nachtschichten, der Wochenenddienste und freien Tage in der Woche am eigenen Leib zu spüren, und das über einen längeren Zeitraum, bis man nicht mehr genau weiß, welcher Wochentag gerade ist. Ganz zu schweigen von den psychischen Belastungen, die in der Notaufnahme Tag für Tag auf einen zukommen und die ich mir zu diesem Zeitpunkt noch gar nicht auszudenken vermochte.

Allzu große Hoffnungen hegte ich nicht, als ich Heinzpeter Moecke, den Ärztlichen Direktor der Klinik, um einen Gesprächstermin bat. Falls er überhaupt einverstanden sein würde, dass ich mich in der Zentralen Notaufnahme umsah, machte ich mich darauf gefasst, mit ihm um die Zeitspanne feilschen zu müssen, die er mir für meine Recherchen zugestand. Ich sollte mich irren. Offenbar war ich genau an den Richtigen geraten. Die Notfallmedizin ist eine Disziplin, die Heinzpeter Moecke besonders am Herzen liegt. Vor seinem Aufstieg ins Krankenhausmanagement war er selbst lange als Notarzt tätig gewesen, nebenbei, und das mit einer gehörigen Portion Idealismus, wie er sagte. Noch heute gehört er der Leitenden Notarztgruppe der Hamburger Feuerwehr an. Außerdem ist er Leiter des LBK-Instituts für Notfallmedizin.

Nun weiß man, dass ein Ärztlicher Direktor immer auch ökonomisch zu denken hat und daher an Publicity für seine Klinik interessiert sein sollte, solange sie positiv ausfällt und als erfreuliche Nebenwirkung neue Patienten anlocken könnte. Das dürfte Heinzpeter Moecke kaum anders gesehen haben. Nur machte er seine Zusage davon nicht abhängig. Für ihn wäre es offenbar auch in Ordnung gewesen, hätte ich beabsichtigt, den Namen des Krankenhauses nicht einmal zu erwähnen. Er schien die Idee interessant zu finden, das Leben in der Notaufnahme einmal so darzustellen, wie es sich in Wirklichkeit abspielt, ungeschminkt und ohne theatralische Inszenierungen.

Viele Menschen scheinen ja zu glauben, dort würde es in etwa so zugehen wie in der amerikanischen TV-Serie »Emergency Room« oder deren nicht minder auf Sensation gebürstetem Nachfolger »Grey's Anatomy«. Doch wie wenig von der Krankenhausrealität diese und all die anderen Weißkittelserien, die auf beinahe jedem Kanal die Fernsehzuschauer heimsuchen und Woche für Woche beachtliche Einschaltquoten erzielen, tatsächlich abbilden, sollte ich bald erfahren.

Der Klinikchef gab mir grünes Licht. Allerdings verordnete er den ZNA-Mitarbeitern nicht kraft seines Amtes, mich die nächsten Monate auf ihrer Station, in ihrem Schatten dulden zu müssen. Sie sollten sich von meinen Plänen selbst ein Bild machen und danach entscheiden, ob sie sich von mir über die Schultern schauen lassen wollten. Und so lernte ich eine Welt kennen, deren Geheimnisse den meisten Menschen verborgen bleiben.

Dank

Dieses Buch hätte ich ohne die Unterstützung und Hilfsbereitschaft zahlreicher Personen weder recherchieren noch schreiben können. Mein Dank gilt zuerst den Ärzten, Krankenschwestern, Pflegern und TPA der Zentralen Notaufnahme der Hamburger Asklepios Klinik Nord. Obwohl von vornherein klar war, dass nicht alle im Buch vorkommen können, hat mir jeder Einzelne von ihnen bei der Umsetzung des Projekts geholfen. Ich bedanke mich aber auch bei den Ärzten von anderen Stationen des Krankenhauses, besonders bei den Neurologen, Chirurgen und Anästhesisten, denen ich in der Notaufnahme begegnet bin. Sie gestatteten mir ebenfalls Einblick in ihre Arbeit und erklärten mir wichtige Zusammenhänge. Ebenso danke ich den Röntgenassistentinnen für viele hilfreiche Auskünfte. Dem Arzt Isaak Wontroba sei an dieser Stelle für die kritische fachliche Durchsicht des Manuskripts besonders gedankt.

Zu größtem Dank bin ich all den Patienten und deren Angehörigen verpflichtet, die mich an ihrem Schicksal, so belastend es gewesen sein mochte, teilhaben ließen. Ohne ihr Vertrauen und ihre Offenheit wäre das Buch niemals so geworden, wie es jetzt ist.

Dass ich überhaupt in die für mich fremde Welt einer Zentralen Notaufnahme eintauchen konnte, habe ich Heinzpeter Moecke, dem Ärztlichen Direktor der Klinik, zu verdanken. Gleich bei unserem ersten Treffen konnte ich ihn für mein Vorhaben begeistern. Hoch anzurechnen ist ihm, dass er in keiner Weise Einfluss auf den Inhalt des Buches nehmen wollte, obwohl es kritische Passagen enthält.

Ein besonderer Dank gebührt meinem Agenten Matthias Landwehr, der die Idee zu diesem Buch mit mir ausgebrütet hat. Ihm danke ich aber auch für aufmunternde Worte und den Beistand in schwierigen Zeiten.

Meiner Schwester Babet bin ich für Hinweise, Ratschläge und medizinisch-fachliche Informationen dankbar und dafür, dass ich sie selbst spätabends noch anrufen durfte, wenn mich eine Frage blockierte und ich unbedingt eine Antwort brauchte, um weiterschreiben zu können.

Nicht zuletzt danke ich der Lektorin Sibylle Auer für ihre einfühlsame Arbeit am Text.